多血小板材料（PRP・PRF）を応用した

口腔再生療法

—これからの臨床のヒント集—

監修　高戸　毅
監著　川瀬知之
奥寺　元

東京形成歯科研究会　編

永末書店

著者一覧

（50 音順）

礒邉和重
いそべ歯科医院

岩渕良幸
東日本インプラント研修所

上野正樹
上野医院（美容外科）

大八木章好
公園都市プラザわかば歯科

奥田一博
新潟大学大学院

奥寺俊允
王子歯科美容外科クリニック

奥寺　元
王子歯科美容外科クリニック

押田浩文
東京形成歯科研究会再生医療等委員会

川瀬知之
新潟大学大学院

北村　豊
信州口腔外科インプラントセンター

木本一成
神奈川歯科大学大学院

佐々木脩浩
勝田台歯科医院

佐々木紀子
勝田台歯科医院

田中　強
田中歯科

豊田寿久
ほうとく歯科

鳥村亜矢
テルミナ歯科クリニック

樋口真弘
ヒグチ歯科医院

広瀬邦子
勝田台歯科医院

広瀬立剛
勝田台歯科医院

渡辺泰典
あけぼの歯科

蘇　正堯
元台灣 國立陽明大学
神奈川歯科大学

陳　建志
台灣　台北開業

柳　時悦
日本橋りゅうデンタルクリニック

林　鍾学
カイロス美容形成クリニック
（美容外科　韓国ソウル開業）

William D.Nordquist
米国サンディエゴ開業

巻頭言

「多血小板材料（PRP・PRF）を応用した口腔再生療法 - これからの臨床のヒント集 -」の出版にあたって

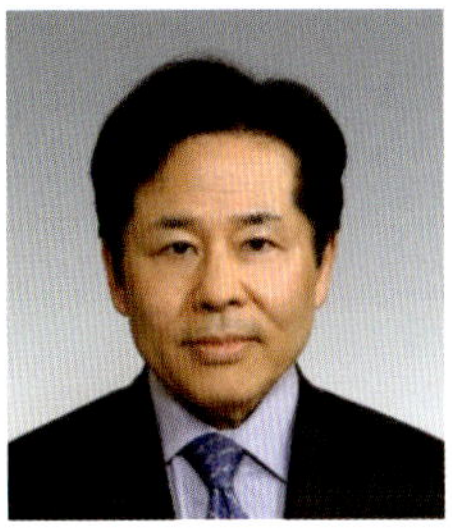

JR 東京総合病院 院長
東京大学 名誉教授
医学博士　高戸　毅

近年、再生医療分野における研究は著しく発展し、さまざまな臓器、組織で、再生医療を導入した治療法の開発が進められています。再生医療は、細胞あるいは生体の再生能力を利用して、失われた組織の形態や機能の回復を図る医療であり、従来にはない革新的な治療法が生み出される可能性に、医学界のみならず世間の関心も高まっています。しかしその歴史は意外と古く、1970 年代まで遡ります。米国の Green らは表皮細胞や軟骨細胞等の培養技術を確立させ、1987 年に自家培養表皮が FDA 承認を受けました。また、1993 年には Langer や Vacanti らが、足場素材、細胞、成長因子により組織形成を誘導するという Tissue Engineering（組織工学）の概念を提唱し、足場素材の組成や構造を工夫することにより、任意の形状や機能を有する組織を製造できる可能性が示されました。当時、マウスの背中に乗ったヒトの耳の写真は、世界のマスコミで広く取り上げられ、再生医療を一躍有名にしました。その後、クローン動物の作製、ヒト胎性幹細胞（ES 細胞）や京都大学の山中教授によるヒト人工多能性幹細胞（iPS 細胞）の樹立、各種幹細胞の臨床への展開、シート工学の発展や 3D プリンティングの開発など、再生医療の研究はさまざまな領域で目覚ましい展開を見せています。医療における個別化、低侵襲化のトレンドが強まるなか、再生医療を導入した医療技術開発は、重要性を増していくものと思われます。再生医療の応用範囲は大変広く、がん免疫療法や各種幹細胞を用いた細胞治療まで発展が期待されています。

顎顔面口腔領域においても、齲蝕、歯周病による歯や歯周組織の喪失、口唇口蓋裂などの先天異常に伴う骨・軟骨の低形成や欠損、腫瘍や外傷による骨・軟骨および軟部組織の欠損、ドライマウスなど、ほぼすべての疾患が再生医療の対象となっています。再生医療の導入による治療法の拡充や低侵襲医療の開発が求められる中、本出版の先生方が、基礎研究および臨床応用究において多大な実績がある多血小板血漿（PRP）や多血小板フィブリン（PRF）を中心とした、血液成分を用いた再生療法に関する知見を深められ、より優れた治療の実現に繋げ入ることに敬意を申し上げ、この出版を通じてさらなる発展を期待いたします。

推薦文

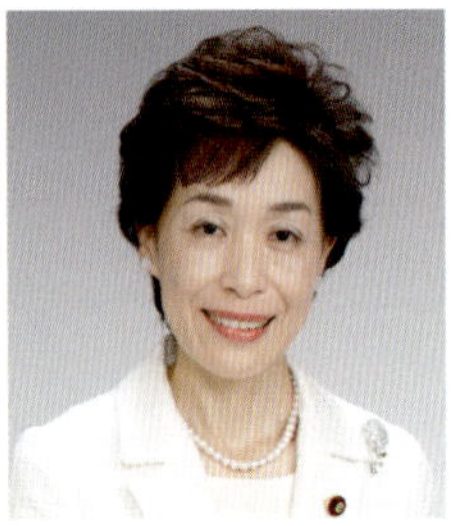

衆議院議員　元厚生労働副大臣
前衆議院総務委員長
再生医療を推進する議員の会
古屋　範子

2003 年の衆院選で初当選以来、医療分野の徹底した勉強と努力で「国民のための政策をつくろう」と走り続けてまいりました。

初めて手掛けた「高齢者虐待防止法」に始まり、脳脊髄液減少症対策、肝炎対策基本法の制定、テレワークの推進、がん検診無料クーポンの発行、総合うつ対策、育児介護休業法の拡充等々、数多くの実績は、地域の皆様の切実な声を実現したいとの熱意と地道な努力の末に勝ち取ったものです。

2010 年２月には地方議員と一丸となって調査した結果をまとめた「新・介護ビジョン」、社会保障の考え方をまとめた「新しい福祉社会ビジョン」など、数々の政策も中心となって取りまとめ国民医療の発展のために、全力で取り組んでおります。

その中で歯科分野は、国民の健康を司る医療分野では医療の中でもとても重要であることは言うまでもなく、診る側受ける側の国としての環境は一層重要と考えております。その中での歯科医療の発展は目覚ましく、その土台は開業医の努力によって構築されていることをお聞きしています。私ども再生医療を推進する議員の会が取り組んできた議員立法「再生医療推進法」の成立、その後「再生医療等安全確保法」が平成 26 年に施行されたことで、現在、再生医療の実用化が進んでおります。その中での国への届出大半は３種の歯科医療であることで、歯科医療の活動発展がうかがえます。しかし、この新法が届出の煩雑さによって、現場が大変苦労をされていることを、本編集の一般社団法人東京形成歯科研究会の理事長・奥寺 元先生が陳情に来られて認識を新たにいたしました。

今後この分野がより発展できるように微力ながらお手伝いをしていきたいと考えております。また、本著書が歯科医学の発展と国民の再生医療に寄与されることをお祈り申し上げます。

推薦文

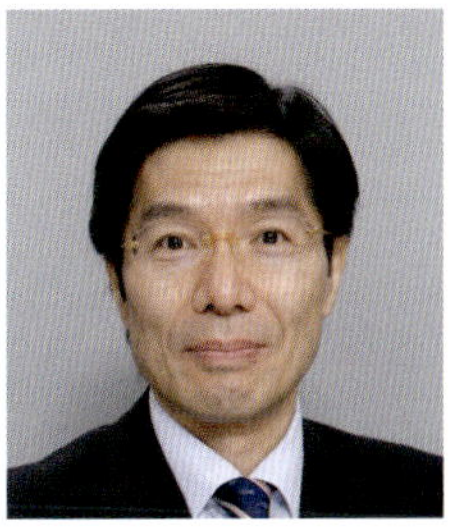

公益社団法人日本口腔インプラント学会 理事長
宮﨑　隆

　このたびわが国の歯科インプラント治療を先導してこられた奥寺　元先生が、再生医療の国際的権威であられる高戸毅先生、川瀬知之先生と共同監修で血液成分を用いた再生医療の臨床応用に関する成書を出版することになりました。奥寺先生の本領域における研究ならびに臨床は、歯科インプラント領域にとどまらず顎顔面領域にも広がり、国際的にも高い評価を受けています。本書は先生の主宰されている研究会メンバーの長年にわたる基礎ならびに臨床研究を総括した成書であり、奥寺先生のこれまでのご貢献に心より敬意を表します。

　再生医療は山中教授のノーベル賞受賞をはじめ、わが国でも研究が活発に行われ、国民から早期の臨床応用が期待されています。歯科医療においても歯周組織や顎骨骨造成では実用化が進められ、歯の再生にも期待が高まっています。

　多血小板血漿（PRP）を中心とする患者さんの自己血液成分を用いた再生治療は、他の再生治療に比べると利用しやすいので、歯科インプラント治療で関心が集まり、臨床応用が進められてきました。一方で、2014年に再生医療等の安全性の確保等に関する法律が施行され、PRP等はリスクの低い第三種再生医療等に分類されたので、手続きを遵守したうえで利用が可能になります。

　高齢患者に対するインプラント治療が増えているなかで、現場ではこのような再生治療法への期待が高まっています。本書が、歯科を中心とする医療界の活性化に貢献することを期待しています。末筆になりましたが、奥寺先生をはじめ、研究に参画し、臨床を実践している先生がたのますますのご活躍を祈念いたします。

目次

CHAPTER 1
－基礎編－

CHAPTER 2
－臨床・前臨床編－

CHAPTER 3
－隣接医学編－

CHAPTER 4
－再生医療実施に関係する法的枠組み－

CHAPTER 1

― 基礎編 ―

基礎編へのプロローグ

Prologue to the basic research of platelet concentrates

川瀬知之

医学の進歩は、基礎研究と臨床研究がうまく嚙み合い、その結果が実臨床という形で結実することではじめて可能になると信じている。

基礎研究は実験系を最もシンプルにすることで多様な現象の根底にある共通原理を見つけ出し体系的に理論化しようとするチャレンジであり、それに対して時間軸の対極にある実臨床は多様な患者（症例）を目の前にして、基礎研究でいうところの共通原理とは別次元で共通となる治療の第一選択をあぶり出そうとする経験の積み重ねという側面を持つ。両者の中間に位置し、橋渡しする役割を果たしているのが（前）臨床研究といえよう。

筆者自身、いわば基礎研究者の端くれとして、臨床家を前にして講演する際には、いつも共通原理をわかりやすく理論的に説明しようと努力する。しかし、あくまで個人の感想ではあるが、臨床家の多くは症例をふんだんに盛り込んだプレゼンを好み、そこに第一選択のヒントあるいは第一選択の答えそのものを求めているように思える。もちろん、リサーチマインドにあふれ、治療にもオリジナルなアイデアが光っている臨床家が存在することも承知している。しかし、特に昨今の若い臨床家はリスク回避を第一にして、多くは「右に倣え」を好む傾向にある。PRP を例に取ると、90 分の実験データと理論中心の講演の後に「結局、どの血小板濃縮材料が最も有効なんですか？」という質問をうけることがあったが、まさにこのような質問に集約される。

それぞれのフェーズで積み上げてきたマイルストーンをたどりながら実用化への道のりを理解することは、患者と時間に追われる臨床家にはまどろっこしく思われることかもしれない。しかし、「得やすければ、失いやすし」の逆もまた真なりである。このような遠回りで愚直な方法こそが、特に凡人にとっては、時間はかかっても物事の本質から応用までを包括的に理解し実践に移すための最も近道なのである。

本書では、このようなポリシーから、主たる読者を臨床家と設定しつつも、敢えて冒頭に PRP に関する基礎的事項を配し、後半のバリエーション豊富な症例報告に共通する事項を看破するヒントとして機能することを期待した。また、これまでに出版されてきた多くの総説で扱われてきたようなトピックは極力避け、あまり注目されてこなかったようなトピックにスポットライトを当てようと試みた。このような奇策が読者の理解をいい方向に導いてくれることを期待しつつ、以上をもって基礎編の前置きに代えさせていただくことにする。

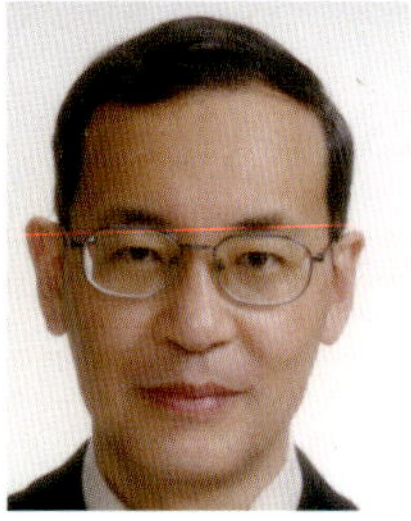

血小板濃縮材料：多血小板血漿（Platelet-rich plasma:PRP）および、多血小板フィブリン（Platelet-rich fibrin:PRF）の臨床効果に関するシステマティックレビューおよびメタ分析

Platelet concentrates：Clinical effects of platelet-rich plasma（PRP）and platelet-rich fibrin（PRF）on periodontal regenerative therapy.　A systematic review and meta-analysis.

奥田　一博　新潟大学大学院医歯学総合研究科摂食環境制御学講座
歯周診断・再建学分野　准教授

Key words： platelet-rich plasma（PRP）、platelet-rich fibrin（PRF）、clinical effects、systematic review、meta-analysis

Ⅰ．緒言

1990年代にマイアミ大学の口腔外科教授だったMarxらは臨床研究で得た結果から、PRPが顎顔面領域の骨再生において有効であることを示した[1,2]。その後、PRGF（plasma rich in growth factors）[3]やPRF[4]などPRPから派生した血小板濃縮材料の開発もあり、これらを用いる臨床医は世界的な広がりをみせている。

再生医療全般におけるPRP等の有効性については、すでに他の研究者たちによってまとめられた総説に詳しく書いてあるのでご参照いただきたい[7～9]。しかし、近年歯科口腔領域においての臨床効果について、システマティックレビューおよびメタ分析が行われた論文が発表されたので紹介したい。さらにこれらの論文に示されるデータが2017年7月時点での血小板濃縮材料の臨床効果の基準であることを確認したい。

Ⅱ．The adjunctive use of platelet rich plasma in the therapy of periodontal intraosseous defects: A systematic review

歯周骨内欠損に対するPRPの付加的使用：体系的なレビュー

Kotsovilis S, Markou N, Pepelassi E, Nikolidakis D：The adjunctive use of platelet rich plasma in the therapy of periodontal intraosseous defects：a systematic review. J Periodont Res, 45：428-443, 2010.[10]

1．背景と目的

歯周骨内欠損におけるPRPの付加的な使用の効果のエビデンスは体系的に評価されていない。

このレビューの目的は、PRPと他の生物材料を併せて用いた歯周骨内欠損に対する治療法と、PRPを用いない歯周骨内欠損に対する治療法を、治療結果に影響を及ぼす全身疾患を有さない慢性歯周炎患者の歯周骨内欠損に対する効果を臨床的、エックス線的な評価に焦点を絞って、2008年9月までに出版された無作為化比較臨床試験の体系的レビューを行うという点にある。

2．材料と方法

データソースは主として電子データベース、手動で検索されたジャーナル、および専門家との接触を含んだ。

第1段階の選択では表題と抄録から選択され、第2段階では本文全体が2人の評価者によって個別にスクリーニングされた。

3．結果

第1段階の中で、6,124の潜在的に関連した表題と抄録が調査された。

第2段階の中で、20の論文のフルテキストが徹底的に評価された。

結果、10の無作為化比較試験が実施された論文が選ばれた。

このうち7つは無作為ケースコントロール研究系、3つは無作為スプリットマウス研究系であった。

無作為ケースコントロール研究系において実験群と対照群の両群に差があったのは、Okudaら（2005）[11]とPiemonteseら（2008）[12]の2つの報告のみである。

Okudaらは実験群にPRP＋HA（ハイドロキシアパタイト）、対照群に生食＋HAを用いた。付着の獲得量において実験群で3.4±1.7 mm、対照群で2.0±1.2 mmで両群間に統計学的有意差があった。ポケット減少量において実験群で4.7±1.6 mm、対照群で3.7±2.0 mmで両群間に統計学的有意差があった。

Piemonteseらは実験群にPRP＋脱灰凍結乾燥同種骨、対照群に生食＋脱灰凍結乾燥同種骨を用いた。付着の獲得量において実験群で 3.6 ± 1.8 mm、対照群で 2.4 ± 2.2 mm、ポケット減少量において実験群で 4.6 ± 1.3 mm、対照群で 3.5 ± 1.9 mm でいずれも両群間に統計学的有意差があった。一方、残り 5 つの報告では両群間に差はなかった。

Demir ら（2007）[13] は実験群に PRP ＋仔牛由来多孔性骨ミネラル（Bio-Oss®）、対照群に仔牛由来多孔性骨ミネラルを用いた。付着の獲得量において実験群で 3.13 ± 0.46 mm、対照群で 2.86 ± 0.42 mm、ポケット減少量において実験群で 3.60 ± 0.51 mm、対照群で 3.28 ± 0.45 mm でいずれも両群間に統計学的有意差はなかった。

Dori ら [14] は実験群に PRP ＋仔牛由来多孔性骨ミネラル＋ e-PTFE 膜（延伸ポリテトラフルオロエチレン膜）、対照群に仔牛由来多孔性骨ミネラル＋ e-PTFE 膜を用いた。付着の獲得量において実験群で 4.7 ± 1.1 mm、対照群で 4.6 ± 0.8 mm、ポケット減少量において実験群で 5.5 ± 1.2 mm、対照群で 5.7 ± 1.2 mm でいずれも両群間に統計学的有意差はなかった。さらに Dori ら（2007）[15] は実験群に PRP ＋仔牛由来多孔性骨ミネラル＋コラーゲン膜、対照群に仔牛由来多孔性骨ミネラル＋コラーゲン膜を用いた。付着の獲得量において実験群で 4.5 ± 1.1 mm、対照群で 4.6 ± 1.1 mm、ポケット減少量において実験群で 5.5 ± 1.3 mm、対照群で 5.5 ± 1.7 mm でいずれも両群間に統計学的有意差はなかった。

2008 年になって、Dori ら [16] は実験群に PRP ＋ β -TCP（B-第三リン酸カルシウム）＋ e-PTFE 膜、対照群に β -TCP ＋ e-PTFE 膜を用いた。付着の獲得量において実験群で 4.1 ± 0.7 mm、対照群で 3.9 ± 0.9 mm、ポケット減少量において実験群で 5.8 ± 0.6 mm、対照群で 5.4 ± 0.7 mm でいずれも両群間に統計学的有意差はなかった。さらに Dori ら [17] は実験群に PRP ＋仔牛由来多孔性骨ミネラル＋エナメル基質タンパク質、対照群に仔牛由来多孔性骨ミネラル＋エナメル基質タンパク質を用いた。付着の獲得量において実験群で 4.8 ± 1.3 mm、対照群で 5.0 ± 0.9 mm、ポケット減少量において実験群で 5.8 ± 1.8 mm、対照群で 5.9 ± 1.3 mm でいずれも両群間に統計学的有意差はなかった（**表 1**）。

無作為スプリットマウス研究系で実験群と対照群の両群に差があったのは、Hanna ら（2004）の報告 [18] のみである。Hanna らは実験群に PRP ＋仔牛由来多孔性骨ミネラル、対照群に仔牛由来多孔性骨ミネラルを用いた。付着の獲得量において実験群で頬側 3.23 ± 1.16 mm、舌側 3.31 ± 0.85 mm、最深部 3.15 ± 0.99 mm、対照群で頬側 2.07 ± 1.11 mm、舌側 2.53 ± 1.12 mm、最深部 2.31 ± 1.18 mm でいずれの測定部位でも両群間に統計学的有意差があった。ポケット減少量において実験群で頬側 3.50 ± 1.76 mm、舌側 3.53 ± 1.56 mm、

表 1　実験群および対照群に分けられた無作為化比較臨床試験の主要結果

報告	付着の獲得量（平均±標準偏差 mm）	ポケット深さの減少量（平均±標準偏差 mm）
Okuda et al. 2005[11]	PRP + HA　3.4 ± 1.7 Saline + HA　2.0 ± 1.7 ($p < 0.001$)	PRP + HA　4.7 ± 1.6 Saline + HA　3.7 ± 2.0 ($p < 0.05$)
Demir et al. 2007[13]	PRP+BG　3.13 ± 0.46 BG　2.86 ± 0.42 ($p > 0.05$)	PRP+BG　3.60 ± 0.51 BG　3.28 ± 0.45 ($p > 0.05$)
Dori et al. 2007[14]	PRP + BM + e-PTFE　4.7 ± 1.1 BM + e-PTFE　4.6 ± 0.8 ($p > 0.05$)	PRP + BM + e-PTFE　5.5 ± 1.2 BM + e-PTFE　5.7 ± 1.2 ($p > 0.05$)
Dori et al. 2007[15]	PRP + BM + COL　4.5 ± 1.1 BM +COL　4.6 ± 1.1 ($p > 0.05$)	PRP + BM + COL　5.5 ± 1.3 BM +COL　5.5 ± 1.7 ($p > 0.05$)
Dori et al. 2008[16]	PRP + β -TCP + e-PTFE　4.1 ± 0.7 β -TCP + e-PTFE　3.9 ± 0.9 ($p > 0.05$)	PRP + β -TCP + e-PTFE　5.8 ± 0.6 β -TCP + e-PTFE　5.4 ± 0.7 ($p > 0.05$)
Dori et al. 2008[17]	PRP + BM + EMD　4.8 ± 1.3 BM + EMD　5.0 ± 0.9 ($p > 0.05$)	PRP + BM + EMD　5.8 ± 1.3 BM + EMD　5.9 ± 1.3 ($p > 0.05$)
Piemontese et al. 2008[12]	PRP + DFDBA　3.6 ± 1.8 Saline + DFDBA　2.4 ± 2.2 ($p < 0.001$)	PRP + DFDBA　4.6 ± 13 Saline + DFDBA　3.5 ± 1.9 ($p < 0.05$)

β -TCP：β - 第三リン酸カルシウム・BG：活性化ガラス・BM：仔牛由来多孔性骨ミネラル・COL：コラーゲン膜・DFDBA：脱灰凍結乾燥同種骨・EMD：エナメル基質タンパク質・e-PTFE：延伸ポリテトラフルオロエチレン膜・HA：ハイドロキシアパタイト・PRP：多血小板血漿

最深部 3.54 ± 1.20 mm、対照群で頬側 1.90 ± 1.18 mm、舌側 2.69 ± 1.10 mm、最深部 2.53 ± 0.96 mm でいずれの測定部位でも両群間に統計学的有意差があった。

Keles ら（2006）[19] は実験群に血小板ペレット＋ポリ乳酸膜、対照群に仔牛由来多孔性骨ミネラル＋ポリ乳酸膜を用いた。付着の獲得量において実験群で 4.1 ± 0.7 mm、対照群で 4.1 ± 1.2 mm、ポケット減少量において実験群で 4.0 mm、対照群で 4.0 mm でいずれも両群間に統計学的有意差はなかった。

Harnack ら（2008）[20] は実験群に PRP ＋ β -TCP、対照群に β -TCP を用いた。付着の獲得量において実験群で中央値 0.28 mm、対照群で 0.13 mm、ポケット減少量において実験群で中央値 0.8 mm、対照群で 0.4 mm を示した。両群間の統計処理は行われなかった（**表 2**）。

この結果を基にメタ分析した結果（両群の平均値の差と 95％信頼区間の分布範囲）を**図 1** に示す。

表 2　無作為化スプリットマウス比較臨床試験の主要結果

報告	付着の獲得量	ポケット深さの減少量
Hanna et al. 2004[18]	平均±標準偏差 mm：： PRP + BM 3.23 ± 1.16 頬側 3.31 ± 0.85 舌側 3.15 ± 0.99 最深部 BM 2.07 ± 1.11 頬側 2.53 ± 1.12 舌側 2.31 ± 1.18 最深部 （p= 0.041 頬側　p= 0.014 舌側　p= 0.026 最深部）	平均±標準偏差 mm：： PRP + BM 3.50 ± 1.76 頬側 3.53 ± 1.56 舌側 3.54 ± 1.20 最深部 BM 1.90 ± 1.18 頬側 2.69 ± 1.10 舌側 2.53 ± 0.96 最深部 （p= 0.012 頬側　p= 0.010 舌側　p= 0.033 最深部）
Keles et al. 2006[19]	平均±標準偏差 mm：： PP + PAM　4.1 ± 0.7 BG + PAM　4.1 ± 1.2 （p ＞ 0.05）	中央値（最小値 - 最大値）mm：： PP + PAM　4 (3-6) BG + PAM　4 (3-7) （p ＜ 0.05）
Harnack et al. 2008[20]	中央値 mm：： PRP + β -TCP　0.28 β -TCP　0.13 （群間比較では統計処理を行っていない）	中央値 mm：： PRP + β -TCP　0.8 β -TCP　0.4 （群間比較では統計処理を行っていない）

β -TCP：β - 第三リン酸カルシウム　BG：活性化ガラス　BM：仔牛由来多孔性骨ミネラル　PAM：ポリ乳酸膜　PP：血小板ペレット　PRP：多血小板血漿

報告	付着の獲得量の平均値の差（95％信頼区間）
Okuda et al. 2005[11]	1.4 (0.7 - 2.1)
Demir et al. 2007[13]	0.3 (0.0 - 0.6)
Dori et al. 2007[14]	0.1 (-0.7 - 0.9)
Dori et al. 2007[15]	0.0 (-0.9 - 0.7)
Dori et al. 2008[16]	0.2 (-0.4 - 0.8)
Dori et al. 2008[17]	-0.2 (-1.1 - 0.7)
Piemontesei et al. 2008[12]	1.2 (0.2 - 2.2)
Hanna et al. 2004[18]	0.9 (0.0 - 1.8)
Keles et al. 2006[19]	0.0 (-0.7 - 0.7)
Harnack et al. 2008[20]	0.2 (-0.7 - 1.0)

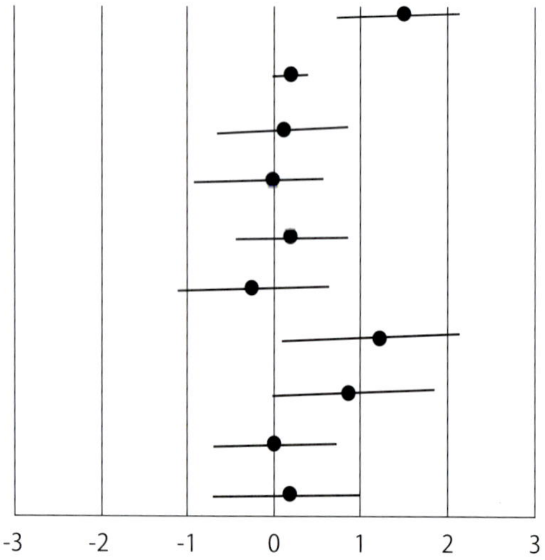

図 1　無作為比較臨床試験の実験群および対照群の間の平均値の差として表された主要評価項目である付着の獲得量（mm）の変化

4．結論

正反対の結果（有効と無効）が、PRP と他の生物材料を併せて用いた歯周骨内欠損に対する治療法の効果として報告された。これは入手可能なデータが制限されて、異種のデータを反映しているのかもしれない。ことによると、PRP と併せて用いる生物材料の特異的な選択が重要であるかもしれないことを示唆している。PRP の各特異的な生物材料の組み合わせの効果について追加の研究が必要である。

Ⅲ. Is Platelet Concentrate Advantageous for the Surgical Treatment of Periodontal Diseases? A systematic review and meta-analysis

血小板濃縮材料は歯周外科治療に有効か？：体系的なレビューおよびメタ分析

Fabbro MD, Bortolin M, Taschieri S, Weinstein R. Is platelet concentrate advantageous for the surgical treatment of periodontal diseases? a systematic review and meta-analysis. J Periodontol, 82：1100-1111, 2011.[21)]

1．背景

本レビューの目的は、歯周病の外科治療の臨床結果への自己血由来血小板濃縮材料の効果を体系的に評価することである。

2．方法

MEDLINE、EMBASE、およびコクランセントラルレジスターを用いて、特異的な検索語の組み合わせを使って、検索された。

さらに、レビューに関連したジャーナルと参考文献の手動検索も実行された。

無作為化された臨床試験だけが含まれた。

歯周骨内欠損にとって、主要な結果変数は臨床的付着の獲得量とした。

歯肉退縮にとって、結果変数は歯根被覆と角化組織の増加とした。

データはベースライン値で調整された。

含まれた研究の方法論の品質は評価された。

実験群と対照群の唯一の違いが、血小板濃縮物の添加であるようにメタ分析を用いて、集計された。

骨内欠損に対しては、組織再生法（GTR）や研究タイプ（スプリットマウス研究系対ケースコントロール研究系）の影響も評価された。

3．結果

最初の検索で 424 の研究が含まれた。

29 の候補研究で、24 の無作為化比較研究が採用された。

①骨内欠損に対する PRP の治療効果

骨内欠損の治療に関しては 16 の論文が選ばれた（**表 3**）。16 論文中、有効であったものが 4、無効であったものが 10、効果不明のものが 2 あった。6 つの研究がメタ分析から排除された。これは血小板濃縮物と骨代用材を直接比較していたことと主要評価項目である付着の変化が記載されていなかったためである。10 の論文のメタ分析から PRP を用いた群は対照群と比較して統計学的に有意に大きい付着の獲得量を示した（平均調整された % 差：5.50 %、95 % 信頼区間：1.32 % − 9.67 %；危険率＝ 0.01）（**図 2**）。

mm 基準で表現すると重みを付加した付着の獲得差は 0.50 mm で 95 % 信頼区間は 0.12 mm から 0.88 mm であった。

② PRP と GTR の比較

GTR の使用の有無によってさらなるメタ分析が行われた。

4 つの研究が対象となったが、PRP の GTR 治療に対する付加的効果は無視してよいものであった。（平均調整された％差：0.56%、95%信頼区間：-2.92 %− 4.04 %；危険率＝ 0.75）（**図 3**）。

逆に GTR 法を用いない治療法に対して PRP の骨内欠損治療に対する付加的効果は統計学的に有意であった。（平均調整された％差：9.70 %、95%信頼区間：3.16 %− 16.24 %；危険率＝ 0.004）（**図 4**）。

③歯肉退縮治療に対する PRP の治療効果

6 つの研究が解析対象として選択された（**表 4**）。

ただ 1 つの研究だけが、血小板濃縮物を用いた群で、臨床指標において統計学的に有意差をもって改善した。この研究は予後観察期間が 6 週間と最も短期間であった。本研究は結合組織の供給側で組織学的評価を行ったところ、PRP を用いた実験群に比べて対照群でより炎症性細胞が多く、コラーゲンが少なかった。Cheung と Griffin[22)] そして Yen らによる研究[23)] では、痛みのレベルを VAS 値をもって術後 1 週目、3 週目に評価された。実験群と対照群の群間で、1 週目には差は生じなかったが、3 週目において実験群で統計学的に有意な差をもって減少した。

④根面被覆に対する PRP の治療効果

2 つ研究が、根面被覆術の平均値が得られなかったのでメタ分析から排除された。

残りの 4 つの研究のメタ分析からは血小板濃縮物の有意な効果はみられなかった。（平均調整された％差：-4.22 %、95 %信頼区間：-14.3 %− 5.86 %；危険率＝ 0.41）（**図 5**）。

⑤角化歯肉に対する PRP の治療効果

メタ分析は角化歯肉幅増大に対する PRP の効果を検証するために 4 つの研究に適用されたが、血小板濃縮物の有意な効果はみられなかった。（平均調整された mm 差：0.18、95%信頼区間：-0.19 mm － 0.54 mm；危険率＝ 0.34）（**図 6**）。

⑥分岐部病変に対する PRP の治療効果

下顎大臼歯部のクラスⅡの治療でスプリットマウス研究系で行われた 2 つの研究が選択された。

両方の研究とも対照群はフラップ手術（Open Flap Debridement）単独処置が実施された。

Pradeep らの研究[56] は 20 名の患者のクラスⅡの治療に PRP は好ましい効果を示した。ただし 6 ヵ月経過後も分岐部の完全閉鎖はみられなかった。Lekovic らの報告[57] では 26 名患者の 6 ヵ月予後で PRP を用いた実験群は対照群に比較して好ましい効果であった。ただし、PRP を無機骨および GTR 膜と併用して用いられており、各因子が陽性効果に寄与した程度を決定することは不可能であった。

したがって、分岐部病変の治療に対しては PRP の明確な有効性は認められなかった。

表 3　歯周骨内欠損治療で報告された無作為化比較臨床試験

報告	患者数（n）	Test	Control Test	Control	膜	観察期間（月）	PC 効果
Camargo et al. 2002*[24]	18	18	18ABB + GTR + PRP	GTR	Yes	6	ND
Hanna et al. 2004*[18]	13	13	13ABB + PRP	ABB	No	6	有効
Okuda et al. 2005[11]	70	35	35HA + PRP	HA	No	6	有効
Camargo et al. 2005*[25]	28	28	28ABB + GTR + PRP	None	Yes	6	ND
Keles et al. 2006*[19]	15	15	15GTR + PRP	BG + GTR	Yes	6	無効
Christgau et al. 2006*[26]	25	25	25 β -TCP + GTR + PRP	β -TCP + GTR	Yes	6	無効
Ouyang and Qiao, 2006[27]	10	9	9ABB + PRP	ABB	No	6	有効
Demir et al. 2007[13]	29	15	15BG + PRP	BG	No	6	無効
Dori et al. 2007[14]	24	12	12ABB + GTR + PRP	ABB + GTR	Yes	6	無効
Yassibag-Berkman et al. 2007[28]	25	20	10 β -TCP + PRP/ β -TCP + GTR + PRP	β -TCP	Yes	6	無効
Dori et al. 2007[15]	30	15	15ABB + GTR + PRP	ABB + GTR	Yes	6	無効
Piemontese et al. 2008[12]	60	30	30DFDBA + PRP	DFDBA	No	6	有効
Dori et al. 2008[16]	28	14	14 β -TCP + GTR + PRP	β -TCP + GTR	Yes	6	無効
Dori et al. 2008[17]	26	13	13ABB + EMD + PRP	ABB + EMD	No	6	無効
Camargo et al. 2009*[29]	23	23	23ABB + GTR + PRP	ABB + GTR	Yes	6	無効
Harnack et al. 2009*[20]	22	22	22 β -TCP + PRP	β -TCP	No	6	無効

Test：血小板濃縮群　PC：血小板濃縮物　ABB：仔牛由来多孔性骨ミネラル　ND：効果不明　HA：ハイドロキシアパタイト　β -TCP：β第三リン酸カルシウム　BG：活性化ガラス　DFDBA：脱灰凍結乾燥骨移植材　EMD：エナメル基質タンパク質　＊：スプリットマウス研究

報告	実験群平均値	SD	n	対照群平均値	SD	n	平均値の差（95%信頼区間）
Hanna et al. 2004[18]	47.81	14.69	13	34.59	16.77	13	13.22（1.10 - 25.34）
Okuda et al. 2005[11]	40.48	20.24	35	22.73	13.64	35	17.75（9.66 - 25.84）
Ouyang and Qiao et al. 2006[27]	51.48	12.98	9	34.76	9.76	8	16.72（5.87 - 27.57）
Christgau et al. 2006[26]	45.05	13.51	25	45.61	14.04	25	-0.56（-8.20 - 7.08）
Dori et al. 2007[15]	41.28	10.09	15	41.44	9.91	15	-0.16（-7.32 - 7.00）
Dori et al. 2007[14]	45.63	10.68	12	44.23	7.69	12	1.4（-6.05 - 8.85）
Demir et al. 2007[13]	36.69	5.39	15	31.53	4.63	14	5.16（1.51 - 8.81）
Piemontese et al. 2008[12]	40.91	20.45	30	28.24	25.88	30	12.67（0.87 - 24.47）
Dori et al. 2008[17]	44.44	12.04	13	47.62	8.57	13	-3.18（-11.21 - 4.85）
Dori et al. 2008[16]	40.59	6.93	14	39.39	9.09	14	1.2（-4.79 - 7.19）
Total（95 % CI 信頼区間）			181			179	5.5（1.32 - 9.67）

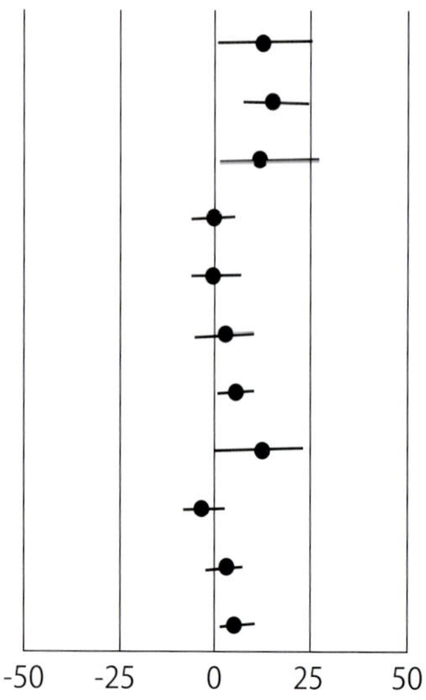

図 2　歯周骨内欠損に対する効果をベースラインに対する付着の獲得率（%）で評価した図、PRP とコントロールの無作為化比較臨床試験

報告	実験群平均値	SD	n	対照群平均値	SD	n	平均値の差（95 %信頼区間）
Christgau et al. 2006[26]	45.05	13.51	25	45.61	14.04	25	-0.56（-8.20 - 7.08）
Dori et al. 2007[15]	41.28	10.09	15	41.44	9.91	15	-0.16（-7.32 - 7.00）
Dori et al. 2007[14]	45.63	10.68	12	44.23	7.69	12	1.40（-6.05 - 8.85）
Dori et al. 2008[16]	40.59	6.93	14	39.39	9.09	14	1.20（-4.79 - 7.19）
Total（95 % CI 信頼区間）			66			66	0.56（-2.92 - 4.04）

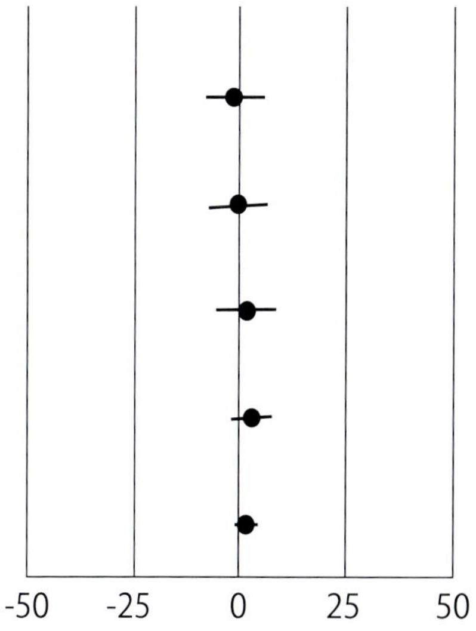

図 3　歯周骨内欠損に対する効果をベースラインに対する付着の獲得率（%）で評価した図、PRP と GTR の併用効果をみたもの、ベースラインに対する%で表現

報告	実験群平均値	SD	n	対照群平均値	SD	n	平均値の差（95 %信頼区間）
Hanna et al. 2004[18]	47.81	14.69	13	34.59	16.77	13	13.22（1.10 - 25.34）
Okuda et al. 2005[11]	40.48	20.24	35	22.73	13.64	35	17.75（9.66 - 25.84）
Ouyang and Qiao et al. 2006[27]	51.48	12.98	9	34.76	9.76	8	16.72（5.87 - 27.57）
Demir et al. 2007[13]	36.69	5.39	15	31.53	4.63	14	5.16（1.51 - 8.81）
Piemontese et al. 2008[12]	40.91	20.45	30	28.24	25.88	30	12.67（0.87 - 24.47）
Dori et al. 2008[17]	44.44	12.04	13	47.62	8.57	13	-3.18（-11.21 - 4.85）
Total（95 % CI 信頼区間）			115			113	9.70（3.16 - 16.24）

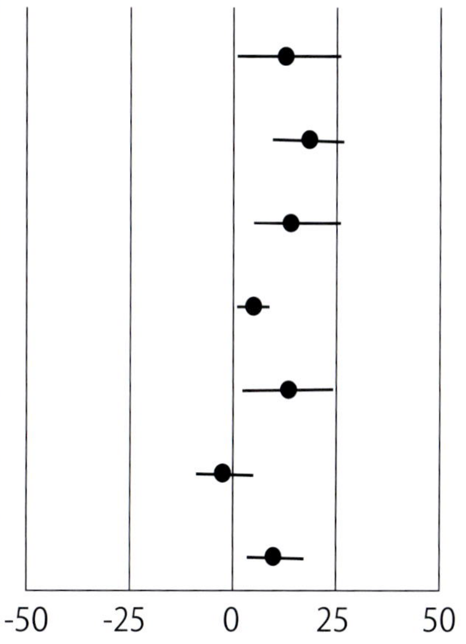

図 4　歯周骨内欠損に対する効果をベースラインに対する付着の獲得率（%）で評価した図、GTR を用いない PRP の効果をみたもの、ベースラインに対する%で表現

表 4　歯肉退縮の治療で報告された無作為化比較臨床試験

報告	患者数（n）	Test	Control	Test	Control	組織	観察期間（月）	PC の効果
Cheung and Griffin 2004*（22）	15	15	15	PCG	CTG	No	8 ヵ月	無効
Huang et al. 2005（30）	23	11	12	PRP	No PRP	No	6 ヵ月	無効
Yen et al. 2007*（23）	20	20	20	CTG+PCG	CTG	Yes	6 週間	有効
Keceli et al. 2008（58）	40	20	20	CTG+PRP	CTG	No	12 ヵ月	無効
Aroca et al. 2009*（31）	20	20	29	PRF	No PRF	No	6 ヵ月	無効
Shepherd et al. 2009（32）	18	9	9	ADM+PRP	ADM	No	6 ヵ月	無効

Test：血小板濃縮群　PC：血小板濃縮物　PCG：PRP + コラーゲンスポンジ　CTG：結合組織移植　PRF：多血小板フィブリン　ADM：無細胞真皮同種移植材　＊：スプリットマウス研究

報告	実験群平均値	SD	n	対照群平均値	SD	n	平均値の差（95 %信頼区間）
Cheung and Griffin 2004[22]	80.0	21.0	15	90.0	14.0	15	-10.0（-22.77 - 2.77）
Huang et al. 2005[30]	81.0	28.7	11	83.5	21.8	12	-2.5（-23.47 - 18.47）
Aroca et al. 2009[31]	80.7	14.7	20	91.5	11.4	20	-10.8（-18.95 - -2.65）
Shepherd et al. 2009[32]	97.0	5.0	9	7.0	7.0	9	5.0（-0.62 - 10.62）
Total（95 % CI 信頼区間）			55			56	-4.22（-14.30 - 5.86）

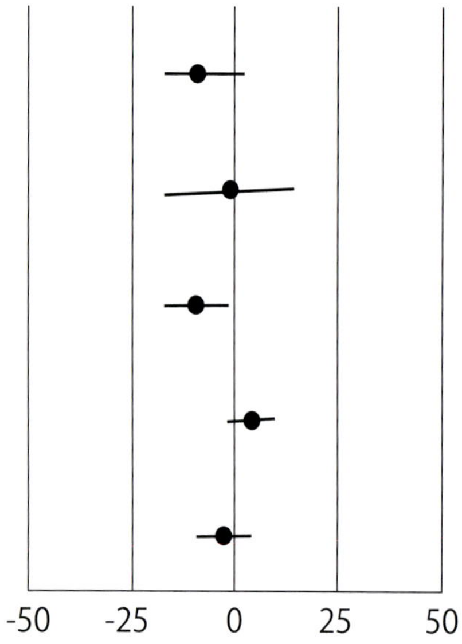

図 5　歯肉退縮に対する効果を根面被覆率（%）で評価した図

報告	実験群平均値	SD	n	対照群平均値	SD	n	平均値の差（95%信頼区間）
Cheung and Griffin 2004[22]	1.36	1.51	15	1.02	1.44	15	0.34（-0.72 - 1.40）
Huang et al. 2005[30]	0.40	1.05	11	0.50	1.10	12	-0.10（-0.98 - 0.78）
Aroca et al. 2009[31]	-0.24	0.97	20	-0.48	1.06	20	0.24（-0.39 - 0.87）
Shepherd et al. 2009[32]	0.60	0.60	9	0.40	0.70	9	0.20（-0.40 - 0.80）
Total（95 % CI 信頼区間）			55			56	0.18（-0.19 - 0.54）

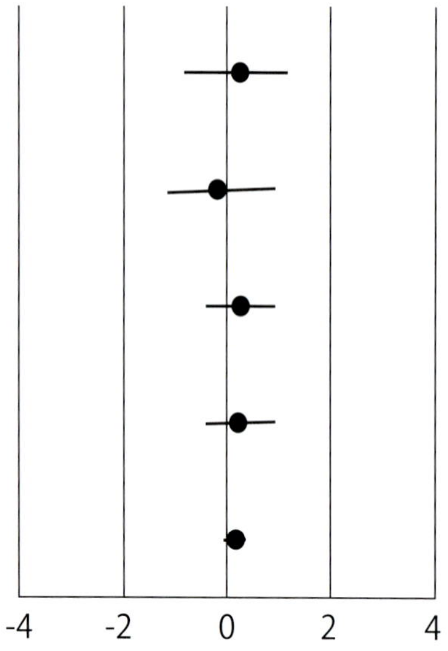

図 6　歯肉退縮に対する効果を角化歯肉幅の増加（mm）で評価した図

4．結論

PRP は骨内欠損の治療において GTR を除いて、移植材料とともに用いた際に有効な付加的効果が得られる可能性がある。歯肉退縮の治療および分岐部病変の治療のために血小板濃縮物の明確な利点はみつからなかった。

Ⅳ. Regenerative potential of leucocyte- and platelet-rich fibrin. Part A: intra-bony defects, furcation defects and periodontal plastic surgery. A systematic review and meta-analysis

白血球入り多血小板フィブリンの骨内欠損、分岐部病変、歯周形成手術に対する再生能力：体系的なレビューとメタ分析

Castro AB, Meschi N, Temmerman A, Pinto N, Lambrechts, Teugheles W, Quirynen M. Regenerative potential of leucocyte- and platelet-rich fibrin. Part A：intra-bony defects, furcation defects and periodontal plastic surgery. A systematic review and meta-analysis
J Clin Periodontol 2017; 44：67-82.[33]

1．目的

目的は、歯周外科において白血球と血小板が豊富なフィブリン（L-PRF）の再生能力を分析することにある。

2．材料と方法

電子的および手動による検索は3つのデータベースで実施された。

ランダム化された臨床試験だけが選ばれて、フォローアップの限界は適用されなかった。

ポケット深さ（PD）、臨床的付着レベル（CAL）、骨再生量、角化歯肉幅（KTW）、歯肉退縮の減少量、および露出根面の被覆率（%）が結果として考慮された。可能であれば、メタ分析が実行された。

3．結果

24の論文が包括基準および除外基準を満たした。

3つのサブグループが作成された：骨内欠損（IBDs）、分岐部欠損、および歯周形成手術である。

メタ分析はすべてのサブグループの中で実行された。

4．骨内欠損の治療におけるL-PRFの効果

骨内欠損の治療において、L-PRFとフラップ（OFD）を比較すると、L-PRFの方が統計学的に有意な効果を得た。

①ポケット減少量

L-PRF群のポケット減少量（1.1 ± 0.5mm，$p < 0.001$）
平均値の差：1.10、95 %信頼区間：0.62 mm － 1.58 mm；
危険率＜ 0.001（**図7a**）

②付着の獲得量

L-PRF群の付着の獲得量（1.2 ± 0.5 mm，$p < 0.001$）
平均値の差：1.24、95 %信頼区間：0.59 mm － 1.89 mm；
危険率＜ 0.001（**図7b**）

③骨再生量

L-PRF群の骨再生量（1.7 ± 0.7 mm，$p < 0.001$）
平均値の差：1.65、95 %信頼区間：0.99 mm － 2.31 mm；
危険率＜ 0.001（**図7c**）

5．分岐部欠損の治療におけるL-PRFの効果

分岐部欠損の治療において、L-PRFとフラップ手術を比較すると、L-PRFの方が統計学的に有意な効果を得た。

①ポケット減少量

L-PRF群のポケット減少量（1.9 ± 1.5 mm，$p = 0.01$）

②付着の獲得量

L-PRF群の付着の獲得量（1.3 ± 0.4 mm，$p < 0.001$）
平均値の差：1.25、95 %信頼区間：0.82 mm － 1.67 mm；
危険率＜ 0.001（**図7d**）

③骨再生量

L-PRF群の骨再生量（1.5 ± 0.3 mm，$p < 0.001$）
平均値の差：1.52、95 %信頼区間：1.18 mm － 1.87 mm；
危険率＜ 0.001（**図7e**）

6．歯周形成外科治療におけるL-PRFの効果

歯周形成外科の治療において、2つのメタ分析が行われた。

一つは歯肉弁歯冠側移動術（CAF）とCAF＋L-PRFを比較するもので、もう一つは

CAF＋L-PRFとCAF＋結合組織移植術（CTG）を比較したものである。

前者のCAF＋L-PRF対CAFでは、ほとんどの臨床指標においても統計学的有意差はなかった。

①ポケット減少量

平均値の差：0.2 mm、95 %信頼区間：-0.08 mm － 0.4mm；
危険率0.2

②付着の獲得量

平均値の差：0.4 mm、95 %信頼区間：-0.06 mm － 0.8mm；
危険率0.09

③角化歯肉幅

平均値の差：0.3 mm、95 %信頼区間：-0.06 mm － 0.6mm；
危険率0.1

④歯肉の厚さ

平均値の差：0.2 mm、95 %信頼区間：-0.03 mm － 0.4mm；危険率 0.09

⑤歯肉退縮の減少量

平均値の差：0.6 mm、95 %信頼区間：0.2 mm － 1.1 mm；危険率＜ 0.01（**図 8a**）

唯一、歯肉退縮の減少量は統計学的に有意差があった。

7. 術後 6 ヵ月目の根面被覆率

平均値の差：9.6 %、95 %信頼区間：-23.2 % － 42.4 %；危険率 0.6（**図 8b**）

しかし、これらの臨床指標のいずれも L-PRF 使用群の方が優位な傾向があった。

後者の CAF ＋ L-PRF 対 CAF ＋ CTG では、すべての臨床指標においても統計学的有意差はなかった。

①ポケット減少量

平均値の差：0.2 mm、95％信頼区間：-0.5 mm － 0.2 mm；危険率 0.4

報告	L-PRF 群 平均値	SD	n	OFD 群 平均値	SD	n	平均値の差（95 %信頼区間）
Thorat et al. 2011[34]	4.70	1.45	16	3.56	1.09	16	1.14（0.25 - 2.03）
Sharma and Pradeep 2011[35]	4.55	1.80	18	3.20	1.60	18	1.35（0.24 - 2.46）
Pradeep et al. 2012[36]	3.70	1.20	30	2.97	0.30	30	0.73（0.19 - 1.27）
Rosamma et al. 2012*[37]	4.67	0.90	15	2.40	0.63	15	2.27（1.71 - 2.83）
Pradeep et al. 2015[38]	4.00	0.18	30	3.00	0.18	30	1.00（0.91 - 1.09）
Ajwani et al. 2015[39]	1.90	0.70	20	1.60	0.80	20	0.30（-0.17 - 0.77）
Total（95 % CI 信頼区間）			129		129	129	1.1（0.62 - 1.58）

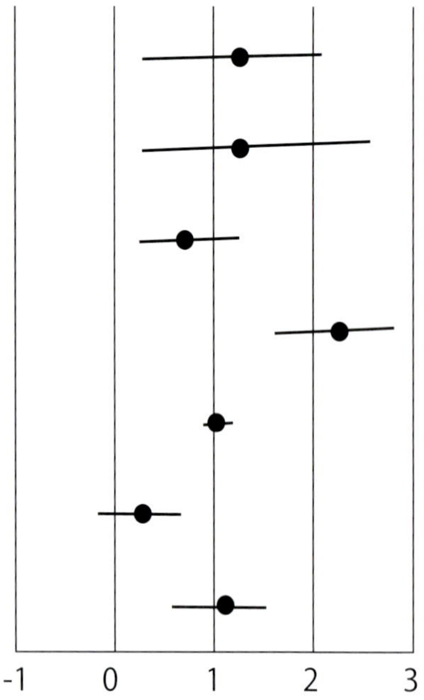

＊：スプリットマウス研究　OFD：フラップ手術　L-PRF：白血球入り多血小板フィブリン

図 7a　歯周骨内欠損に対する効果をポケット減少量（mm）で評価した図、OFD vs OFD ＋ L-PRF の無作為化比較臨床試験

報告	L-PRF 群 平均値	SD	n	OFD 群 平均値	SD	n	平均値の差（95%信頼区間）
Thorat et al. 2011[34]	4.13	1.63	16	2.13	1.71	16	2.00（0.84 - 3.16）
Sharma and Pradeep 2011[35]	3.30	1.70	18	2.70	1.40	18	0.60（-0.42 - 1.62）
Pradeep et al. 2012[36]	3.17	1.30	30	2.83	0.91	30	0.34（-0.23 - 0.91）
Rosamma et al. 2012*[37]	4.70	0.88	15	1.40	1.06	15	3.30（2.60 - 4.00）
Pradeep et al. 2015[38]	3.90	0.25	30	2.90	0.18	30	1.00（0.89 - 1.11）
Ajwani et al. 2015[39]	1.80	0.60	20	1.30	0.60	20	0.50（0.13 - 0.87）
Total（95 % CI 信頼区間）			129			129	1.24（0.59 - 1.89）

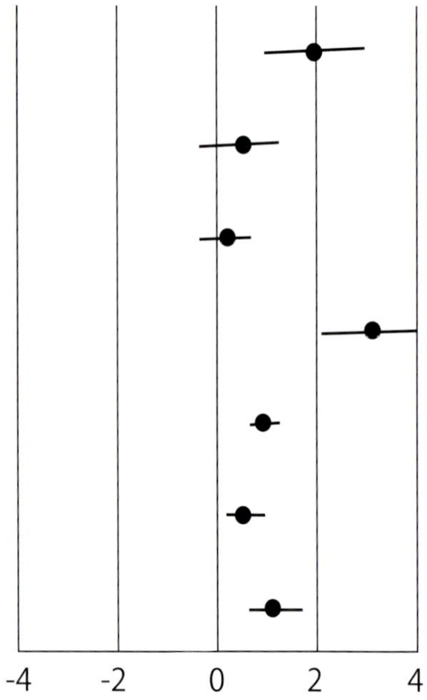

＊：スプリットマウス研究　OFD：フラップ手術　L-PRF：白血球入り多血小板フィブリン

図 7b　歯周骨内欠損に対する効果を付着の獲得量（mm）で評価した図、OFD vs OFD ＋ L-PRF の無作為化比較臨床試験

②付着の獲得量

平均値の差：0.2 mm、95％信頼区間：-0.3 mm － 0.7 mm；危険率 0.3

③角化歯肉幅

平均値の差：0.3 mm、95％信頼区間：-0.7 mm － 0.2 mm；危険率 0.2

④歯肉退縮の減少量

平均値の差：0.2 mm、95％信頼区間：-0.4 mm － 0.1 mm；危険率 0.2（図 8c）

すなわち、L-PRF は結合組織移植片と同等の効果を示すことになり、結合組織の代替物となる可能性があることが示された。

報告	L-PRF 群平均値	SD	n	OFD 群平均値	SD	n	平均値の差（95 %信頼区間）
Thorat et al. 2011[34)]	2.12	0.70	16	1.24	1.70	16	0.88（0.39 - 1.37）
Sharma and Pradeep 2011[35)]	2.50	0.78	18	0.09	0.11	18	2.41（2.05 - 2.77）
Pradeep et al. 2012[36)]	2.80	0.90	30	0.13	1.46	30	2.67（2.06 - 3.28）
Rosamma et al. 2012*[37)]	1.93	1.07	15	0.64	0.50	15	1.29（0.69 - 1.89）
Pradeep et al. 2015[38)]	2.53	0.30	30	0.49	0.27	30	2.04（1.90 - 2.18）
Ajwani et al. 2015[39)]	1.45	0.50	20	0.80	0.35	20	0.65（0.38 - 0.92）
Total（95 % CI 信頼区間）			129			129	1.65（0.99 - 2.31）

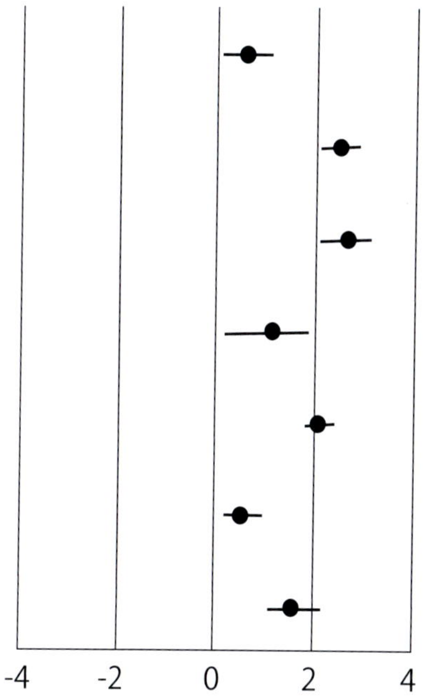

＊：スプリットマウス研究　OFD：フラップ手術　L-PRF：白血球入り多血小板フィブリン

図 7c　歯周骨内欠損に対する効果を骨再生量（mm）で評価した図、OFD vs OFD ＋ L-PRF の無作為化比較臨床試験

報告	L-PRF 群平均値	SD	n	OFD 群平均値	SD	n	平均値の差（95 %信頼区間）
Sharma and Pradeep 2011*[40)]	2.33	0.48	28	1.27	0.46	28	1.06（0.81 - 1.31）
Bajaj et al. 2013[41)]	2.87	0.85	24	1.37	0.58	23	1.50（1.09 - 1.91）
Total（95 % CI 信頼区間）			52			51	1.25（0.82 - 1.67）

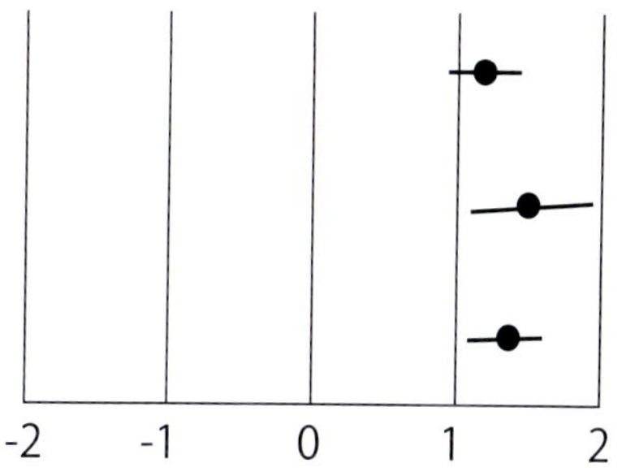

＊：スプリットマウス研究　OFD：フラップ手術　L-PRF：白血球入り多血小板フィブリン

図 7d　分岐病変に対する効果を付着の獲得量（mm）で評価した図、OFD vs OFD ＋ L-PRF の無作為化比較臨床試験

報告	L-PRF 群平均値	SD	n	OFD 群平均値	SD	n	平均値の差（95 %信頼区間）
Sharma and Pradeep 2011*[40)]	2.00	0.16	28	0.62	0.21	28	1.38（1.28 - 1.48）
Bajaj et al. 2013[41)]	1.85	0.49	25	0.11	0.68	23	1.74（1.40 - 2.08）
Total（95 % CI 信頼区間）			52			51	1.52（1.18 - 2.08）

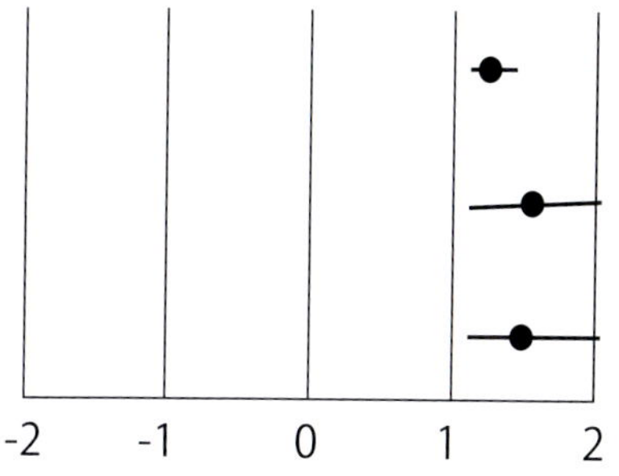

＊：スプリットマウス研究　OFD：フラップ手術　L-PRF：白血球入り多血小板フィブリン

図 7e　分岐病変に対する効果を骨再生量（mm）で評価した図、OFD vs OFD ＋ L-PRF の無作為化比較臨床試験

報告	CAF + L-PRF 群 平均値	SD	n	CAF 群 平均値	SD	n	平均値の差 (95 %信頼区間)
Aroca 2009*[42]	0.24	0.76	21	0.30	0.70	21	-0.06 (-0.50 - 0.38)
Gupta et al. 2015[43]	0.73	0.50	15	0.40	0.50	15	0.33 (-0.03 - 0.69)
Thamaraiselvan et al. 2015[44]	0.40	0.50	10	0.30	0.50	10	0.10 (-0.34 - 0.54)
Total (95% CI 信頼区間)			46			46	0.15 (-0.08 - 0.39)

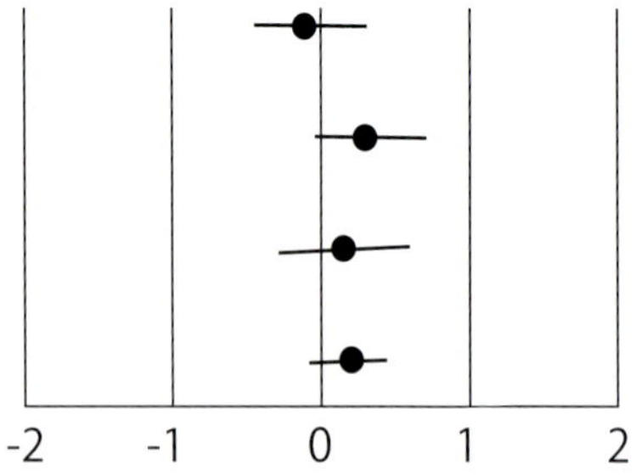

＊：スプリットマウス研究　CAF：歯肉弁歯冠側異動術　L-PRF：白血球入り多血小板フィブリン

図 8a　根面被覆に対する効果を歯肉退縮量の減少量（mm）で評価した図、CAF vs CAF ＋ L-PRF の無作為化比較臨床試験

報告	CAF + L-PRF 群 平均値	SD	n	CAF 群 平均値	SD	n	平均値の差 (95 %信頼区間)
Aroca 2009[42]	80.7	14.70	21	91.50	11.40	21	-10.80 (-18.76 - 2.84)
Padma et al. 2015*[43]	99.0	1.00	15	68.40	17.40	15	30.60 (21.78 - 39.42)
Thamaraiselvan et al. 2015[44]	74.0	28.98	10	65.00	44.40	10	9.00 (-23.86 - 41.86)
Total (95% CI 信頼区間)			46			46	9.62 (-23.86 - 42.39)

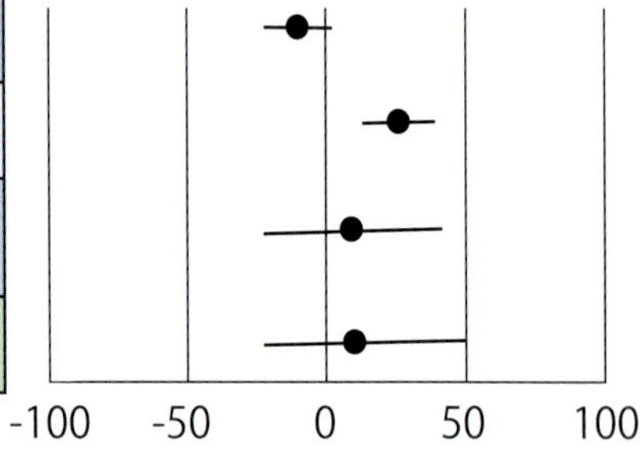

＊：スプリットマウス研究　CAF：歯肉弁歯冠側異動術　L-PRF：白血球入り多血小板フィブリン

図 8b　根面被覆に対する効果を 6 ヵ月後の歯肉被覆率（%）で評価した図、CAF vs CAF ＋ L-PRF の無作為化比較臨床試験

報告	CAF + L-PRF 群 平均値	SD	n	CAF 群 平均値	SD	n	平均値の差 (95 %信頼区間)
Jankovic 2012*[45]	2.83	0.37	15	3.07	0.30	15	-0.24 (-0.48 - 0.00)
Eren and Atilla 2014*[46]	2.50	0.70	22	2.45	0.74	22	0.05 (-0.38 - 0.48)
Total (95% CI 信頼区間)			37			37	-0.15 (-0.41 - 0.11)

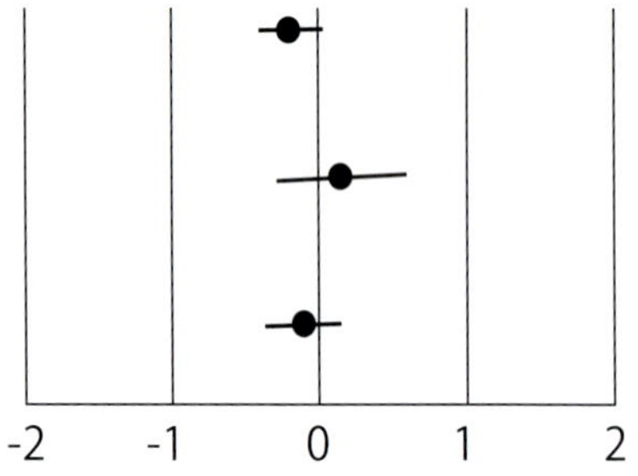

＊：スプリットマウス研究　CAF：歯肉弁歯冠側異動術　L-PRF：白血球入り多血小板フィブリン

図 8c　根面被覆に対する効果を歯肉退縮量の減少量（mm）で評価した図、CAF ＋ CTG vs CAF ＋ L-PRF の無作為化比較臨床試験

8. 結論

メタ分析により L-PRF の歯周骨内欠損、根分岐部欠損、そして結合組織移植の移植片の代替物として臨床的に有意に効果があることが示された。L-PRF は歯周創傷治癒を促進し、術後の不快感を減少させることが示されたが、理想的結果を得るための PRF 調整のための標準プロトコールの確立が必要とされる。

V. Platelet-Rich Fibrin in Maxillary Sinus Augmentation：A systematic review
多血小板フィブリンの上顎洞挙上術に対する効果：体系的なレビュー

Ali S, Bakry SA, Abd-Elhakam H. Platelet-rich fibrin in maxillary sinus augmentation：a systematic review. J Oral implantol, XLI：746-753, 2015.[47]

1. 目的

本研究の目的は、ラテラルウィンドウズ法を用いて上顎洞挙上術を行った際の PRF の効果を体系的レビューをすることにある。

PubMed 検索と手動検索により関連したジャーナルが選ばれ、選ばれた論文の参考文献が検索された。

上顎洞挙上術と PRF を用いた臨床研究は含まれた。

検索は 290 の論文が含まれた。

8 つの研究だけが採用基準を満たした。

外科技術、移植材料、インプラント植立時期、プロトコル、結果判定、バイオプシーのための治癒期間、インプラント植立時期までのフォロー期間に関してさまざまな違いがあった。

8つの識別された研究から、3つの研究がPRFを単独の充填材料として用いられたのに対して、他の5つの研究はPRFを骨代用材とともに用いられていた（**表5**）。

表5　上顎洞挙上術におけるPRFの効果に関する研究一覧

報告	上顎洞の数	患者数	年齢	移植材料	PRFの調製	インプラント植立本数	植立方法	結果の指標
Mazor et al. 2009[48]	25	20	54.1	PRF	400 gで12分間遠心	41	挙上と同時	インプラント生存率 エックス線的骨高さ 組織形態計測分析
Simonpieri et al. 2011[49]	23	20	59.8	PRF	400 gで12分間遠心	52	挙上と同時	インプラント生存率 エックス線的骨高さ
Tajima et al. 2013[50]	9	6	67.8	PRF	30秒間加速、2700回転で2分、2,400回転で4分、2700回転で4分、3,000回転で3分、30秒間減速	17	挙上と同時	インプラント生存率 共鳴振動周波数分析 エックス線的骨高さ エックス線的骨密度 エックス線的骨容量
Choukroun et al. 2006[51]	実験群6	N	N	PRF + DFDBA	2,500 rpm（約280g）で10分間遠心	N		組織形態計測分析
	対照群3			DFDBA				
Inchingolo et al. 2010[52]		31	23	N PRF + Bio-oss	3,000 rpmで10分間遠心	95	挙上と同時	インプラント生存率 エックス線的骨密度
Zhang et al. 2012[53]	実験群6	10	43.5	PRF + Bio-oss	300 gで10分間遠心	N		組織形態計測分析
	対照群5		46.2	Bio-oss				
Tatullo et al. 2012[54]	実験群42	60	43-62	PRF + Bio-oss	3000 rpmで10分間遠心	240	2次手術時	インプラント生存率 共鳴振動周波数分析 組織形態計測分析 組織学的分析
	対照群30			Bio-oss				
Bölükbaşi et al. 2015[55]	実験群17	25	50.06	PRF + Bio-oss				インプラント生存率 エックス線的骨高さ 組織形態計測分析 組織学的分析
	対照群15		47.7	Bio-oss				

DFDBA：脱灰凍結乾燥同種骨　N：報告なし　PRF：多血小板フィブリン

2. PRF単独の移植材料として

3つの論文が選択され57部位が解析された。術前のエックス線評価により残存骨の高さは、2.67 mmであった。ラテラルウィンドウ法で上顎洞挙上術が施術され、即時インプラント埋入された後、洞内のインプラント周囲にPRF塊を圧入した。MazorとSimonpieriは1、2枚のPRF膜を開口部に被覆するように設置、Tajimaは膜を置かなかった。6ヵ月後Tajimaらの研究は共鳴振動周波数分析が行われ、implant stability quotient（ISQ）値は66.5 ± 6.15を示した。Simonpieriらは2～6年経過後も100％のインプラント生存率を示した。3つの研究で、6ヵ月後のパノラマ写真およびCTスキャン写真で骨増生量を計測したところ。平均9.8 mmの獲得があった。Simonpieriは1～6年のエックス線評価で、Housfield units（HU）で骨密度を計測したところ、平均323 ± 156.2 HUを示した（**表6**）。

組織および組織形態計測分析がMazorによって行われたが、組織所見ではよく整理された生きた骨が、構造のしっかりした柱状構造、密なコラーゲン基質、簡単に同定できる骨芽細胞そして骨小腔の中の骨細胞を伴っていた。骨形態計測分析では骨基質は30％以上を示した。

表6　上顎洞挙上術におけるPRF単独の効果に関する研究一覧

報告	生存率	エックス線的結果					組織形態計測分析結果	
		観察期間	残存骨の高さ	獲得された骨の高さ	骨容量	骨密度	骨生検の数	骨基質
Mazor et al. 2009[48]	100％	6ヵ月	2.9　mm	10.1 mm	N	N	25	33%
Simonpieri et al. 2011[49]	100％	6ヵ月	1.8　mm	10.4 mm	N	N	組織形態計測分析はなし	-
Tajima et al. 2013[50]	100％	6ヵ月	4.28 mm	7.5 mm	0.7 mL	323 HU	組織形態計測分析はなし	-

N：報告なし　HU：Hounsfield units

表 7　上顎洞挙上術における骨代用材を併用した PRF の効果に関する研究一覧（組織形態計測分析の結果）

報告	観察期間	生検の数		組織形態計測分析の結果	
		実験群	対照群	実験群	対照群
Choukroun et al. 2006[51]	実験群 4 カ月	6	3	間質空隙 66.5 % 類骨境界 2.26 % 柱状骨 31.24 %	間質空隙 67.7 % 類骨境界 1.94 % 柱状骨 30.36 %
	対照群 4 カ月			新生骨 20.95 % 不活性化骨 9.41 %	新生骨 20.306 % 不活性化骨 10.934 %
Zhang et al. 2012[53]	6 カ月	6	5	新生骨 18.35 ± 5.62 % 骨代用材 19.16 ± 6.89 % 骨と骨代用材との接触率 21.45 ± 14.57 %	新生骨 12.95 ± 5.33 % 骨代用材 28.54 ± 12.01 % 骨と骨代用材との接触率 18.57 ± 5.39 %
Tatullo et al. 2012[54]	106 日	12	12	間質空隙 70.2 % 類骨境界 7.01 % 柱状骨 22.79 %	間質空隙 68.44 % 類骨境界 5.12 % 柱状骨 26.44 %
	4 カ月			間質空隙 70.01 % 類骨境界 3.84 % 柱状骨 26.15 %	間質空隙 68.18 % 類骨境界 3.12 % 柱状骨 28.7 %
	5 カ月			間質空隙 61.41 % 類骨境界 3.53 % 柱状骨 37.06 %	間質空隙 58.15 % 類骨境界 2.88 % 柱状骨 38.97 %
Bölükbaşi et al. 2015[55]	6 カ月	17	15	新生骨 35.0 ± 8.60 % 結合組織 30.63 ± 7.53 % 生物材料残存物 33.05 ± 6.29 %	新生骨 32.97 ± 9.71 % 結合組織 33.94 ± 9.15 % 生物材料残存物 33.79 ± 8.57 %

3. PRF と同種骨代用材との併用移植材料として

1 つの論文で脱灰凍結乾燥同種骨（DFDBA）と PRF との併用効果が示された。9 つの上顎洞に対してラテラルウィンドウ法で上顎洞挙上術が行われた。対照群として 3 例が DFDBA 単独で充填された。6 つの上顎洞に DFDBA と PRP の併用移植材の充填が行われた。そして PRF 膜が上顎洞と骨切除の開口部を被覆するのに用いられた。二次手術がインプラント植立のために実験群で 4 カ月目に、対照群で 8 カ月目に行われ、その際に生検が採取された。膜の穿孔が 1 症例であったが、簡単に PRF 膜でパッチされた。PRF と DFDBA の併用群で組織形態計測的分析は、柱状骨領域で活性化骨および不活性化骨の割合は 65%の活性化骨、31%の不活性化骨を示した（**表 7**）。

4. PRF と異種骨代用材との併用移植材料として

4 つの論文で異種骨（Bio-Oss®）と PRF との併用効果が示された。146 の上顎洞に対してラテラルウィンドウ法で上顎洞挙上術が行われた。Inchingolo の研究[52]で、即時にインプラントが植立され、PRF/Bio-Oss®はすべての上顎洞に充填され、PRF 膜が洞粘膜および骨開口部に設置された。ほかの 3 つの研究は実験群で PRF/Bio-Oss®、対照群で Bio-Oss®単独で用いられ、インプラントは二次手術で植立された。Zhang[53]と Tatullo[54]は実験群の骨開口部を覆うために PRF 膜を用いた。一方、Bölükbaşi[55]は実験群のアクセスウィンドウと洞粘膜を覆うため PRF 膜を用いた。そして吸収性コラーゲン膜を対照群に用いた。Zhang[53]と Bölükbaşi の研究[55]では、インプラント植立と骨生検のための二次手術が 6 カ月後に実施された。一方、Tatullo[54]はさまざまな予後間隔で二次手術を行った。すなわち 106 日、4 カ月、5 カ月。治癒期間中に何の有害事象も生じなかった。Inchingolo の研究[52]で、6 つの洞粘膜の穿孔がみられたが、術後の有害事象につながるものではなかった。インプラント生存率は 3 つの研究で報告されたが、100%であった。Tatullo[54]はインプラントの初期固定を共鳴振動周波数で分析した。106 日目のインプラント固定値である平均 ISQ は 37.2 ± 4.2、4 カ月で 36.8 ± 6.1、5 カ月で 39.1 ± 9.0 であった。実験群と対照群間では統計学的有意差はなかった。すべての研究についてエックス線的評価がパノラマ写真または CT スキャン写真により骨形成について評価された。Inchingolo の研究[52]で、6 カ月目でインプラント周囲の骨密度は、平均 31%増加したと報告された。Zhang[53]と Tatullo[54]は石灰化組織の存在を示した。それは残存骨とよく結合しており、すべての症例で適切な量と密度を示した。一方、Bölükbaşi[55]は上顎洞挙上後の高さとインプラントとの関係を評価した。すなわち BL/IL 比（BL：インプラント上の移植された上顎洞底からフィクスチャーのヘッドまでの距離、IL：フィクスチャーの根尖部からヘッドまでの距離）、さらに上顎洞内で挙上された高さの変化を評価した。すなわち GSH/OSH 比（GSH：辺縁骨から本来の上顎洞の高さの最も低い部位の上の移植された上顎洞底までの距離、OSH：本来の上顎洞の高さ）評価時点は T0：上顎洞挙上術後 10 日、T1：インプラント植立後 10 日、T2：インプラント植立後 6 カ月、T3：荷重付加後 6 カ月。T4：荷重付加後 12 カ月、T5：荷重付加後 24 カ月。

BL/IL について、実験群において T3 と T4 間で統計学的に有意差があった。一方、対照群において T2-T3、T3-T4、T4-T5 の間で統計学的に有意差があった。実験群において BL/IL 比は対照群よりも統計学的に有意に少ない変化を示した。GSH/OSH比に対しては、実験群において T0-T1 間で統計学的に有意差があった。一方、対照群において T2-T3 間で統計学的に有意差があった。実験群、対照群間で統計学的に有意差はなかった（**表 8**）。

組織形態計測分析は 3 つの研究で行われた。それぞれの研究で異なった組織形態計測パラメーターで評価された。Tatulloら[54]は実験群、対照群で同等の結果を示した。Zhang[53]とBölükbaşi[55]は、実験群、対照群間で統計学的に有意差はなかった（**表 7**）。

5．結論

PRF は単独の移植材料としてインプラント即時埋入の際に上顎洞挙上術に確定された結果をもたらすことが示された。そして DFDBA への PRF の添加は移植材の成熟を促進し、インプラント植立までの治癒期間を短縮した。

逆に、それは除タンパクされた牛の成熟骨（Bio-Oss®）の移植材の成熟には全く影響を及ぼさなかった。

PRF 膜は、洞粘膜または骨切りウィンドウを被覆するのに、簡便で有効な方法である。

表 8　上顎洞挙上術における骨代用材を併用した PRF の効果に関する研究一覧

報告	生存率	エックス線的結果					
		観察期間	BL/IL		GSH/OSH		骨基質
			実験群	対照群	実験群	対照群	
Choukroun et al. 2006[51]	N	エックス線的分析無し					
Inchingolo et al.2010[52]	100 %	6 ヵ月	N	N			31 %
Zhang et al. 2012[53]	N	3 ～ 6 ヵ月	N	N			N
Tatullo et al. 2012[54]	100 %	6 ヵ月	N	N			N
Bölükbaşi et al. 2015[55]	100 %	上顎洞挙上術後 10 日			4.26	4.2	N
		インプラント植立後 10 日	1.43	1.46	4.78	4.55	
		インプラント植立後 6 ヵ月	1.38	1.43	4.78	4.52	
		荷重付加後 6 ヵ月	1.37	1.37	4.39	4.09	
		荷重付加後 12 ヵ月	1.32	1.29	4.39	3.81	
		荷重付加後 24 ヵ月	1.3	1.23	4.36	3.67	

N：報告なし　BL：インプラント上の移植された上顎洞底からフィクスチャーのヘッドまでの距離　IL：フィクスチャーの根尖部からヘッドまでの距離　GSH：辺縁骨から本来の上顎洞の高さの最も低い部位の上の移植された上顎洞底までの距離　OSH：本来の上顎洞の高さ

Ⅵ．おわりに

PRP について移植材料とともに骨内欠損の治療に用いた際に有効な付加的効果が得られる可能性がある。しかし、無効とされる結果もあるので、PRP と併せて用いる生物材料の特異的な選択が重要であるかもしれない。従って PRP の各特異的な生物材料の組み合わせの効果についての追加の研究が必要である。

PRF は歯周創傷治癒を促進する。PRF は単独の移植材料としてインプラント即時埋入の際に上顎洞挙上術に確定された結果をもたらすことが示された。そして DFDBA への PRF の添加は移植材の成熟を促進し、インプラント植立までの治癒期間を短縮した。一方、除タンパクされた牛の成熟骨（Bio-Oss®）の移植材の成熟には全く影響を及ぼさなかった。

PRF 膜は、洞粘膜または骨切りウィンドウを被覆するのに、簡便で有効な方法である。

参考文献

1 ）Marx RE, Carlson ER, Eichstaedt RM, Schimmele SR, Strauss JE, Georgeff KR：Platelet-rich plasma：Growth factor enhancement for bone grafts. Oral Surg Oral Med Oral Pathol Oral Radiol Endod 1998；285：638-46.

2 ）Marx RE, Garg AK. Dental and Craniofacial Applications of Platelet-Rich Plasma：Quintessence Publishing Co Ltd；2005.

3 ）Anitua E：The use of plasma-rich growth factors（PRGF）in oral surgery. Pract Proced Aesthet Dent 2001；13：487-93.

4 ）Choukroun J, Diss A, Simonpieri A, Girard MO, Schoeffler C, Dohan SL, Dohan AJ, Mouhyi J, Dohan DM：Platelet-rich fibrin（PRF）：a second-generation platelet concentrate. Part V：histologic evaluations of PRF effects on bone allograft maturation in sinus lift. Oral Surg Oral Med Oral Pathol Oral Radiol Endod 2006；101：299-303.

5 ）Kawase T：Platelet-rich plasma and its derivatives as promising bioactive materials for regenerative medicine：basic principles and concepts underlying recent advances. Odontology 2015；103：126-35.

6 ）Giannini S, Cielo A, Bonanome L, Rastelli C, Derla C, Corpaci F, Falisi G：Comparison between PRP, PRGF and PRF：lights and shadows in three similar but different protocols. Eur Rev Med Pharmacol Sci 2015；19：927-30.

7 ）De Pascale MR, Sommese L, Casamassimi A, Napoli C：Platelet derivatives in regenerative medicine：an update. Transfus Med Rev 2015；29：52-61.

8 ）Miron RJ, Fujioka-Kobayashi M, Bishara M, Zhang Y, Hernandez M, Choukroun J：Platelet-rich fibrin and soft tissue wound healing：a systematic review. Tissue Eng Part B Rev 2017；23：83-99.

9) Roffi A, Filardo G, Kon E, Marcacci M : Does PRP enhance bone integration with grafts, graft substitutes, or implants? A systematic review. BMC Musculoskelet Disord 2013 ; 14 : 330.
10) Kotsovilis S, Markou N, Pepelassi E, Nikolidakis D : The adjunctive use of platelet rich plasma in the therapy of periodontal intraosseous defects : a systematic review. J Periodont Res 2010 ; 45 : 428-443.
11) Okuda K, Tai H, Tanabe K et al. Plateletrich plasma combined with a porous hydroxyapatite graft for the treatment of intrabony periodontal defects in humans : a comparative controlled clinical study. J Periodontol 2005 ; 76 : 890–898.
12) Piemontese M, Aspriello SD, Rubini C, Ferrante L, Procaccini M. Treatment of periodontal intrabony defects with demineralized freeze-dried bone allograft in combination with platelet-rich plasma. J Periodontol 2008 ; 79 : 802–810.
13) Demir B, Şengün D, Berberoğlu A. Clinical evaluation of platelet-rich plasma and bioactive glass in the treatment of intrabony defects. J Clin Periodontol 2007 ; 34 : 709–715.
14) Döri F, Huszár T, Nikolidakis D, Arweiler NB, Gera I, Sculean A. Effect of platelet-rich plasma on the healing of intrabony defects treated with an anorganic bovine bone mineral and expanded polytetrafluoroethylene membranes. J Periodontol 2007 ; 78 : 983–990.
15) Döri F, Huszár T, Nikolidakis D, Arweiler NB, Gera I, Sculean A. Effect of platelet-rich plasma on the healing of intra-bony defects treated with a natural bone mineral and a collagen membrane. J Clin Periodontol 2007 ; 34 : 254–261.
16) Döri F, Huszaár T, Nikolidakis D et al. Effect of platelet-rich plasma on the healing of intrabony defects treated with beta tricalcium phosphate and expanded polytetrafluoroethylene membranes. J Periodontol 2008 ; 79 : 660–669.
17) Döri F, Nikolidakis D, Huszár T, Arweiler NB, Gera I, Sculean A. Effect of platelet-rich plasma on the healing of intrabony defects treated with an enamel matrix protein derivative and a natural bone mineral. J Clin Periodontol 2008 ; 35 : 44–50.
18) Hanna R, Trejo PM, Weltman RL. Treatment of intrabony defects with bovine-derived xenograft alone and in combination with platelet-rich plasma : a randomized clinical trial. J Periodontol 2004 ; 75 : 1668–1677.
19) Keles GC, Cetinkaya BO, Albayrak D, Koprulu H, Acikgoz G. Comparison of platelet pellet and bioactive glass in periodontal regenerative therapy. Acta Odontol Scand 2006 ; 64 : 327–333.
20) Harnack L, Boedeker RH, Kurtulus I, Boehm S,Gonzales J, Meyle J. Use of platelet-rich plasma in periodontal surgery – A prospective randomised double blind clinical trial. Clin Oral Investig 2009 ; 13 : 179-187.
21) Fabbro MD, Bortolin M, Taschieri S, Weinstein R. Is platelet concentrate advantageous for the surgical treatment of periodontal diseases? a systematic review and meta-analysis. J Periodontol, 82 : 1100-1111, 2011.
22) Cheung WS, Griffin TJ. A comparative study of root coverage with connective tissue and platelet concentrate grafts : 8-month results. J Periodontol 2004 ; 75 : 1678-1687.
23) Yen CA, Griffin TJ, Cheung WS, Chen J. Effects of platelet concentrate on palatal wound healing after connective tissue graft harvesting. J Periodontol 2007 ; 78 : 601-610.
24) Camargo PM, Lekovic V, Weinlaender M, Vasilic N, Madzarevic M, Kenney EB. Platelet-rich plasma and bovine porous bone mineral combined with guided tissue regeneration in the treatment of intrabonydefects in humans. J Periodontal Res 2002 ; 37 : 300-306.
25) Camargo PM, Lekovic V, Weinlaender M, Vasilic N, Madzarevic M, Kenney EB. A reentry study on the use of bovine porous bone mineral, GTR, and platelet-rich plasma in the regenerative treatment of intrabony defects in humans. Int J Periodontics Restorative Dent 2005 ; 25 : 49-59.
26) Christgau M, Moder D, Wagner J, et al. Influence of autologous platelet concentrate on healing in intrabony defects following guided tissue regeneration therapy : A randomized prospective clinical split-mouth study. J Clin Periodontol 2006 ; 33 : 908-921.
27) Ouyang XY, Qiao J. Effect of platelet-rich plasma in the treatment of periodontal intrabony defects in humans. Chin Med J (Engl) 2006 ; 119 : 1511-1521.
28) Yassibag-Berkman Z, Tuncer O, Subasioglu T, Kantarci A. Combined use of platelet-rich plasma and bonegrafting with or without guided tissue regeneration in the treatment of anterior interproximal defects. J Periodontol 2007 ; 78 : 801-809.
29) Camargo PM, Lekovic V, Weinlaender M, Divnic-Resnik T, Pavlovic M, Kenney EB. A surgical reentry study on the influence of platelet-rich plasma in enhancing the regenerative effects of bovine porous bone mineral and guided tissue regeneration in the treatment of intrabony defects in humans. J Periodontol 2009 ; 80 : 915-923.
30) Huang LH, Neiva RE, Soehren SE, Giannobile WV, Wang HL. The effect of platelet-rich plasma on the coronally advanced flap root coverage procedure : A pilot human trial. J Periodontol 2005 ; 76 : 1768-1777.
31) Aroca S, Keglevich T, Barbieri B, Gera I, Etienne D. Clinical evaluation of a modified coronally advanced flap alone or in combination with a platelet-rich fibrin membrane for the treatment of adjacent multiple gingival recessions : A 6-month study. J Periodontol 2009 ; 80 : 244-252.
32) Shepherd N, Greenwell H, Hill M, Vidal R, Scheetz JP. Root coverage using acellular dermal matrix and comparing a coronally positioned tunnel with and without platelet-rich plasma : A pilot study in humans. J Periodontol 2009 ; 80 : 397-404.
33) Castro AB, Meschi N, Temmerman A, Pinto N, Lambrechts, Teugheles W, Quirynen M. Regenerative potential of leucocyte- and platelet-rich fibrin. Part A : intra-bony defects, furcation defects and periodontal plastic surgery. A systematic review and meta-analysis. J Clin Periodontol, 44 : 67-82, 2017.
34) Thorat M, Pradeep AR, Pallavi B. Clinical effect of autologous platelet-rich fibrin in the treatment of intra-bony defects : a controlled clinical trial. Journal of Clinical Periodontology 2011 ; 38 : 925–932.
35) Sharma A, Pradeep AR. Treatment of 3-wall intrabony defects in patients with chronic periodontitis with autologous plateletrich fibrin : a randomized controlled clinical trial. Journal of Periodontology 2011b ; 82 : 1705–1712.
36) Pradeep AR, Rao NS, Agarwal E, Bajaj P, Kumari M, Naik SB. Comparative evaluation of autologous platelet-rich fibrin and platelet rich plasma in the treatment of 3-wall intrabony defects in chronic periodontitis : a randomized controlled clinical trial. Journal of Periodontology 2012 ; 83 : 1499–1507.
37) Rosamma V, Raghunath A, Sharma N, Clinical effectiveness of autologous platelet rich fibrin in the management of infrabony periodontal defects. Singapore Dental Journal 2012 ; 33 : 5–12.
38) Pradeep AR, Nagpal K, Karvekar S, Patnaik K, Naik SB, Guruprasad CN. Platelet rich fibrin with 1% metformin for the treatment of intrabony defects in chronic periodontitis : a randomized controlled clinical trial. Journal of Periodontology 2015 ; 86 : 632–641.
39) Ajwani H, Shetty S, Gopalakrishnan D, Katharira R, Kulloli A, Dolas RS, Pradeep AR. Comparative evaluation of platelet-rich fibrin biomaterial and open flap debridement in the treatment of two and three wall intrabony defects. Journal of International Oral Health 2015 ; 7 : 32–37.

40) Sharma A, Pradeep AR. Autologous platelet-rich fibrin in the treatment of mandibular degree II furcation defects：a randomized clinical trial. Journal of Periodontology 2011a；82：1396–1403.
41) Bajaj P, Pradeep AR, Agarwal E, Rao NS, Naik SB, Priyanka N, Kalra N. Comparative evaluation of autologous platelet-rich fibrin and platelet-rich plasma in the treatment of mandibular degree II furcation defects：a randomized controlled clinical trial. Journal of Periodontal Research 2013；48：573–581.
42) Aroca S, Keglevich T, Barbieri B, Gera I, Etienne D. Clinical evaluation of a modified coronally advanced flap alone or in combination with a platelet-rich fibrin membrane for the treatment of adjacent multiple gingival recessions：a 6-month study. Journal of Periodontology 2009；80：244–252.
43) Gupta S, Banthia R, Singh P, Banthia P, Raje S, Aggarwal N. Clinical evaluation and comparison of the efficacy of coronally advanced flap alone and in combination with platelet rich fibrin membrane in the treatment of Miller Class I and II gingival recessions. Contemporary Clinical Dentistry 2015；6：153–160.
44) Thamaraiselvan M, Elavarasu S, Thangakumaran S, Gadagi JS, Arthie T. Comparative clinical evaluation of coronally advanced flap with or without platelet rich fibrin membrane in the treatment of isolated gingival recession. Journal of Indian Society of Periodontology 2015；19：66–71.
45) Jankovic S, Aleksic Z, Klokkevold P, Lekovic V, Dimitrijevic B, Kenney EB, Camargo P. Use of platelet-rich fibrin membrane following treatment of gingival recession：a randomized clinical trial. International Journal of Periodontics and Restorative Dentistry 2012；32：e41–e50.
46) Eren G, Atilla G. Platelet-rich fibrin in the treatment of localized gingival recessions：asplit-mouth randomized clinical trial. Clinical Oral Investigations 2014；18：1941–1948.
47) Ali S, Bakry SA, Abd-Elhakam H. Platelet-rich fibrin in maxillary sinus augmentation：a systematic review. J Oral implantol, XLI：746-753, 2015.
48) Mazor Z, Horowitz RA, Del Corso M, Prasad HS, Rohrer MD, Ehrenfest D. Sinus floor augmentation with simultaneous implant placement using Choukroun's platelet-rich fibrin as the sole grafting material：a radiologic and histologic study at 6 months. J Periodontol. 2009；80：2056–2064.
49) Simonpieri A, Choukroun J, Del Corso M, Sammartino G, Ehrenfest D. Simultaneous sinus-lift and implantation using microthreaded implants and leukocyte- and platelet-rich fibrin as sole grafting material：a six-year experience. Implant Dent 2011；20：2–12.
50) Tajima N, Ohba S, Sawase T, Asahina I. Evaluation of sinus floor augmentation with simultaneous implant placement using platelet-rich fibrin as sole grafting material. Int J Oral Maxillofac Implants 2013；28：77–83.
51) Choukroun J, Diss A, Simonpieri A, et al. Platelet-rich fibrin（PRF）：a second-generation platelet concentrate. Part V：histologic evaluations of PRF effects on bone allograft maturation in sinus lift. Oral Surg Oral Med Oral Pathol Oral Radiol Endod 2006；101：299–303.
52) Inchingolo F, Tatullo M, Marrelli M, et al. Trial with platelet-rich fibrin and Bio-Oss used as grafting materials in the treatment of the severe maxillar bone atrophy：clinical and radiological evaluations. Eur Rev Med Pharmacol Sci 2010；14：1075–1084.
53) Zhang Y, Tangl S, Huber CD, Lin Y, Qiu L, Rausch-Fan X. Effects of Choukroun's platelet-rich fibrin on bone regeneration in combination with deproteinized bovine bone mineral in maxillary sinus augmentation：a histological and histomorphometric study. J Craniomaxillofac Surg 2012；40：321–328.
54) Tatullo M, Marrelli M, Cassetta M, et al. Platelet-rich fibrin（P.R.F.）in reconstructive surgery of atrophied maxillary bones：clinical and histological evaluations. Int J Med Sci 2012；9：872–880.
55) Bölükbaşi N, Ersanlı S, Keklikoğlu N, Başeğmez C, Ozdemir T. Sinus augmentation with platelet-rich fibrin in combination with bovine bone graft versus bovine bone graft in combination with collagen membrane. J Oral Implantol 2015；41：586–595.
56) Pradeep AR, Pai S, Garg G, Devi P, Shetty SK. A randomized clinical trial of autologous platelet-rich plasma in the treatment of mandibular degree II furcation defects. J Clin Periodontol 2009；36：581-588.
57) Lekovic V, Camargo PM, Weinlaender M, Vasilic N, Aleksic Z, Kenney EB. Effectiveness of a combination of platelet-rich plasma, bovine porous bone mineral and guided tissue regeneration in the treatment of mandibular grade II molar furcations in humans. J Clin Periodontol 2003；30：746-751.
58) Keceli HG, Sengun D, Berberoğlu A, Karabulut E. Use of platelet gel with connective tissue grafts for root coverage: A randomized-controlled trial. J Clin Periodontol 2008:35:255-262.

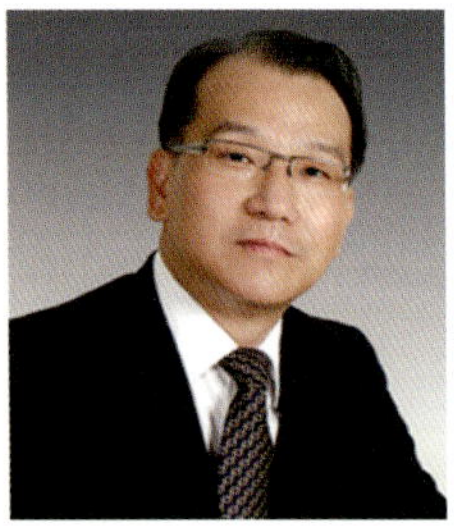

血小板濃縮材料の背景とその再生歯科医療における応用

Background of platelet concentrates materials and its application in regenerative dentistry

蘇　正堯　元 國立陽明大学歯学部 教授（台灣）

Key words： PRP、増殖因子、α顆粒、フィブリン、PRF

Ⅰ．歴史的背景

21世紀になって、多血小板血漿（PRP）単独、または移植材料と併用した組織再生医工学が、本格的に整形外科、歯周外科、および形成外科に局所臨床応用された。しかし、PRPの効果がはじめて報告された1990年代は、外科的介入が整形外科、歯周外科、および筋骨格疾患に対する創傷ケアの主流であったため、広く受け入れられなかった[1～3]。PRP使用の科学的根拠は、血小板が硬組織および軟組織の修復メカニズムに重要な役割を果たすことが知られている増殖因子（GFs）を多く含んでいることにある[4～6]。

21世紀に入り、創傷、軟部組織、および骨治癒の理解が大きく進み、PRPに含まれるフィブロネクチン、ビトロネクチン、血小板由来増殖因子（PDGF）、トランスフォーミング増殖因子-β（TGF-β）や、フィブリンなどの組織修復促進因子が創傷治癒過程に深く関与していること、およびこれらの因子が濃縮されて含まれているPRPは創傷治癒過程を促進することが明らかになった。これらの増殖因子は、細胞走化性、増殖、および分化、組織残屑の除去、および血管新生を促すとともに、細胞外マトリックスの産生と蓄積を含む組織治癒全般においてポジティブな効果をおよぼすことによる。

Ⅱ．創傷治癒における血小板の役割

血小板は増殖因子の貯蔵庫であるだけでなく、創傷治癒の最初のシグナルを提示することがすでに証明されている。凝固プロセスにおいて、血小板は活性化して、その膜構成を変化させ、その結果10分以内に血小板内のα顆粒を細胞膜表面に移動させ、上記の増殖因子を分泌する。血小板のα顆粒において、増殖因子は前駆体の形で貯蔵されている。血小板がこれらの増殖因子を分泌すると、細胞膜はヒストンと炭水化物を付加して、活性型に変換する。

骨再生を目的として自家骨移植を実施すると、歯科インプラントに関する移植であれ、上顎洞内の移植であれ、下顎骨の大きな連続性再建であれ、初期の段階で血小板は自然に血餅を形成し、増殖因子はそこから移植片に取り込まれる。

本章の目標は、PRP、PRFに関する医学的な背景を解説し、その応用が可能な潜在的歯科・整形外科疾患を考察することにある。基礎科学研究および臨床研究などの文献からエビデンスを抽出し、歯科・整形外科医が適正に血小板濃縮液を使用するためのヒントを提供したい。

1．増殖因子とは何か？

増殖因子は、細胞接着、増殖、分化、および存在を調節する能力を有するシグナルである。これらは、血小板、血漿、骨芽細胞、骨細胞、線維芽細胞、その他ほとんどの細胞によって産生される。血小板に含まれる増殖因子は非常に高レベルであることから、血小板は生体内で最も活性の高い増殖因子貯蔵庫であるといえる。したがって、そこから、血小板を再生治療のために活用しようというアイデアが生まれたのは当然のことであった。

最も広く使用されている様式は、多血小板血漿（PRP）、すなわち遠心分離後に得られる血小板を高密度に含む分画の使用である。

2．増殖因子の役割は何か？

増殖因子は、血管新生、マクロファージ走化性、線維芽細胞増殖と遊走を含むさまざまな細胞メカニズム、とりわけ間葉系幹細胞、骨芽細胞、線維芽細胞、内皮細胞、および軟骨前駆細胞を含む多くのタイプの細胞の増殖と分化を刺激する。

創傷治癒の段階で産生される増殖因子は、これまでも単独で組織修復と再生を促進する治療薬となる可能性が考えられ、少なくとも 40 の増殖因子が同定され治療薬として製品化されてきた。創傷治癒と組織再生の加速に使用される増殖因子の代表的なものを列記する。

PDGF（Platelet Derived Growth Factor）
TGF（Transforming Growth Factor）
EGF（Epidermal Growth Factor）
VEGF（Vascular Endothelial Growth Factor）
FGF（Fibroblast Growth Factor）
IGF（Insulin-like Growth Factor）
オステオカルシンおよびオステオネクチン

血小板に含まれる増殖因子は、比較的低分子量のサイトカインポリペプチド群が多くを占めるが[4, 5]、α 顆粒によって放出され、組織の治癒と再生に関与する細胞機能、ならびに細胞増殖を促進および調節する走化性と分裂促進性を示す。

Ⅲ. PRPとは何か?

PRP は、血小板とそれに含まれる多数の増殖因子の濃度がベースライン濃度を上回る高濃度で含まれる自家血液材料（薬剤）以外のなにものでもない[5]。正常血中には 6 % しか血小板が含まれていないが、PRP には 94 % の血小板が含まれており、さまざまな増殖因子とサイトカインの強力な「カクテル」となっている。とくに血小板に含まれる少なくとも 7 種類の増殖因子は、血小板の活性化によって放出され、再生に関与する周辺細胞を活性化し、骨と軟組織の再生を刺激して治癒を劇的に加速することがすでに実証されている（**図 1**）。TGF- β、VEGF、PDGF、インターロイキン -1、IGF、オステオカルシン、オステオネクチンがそれに該当する。そのほかにも多種の増殖因子が血小板に含まれていることが知られているが、創傷治癒に対するそれらの効果についてはまだわかっていない。

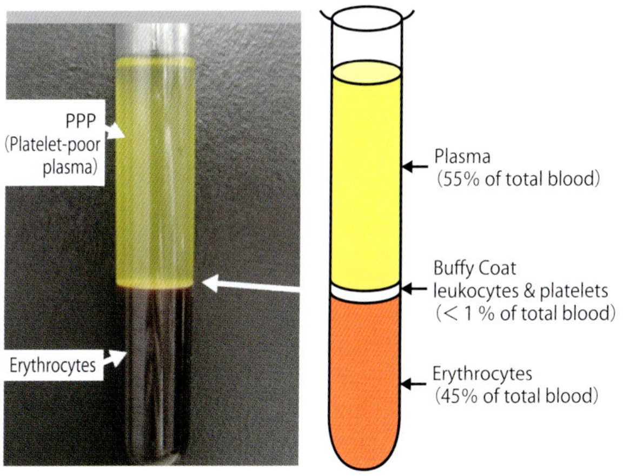

図 1　血小板が乏しい血漿分画（top）、Buffy coat（middle）、および赤血球分画（bottom）を示す遠心分離後の抗凝固剤を用いた血液試料の様子。

1．PRP 製剤

実際には、非常に巧みに操作しても Buffy Coat と少量の血漿を効果的に採取して、毎回一定レベルの PRP を調製するのは容易ではない。そのため、米国の Harvest 社は Smartprep 遠心分離型自動 PRP 製造装置を世界に先駆けて開発し、2000 年代にはいると多くの企業が同様の自動調製装置を発表した。しかしながら、高価なため、Smartprep キットはじめ同様の装置はほとんど普及しておらず、日常の歯科診療で使用されることはないのが現状である。一方、ここ数年の間に、米国の Dr. PRP キット、韓国の Y-CELL BIO-kit など、低コストで半自動的に PRP を分離するキットが開発されるようになった。これらのキットの特徴は、PRP 調製プロセスを簡単することとともに、分離プロセスの間に起こりうるコンタミのリスクを大幅に低減させるところにある。

2．なぜ PRP 療法を組織工学に使用するのか？

PRP は本質的に血小板の濃縮供給源なので、多数の増殖因子が含まれる。血小板が、周辺細胞の挙動を調節し、骨と軟組織の治癒を刺激する少なくとも 7 種類の増殖因子を放出することはすでに実証されている。前述したが、それらは血小板由来増殖因子である；PDGF-AA、PDGF-BB、および PDGF-AB、TGF- β 1 および TGF- β 2、VEGF、PDGF、インターロイキン -1、IGF、オステオカルシンおよびオステオネクチン、などである。血小板は他の増殖因子も含むが、創傷治癒に対するそれらの効果についてはまだわかっていない。

組織工学が成功するためには、基本的に 3 つの異なる要素が求められる：① 新しい組織を構築する能力を有する細胞、② 新しい組織の再生のための基質として働く三次元構造体である足場、および、③ 細胞接着、生存、増殖、分化などの細胞活性を調節する能力を有する増殖因子。したがって、PRPには、主に③ 組織の再生に重要な多くの増殖因子が含まれているということができる[1~3]。

Ⅳ. PRP派生物

1. フィブリンシーラント（フィブリン糊）

フィブリン糊とも呼ばれるフィブリンシーラント（FS）は、フィブリノーゲンに富む分画をトロンビンの濃縮液と混合することによって得られる。これらの2つの成分を混合すると、数秒以内に半硬質～弾性の凝固物が形成されるが、これは止血のための血液凝固の最終段階を模倣している。このように調製されたフィブリン糊は、外科処置部位に適用される。無毒で生分解性があり、組織壊死を誘発しないので、多くの症例において、理想的な組織接着剤として適用されている（**図2**）。

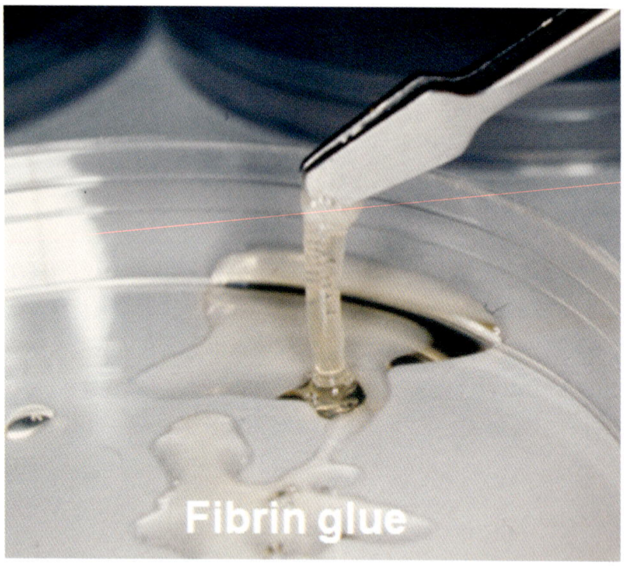

図2 フィブリン糊の外観

2. 血小板ゲル（PG）

血小板ゲル（PG）は、多血小板血漿（PRP）または血小板濃縮液（PC）などの血小板を豊富に含む血液分画を、トロンビンと混合することによって得られる血液由来生体材料である[6]。PGの主要な特徴は、トロンビンによる活性化により血小板のα顆粒から放出される高濃度の増殖因子である。再生治療にPGを使用する根拠は、組織修復・再生が血餅形成と血小板脱顆粒から始まるという生理的創傷治癒・修復組織プロセスを模倣するところにある。したがって、PGは軟組織と骨治癒の刺激、特に加速においてFSとは明らかに異なり、どちらかというと生理的な再生プロセスにとって補助的な役割を果たしている。

整形外科、歯周、および形成外科での再生治療において、トロンビン活性化自家多血小板血漿や（通常血小板ゲルと呼ばれる：**図3**）血小板濃縮液（PC）を単独あるいは移植材料と組み合わせて使用することに関心が集まっている 。

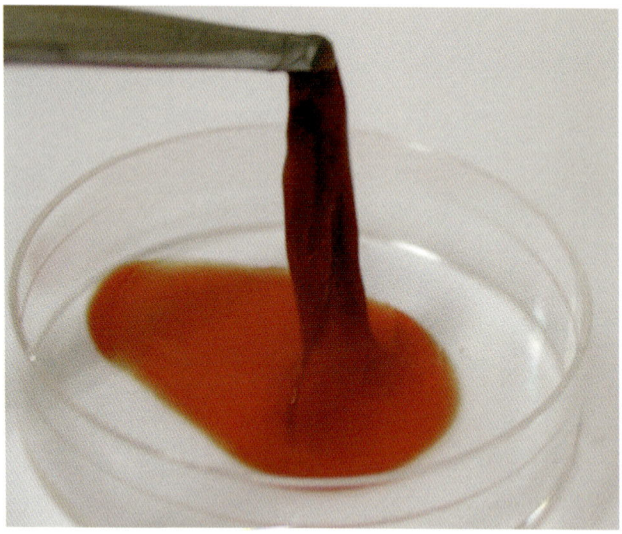
図3 血小板ゲルの外観

3. 血小板フィブリン糊（PFG）

「血小板糊」または「低温血小板ゲル」とも呼ばれる血小板フィブリン糊（PFG）[6]は、もっとも最近開発された血液由来生体材料である。PGを寒冷沈降物に由来するフィブリノーゲンと混合することによって調製される。PFGは、PGとFSの中間の引張強度を有し、血小板増殖因子を含む。

骨片と混合すると、PFGのより高い引張強度が有利に作用して骨欠損部への適用を容易にする。この組み合わせは、上顎または下顎の骨再建手術において使用されて成功を収めてきた。

4. 多血小板フィブリン（PRF）

おそらくこれらの血小板濃縮材料は、調製プロトコールの標準化が遅れていたために、臨床応用における利点が認識されてこなかったように思う。臨床診療で有用な補助剤として、またより容易に調製できるポイントオブケア製剤として開発する方向になっていった。血小板濃縮材料のなかでもユニークな存在である多血小板フィブリン（PRF）は、抗凝固剤を用いずに採取された自家全血をただちに遠心分離して作られる[7~11]。凝固カスケードが遠心分離中に活性化され、その結果フィブリン塊の形成と血小板の活性化が起こる。われわれは、医学誌にデータを掲載し[7]、とくにPRF releasate（PRFR）と上清血清（SS）が捨てられる代わりに採取され、クリーム、ゲル、およびスプレーなどのさまざまなタイプのアプリケーションに配合され、それによってさまざまな種類の難治性の創傷にかなり高い有効性を示した。創傷治療の臨床現場において、従来の治療法を改善する可能性を秘めている。

PRF は、口腔・顎顔面手術および組織治癒の用途に特化してフランスで開発された血小板濃縮材料の 1 つである。実際に、フィブリン糊（FS）や古典的血小板ゲル（PG）とことなり、PRF は抗凝固剤を用いずに採取した全血 10 mL をただちに遠心分離することによって調製される。内因性凝固カスケードの急速な活性化とトロンビンの合成が遠心分離中に起こり、それによってフィブリン形成と血小板活性化が誘導される。遠心分離によって 3 つの分画が形成される（**図 4**）。

1）遠心管底部の凝固した赤血球層

2）剛性で弾力性のある PRF クロット（フィブリン膜を得るために圧搾され、臨床用途に使用される中間層）

3）廃棄される液状 SS[7]（最初は「無細胞血漿」と呼ばれた）。

PRF および SS 中の増殖因子含量を調べるための系統的研究はまだ行われていない。その結果、組織の治癒と再生に不可欠な可溶性サイトカイン分子が PRF のすりつぶしたフィブリンに捕捉されるのか、あるいは少なくとも一部は SS 中に放出されているのかどうかは、実際にはまだ分かっていない。

Choukroun らによって開発された PRF 技術（S-PRF とも呼ばれる）がさまざまな外科・歯科分野において、急速に普及している状況を考慮すると[12]、PRF クロットと SS に含まれる、硬組織と軟組織の修復カスケードに関与する主要な血小板由来の増殖因子を正確に測定することは不可欠となってきた。われわれの研究デザインは、単離された PRF クロット（サブグループ 1）と単離された SS（サブグループ 2a）をゆっくり攪拌し、対照も含めたこれらの 3 群において、増殖因子含量を決定するために 5、60、120、および 300 分間隔でサンプルを採取した。SS（サブグループ 2b）に外因性トロンビンを終濃度 50 IU/mL になるよう添加し、混合物を同じ時間間隔で攪拌し、増殖因子含量を比較した結果は、2009 年に Oral Surg Oral Med Oral Pathol Oral Radiol Endod に掲載された[7]。この論文では、PRF からの増殖因子の放出の内容と継時的変化をより良く理解し、より優れた臨床応用のための改良法を探る目的から、PRF からのさまざまな増殖因子の放出の継時的変化、ならびに SS 中に存在する増殖因子の継時的変化を調査した。また、この研究に先立って、われわれは、非吸収性不透過性滅菌材料、または無菌キュベットを用いて、PRF 凝固物を圧搾し、増殖因子に富む放出液を回収することを提案している。結果は**表 1** に示すが、PRF から放出される増殖因子の継時的変化、および SS 中に含まれる増殖因子量の継時的変化を示している。これらの結果から、膜形成後に残る PRF releasate には、十分な量の増殖因子が含まれ、骨移植片と混合して臨床使用する場合において十分な治療効果が期待される[7]。

このような増殖因子に富む液体は、骨移植片または PRF 膜の小片と混合し、貴重な増殖因子の損失を防ぐことから、PRF 調製法の最適化につなげられる。また、SS が 300 分の研究期間にわたって安定な増殖因子含量をもつことも示し、このことは血小板が完全に除去されていることを示す。これは、血小板（および他の血液細胞）が、SS 中に検出できなかったという事実とよく一致している。この研究は、血液試料の遠心分離によって得られた SS 中に、濃度はより低いものの、増殖因子が存在することも示している。したがって、この SS も増殖因子の供給源として使用する可能性を考慮すべきである。

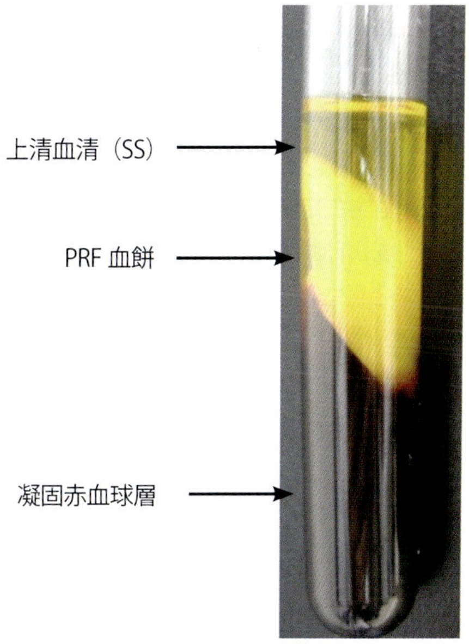

図 4　凝固した赤血球層（下）、PRF 塊（中）、および上清血清（SS）（上）を示す。抗凝固剤を用いずに遠心分離した後の血液試料の様相。

表 1　PRF 放出物と上澄み血清における成長因子の平均含有量　PRF 形成後（n = 8）（A）5 分、（B）60 分、（C）120 分、（D）300 分

	A		B		C		D	
	M	SD	M	SD	M	SD	M	SD
PRF releasate								
PDGF-AB	29.29	8.52	34.13	22.12	42.20 *	28.49	52.79 *	32.78
TGF-β1	43.06	17.83	49.52	35.56	60.09 *	34.05	72.21 *	49.73
VEGF	0.38	0.27	0.42	0.16	0.71 *	0.11	1.04 *	0.33
EGF	0.18	0.06	0.86	0.68	1.72 *	1.26	3.23 *	76.70
IGF-1	257.40	91.03	247.82	68.63	244.62	61.43	249.16	76.70
Supernatant serum								
PDGF-AB	13.94	8.98	12.49	9.17	13.70	7.95	16.86	13.62
TGF-β1	19.12	12.39	19.77	14.57	17.50	10.93	17.21	11.84
VEGF	0.23	0.14	0.29	0.18	0.33	0.28	0.43	0.47
EGF	0.05	0.03	0.07	0.35	0.07	0.07	0.50	0.83
IGF-1	143.17	91.65	157.38	87.98	155.05	82.01	160.16	94.97

M: mean, SD: standard deviation
M: mean, PDGF-AB: platelet-derived growth factor-AB, TGF-β1: transforming growth factor-β1, VEGF: vascular endothelial growth factor, EGF: epidermal growth factor, IGF-1: insulin-like growth factor-1　※ P ＜ .05 compared to 5 minutes.（文献 7 より引用）

5．A-PRF（高度 PRF）

2006 年以降、Choukroun ら[13] によって開発された S-PRF 技術は、さまざまな外科・歯科分野で使用されたが、臨床分野における PRF 技術の応用を最適化するために、プロトコルの改良が何回も試みられてきた。その中でも、より低速・短時間 [1,500 rpm、14 分、後に 1,400 rpm（200g）、8 分と修正] を使用した advanced platelet rich fibrin（A-PRF；高度多血小板フィブリン）は、創傷治癒と組織再生に関連する細胞の分布に及ぼす遠心力（速度および時間）の影響という観点から、標準的な多血小板フィブリン（S-PRF）と比較するために開発された。A-PRF の利点は、遠心分離直後に得られた SS を骨移植片と混合すると数分後にゲル化して一塊として移植しやすくなること、また単独でも少し長く静置すると PRF 塊が徐々に形成されてくることから PRF 膜の形成が容易であることである。

V．増殖因子に富む生体材料：再生医療における役割、先端レベル、将来の見通し

再生医療は、細胞足場の助けを借りて、生体分子の調節と細胞が協調して得られる生物学的組織の再生を研究する科学である。実際、そこには再生プロセスを可能にする多くの異なる要素、すなわち新しい組織を生成する能力を有する細胞、新しい組織の再生のための基質として働く三次元構造体である足場、および細胞接着、存在、増殖、分化などの細胞活性を調節する能力を有する増殖因子が含まれる。最近、細胞療法と再生医療のための標準化されたウイルス不活化血小板増殖因子製剤を活用するアイデアが提案されている。この方法は、血小板濃縮物を、HIV、HBV、HCV、WNV などの脂質被覆ウイルスを破壊する S/D によるウイルス不活処理することが根幹となっている[14]。この処理によって、同時に、血小板膜が破壊され増殖因子が血漿中へ放出される[15]。疎水性相互作用クロマトグラフィー（HIC）により、さまざまな増殖因子に富んだ血小板溶解物を得ることが可能になる。そのような調製物は、ウシ胎児血清（FBS）の代わりに増殖培地に添加すると、脂肪組織由来幹細胞の *in vitro* での良好な増殖を確実に引き起こすことが示されており[16]、将来の幹細胞治療の新しい可能性を開くものと期待される。

参考文献

1) Marx RE, Calson ER, Eichstasdt RM, Schimmele SR, Strauss JE, Georgeff KR. Platelet-rich plasma: Growth factor enhancement bone grafts. Oral Surg Oral Med Oral Pathol 1998; 85: 638-646.
2) Moradian-Oldak J, Wen HB, Galen B. Schneider L, Stanford M. Tissue engineering strategies for the future generation of dental implants. Periodontology 2000 2006; 41: 157-176.
3) Marx RE. Platelet-Rich Plasma: Evidence to support its use clinical controversies in oral and maxillofacial surgery: part two. J Oral Maxillofac Surg 2004; 62: 489-496.
4) Francis J, Hughes, Turner W, Belibasakis G, Martuscelli G. Effects of growth factors and cytokines on osteoblast differentiation. Periodontology 2000 2006; 41: 48-72.
5) Su CY, Kuo YP, Nieh HL, Tseng YH, Burnouf T. Quantitative assessment of the kinetics of growth factors release from platelet gel. Transfusion 2008; 48: 2414-2420.
6) Burnouf T, Su CY, Radosevich M, Goubran H, Ekiaby ME. Blood-derived biomaterials: fibrin sealant, platelet gel and platelet fibrin glue. ISBT Science Series 2009; 4: 136-142.
7) Su CY, Kuo YP, Tseng YH, Su CH, Burnouf T. In vitro release of growth factors from platelet-rich fibrin（PRF）: a proposal to optimize the clinical applications of PRF. Oral Surg Oral Med Oral Pathol Oral Radiol Endod 2009; 108: 56-61.
8) Masuki H, Okudera T, Watanabe T, Suzuki M, Isobe K, Nishiyama K,

Okudera H, Nakata K, Uematsu K, Su CY, Kawase T. Growth factor and pro-inflammatory cytokine contents in platelet-rich plasma（PRP）, plasma rich in growth factors（PRG）, advanced platelet-rich fibrin（A-PRF）, and concentrated growth factors（CGF）. Int J Implant Dent 2016; 2: 19.

9) Nishiyama K, Okudera T, Watanabe T, Isobe, Suzuki M, Masuki H, Okudera H Uematsu K, Nakata K and Kawase T. Basic characteristics of plasma rich in plasma in growth factors（PRGF）: blood cell components and biological effects. Clin Exp Dent Res 2016; 2: 96-103.

10) Isobe K, Suzuki M, Watanabe T, Kitamura Y, Suzuki T, Kawabata H, Nakamura M, Okudera T, Okudera H, Uematsu K, Nakata K, Tanaka T, Kawase T. Platelet-rich fibrin prepared from stored whole-blood samples. Int J Implant Dent 2017; 3: 6.

11) Ghanaati S, Booms P, Orlowska A, Kubesch A, Lorenz J, Rutkowski J, Landes C, Sader R, Kirkpatrick C, Choukroun J. Advanced Platelet-Rich Fibrin: A New Concept for Cell-Based Tissue Engineering by Means of Inflammatory Cells. J Oral Implantol 2014; 40: 679-689.

12) Dohan DM, Choukroun J, Diss A, Dohan SL, Dohan AJ, Mouhyi J, Gogly B, Platelet-rich fibrin（PRF）: a second-generation platelet concentrate. Part 1: technological concepts and evolution.Oral Surg Oral Med Oral Pathol Oral Radiol Endod 2006; 101: 37-44.

13) Su CY, Burnouf T. Blood-derived biomaterials: what role can they play in regenerative medicine and stem cell therapy? State of Art and Vision for the Future, In book, Biomaterials for stem cell therapy: Chapter 3, Publisher: CRC Press, Editors: Loredana De Bartolo; Augustinus Bader 2013; 65-86.

14) Su CY, Kuo YP, Lin YC, Huang CT, Tseng YH, Burnouf T. Virally inactivated functional growth factor preparation from human platelet concentrates. Vox Sang 2009; 97: 119-128.

15) Burnouf T, Tseng YH, Kuo YP, Su CY. Solvent/detergent treatment of platelet concentrates enhances the release of growth factors. Transfusion 2008; 48: 1090-1098.

16) Shih TB, Chen JC, Chen WY, Kuo YP, Su CY, Burnouf T. Expansion of adipose tissue mesenchymal stromal progenitors inserum-free medium supplemented with virally inactivated allogeneic human platelet lysate. Transfusion 2011; 51: 770-778.

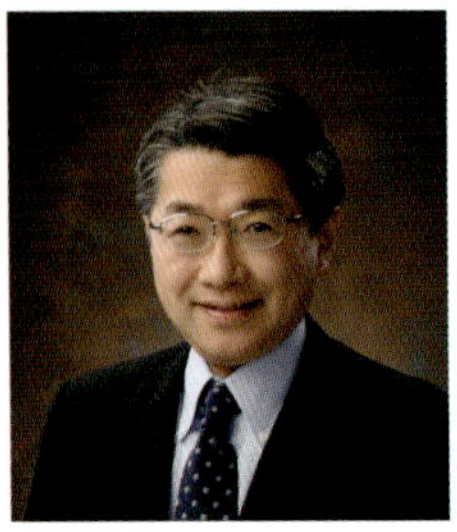

血小板濃縮材料の安全性の担保

Safety assurance of platelet concentrates

川瀬　知之　新潟大学大学院医歯学総合研究科歯科薬理学分野 准教授

Key words： 血小板濃縮材料、安全性、治療用細胞製品、品質管理、出荷判定

Ⅰ．はじめに

近年、医療における質という表現がマスコミでしばしば取り上げられるようになり、学会においては「根拠に基づいた医療（EBM：Evidenced-based medicine）」[1] という考え方が広く浸透するようになってきた。しかし、医療品質の担保は、製造業における製品の品質担保と比較した場合、細かくマニュアル化することによって失敗を減らそうという動きがある反面（**図 1**）、やはり医療の担い手の経験や技術がものをいう世界であることも事実であり、依然として同列に議論すること自体に無理があるという見方もある。外傷等も含めた疾患というものは症例ごとに微妙に差異があり、教科書にあるような経過をたどるものはむしろ少ないともいえることから、自身の経験や症例報告などから学んだ知識をもとに臨機応変に的確な判断をくだす現場での臨床能力は重要である。

以下に述べることはそれを否定するものではないが、医学・医療分野の人たちにとってはなじめない部分も多いかもしれない。しかし、再生医療の分野ではすでに定着した考え方であり、その現状紹介や考察を通して、最終的に PRP 等の血小板濃縮材料に求められる品質をどのように担保するべきかという議論に展開していきたい。

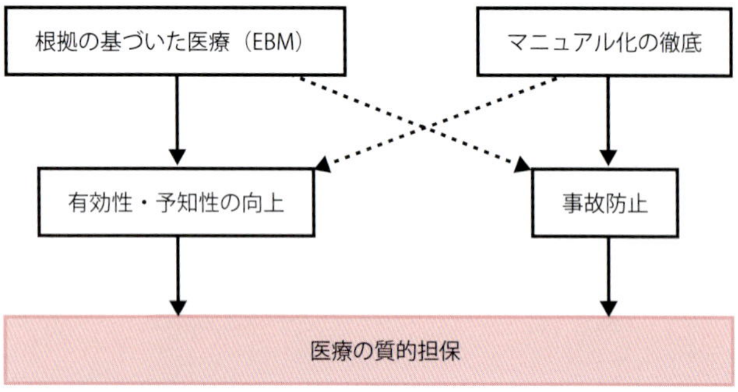

図 1　現代の医療における質的担保

Ⅱ．再生医療用細胞の品質

品質に関するガイドラインや法規に準拠した製品について、「Good xxxx practice に準拠した」という表現がよく使われるようになってきた。製造業にとってもっとも関係が深い表現は Good manufacturing practice（GMP）であり [2]、それに準拠しているとは、国が求める最低限の品質を保証しているということを意味する（**図 2**）。この基準は製薬業にも当てはめられる [3]。この概念を医療行為（主に治験）に持ち込んだものが Good clinical practice（GCP）であり [4]、臨床データ処理に関する Good clinical data management practice（GCDMP）や前臨床試験に関する Good clinical laboratory practice（GCLP）という派生概念もある [5,6]。

再生医療では、多くの場合、専用の培養室で治療用細胞の加工（cell processing）を行うことになるから、Good cell culture practice（GCCP）がもっとも関係が深いことになるが [7]、広い意味では GMP の範疇に含めて理解することができ、その概念が随時更新されるという意味から current という接頭語をつけて cGMP と呼ばれることも多い [8]。

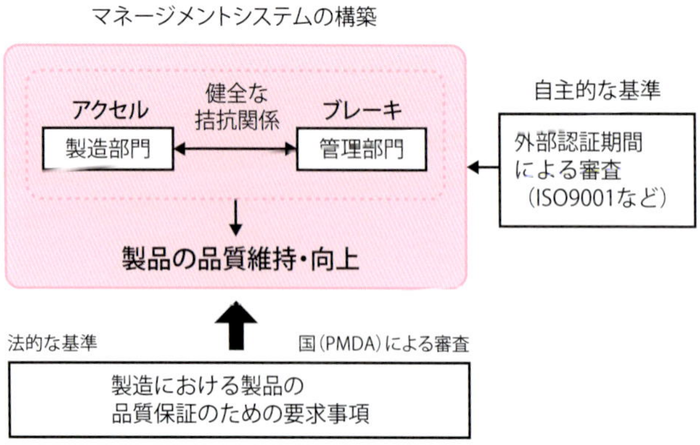

図 2　GMP は国が設けている基準

国などの監督官庁が基準を設定している場合もあるが、治療用細胞製品に関しては学会主導でのガイドライン策定が先行してきた歴史がある [9]。しかし、近年、EU 内の組織である European Medicines Agency（EMA）が、ワクチンなどの生物製剤の枠から一歩踏み出し、幹細胞に由来した治療用細胞製品

を advanced therapy medicinal products（ATMP）と定義して、明確な基準を設けるに至っている[10]。アメリカの FDA も基本的には同様の歩調を取っている[11]。

日本では、2014 年再生医療等安全性確保法が施行され、現在に至っている。この法律に関しては他章で詳しい解説があるのでそちらに譲ることとして、注目すべきは幹細胞でなく細胞加工のプロセスを経ない PRP 等の血小板濃縮材料が第三種としてこの法律の規制対象となったことである。2015 年にスペインでも PRP を規制するような法律の制定[12]があったようだが、これは世界的にみると稀なケースである。では、なぜそれがまれなのか、まずは治療用細胞製品に求められる要件から解説する。

Ⅲ. 安全性とは

治療用細胞製品の品質というときには、たいてい 4 つほどの指標があげられる。順不同で列記すると、純度（purity）、同一性（identity）、効力（potency）、安全性（safety）である（**図 3**）[13]。単純に考えると、効くことが最も重要なことで、安全性は 4 つの指標の中の一つに過ぎないと思われるかもしれない。しかし、治験の第 1 相試験の目的が人体による安全性の確認であることを思い返せば、その許認可過程における安全性重視の姿勢を容易に認識してもらえるだろう。

では、治療用細胞製品の安全性とはなにかということであるが、これは大きくいって 2 つに分類できる。ひとつは細菌などの感染であり、もうひとつは細胞自体の変異である。感染に関して、未知の病原性微生物の混入については依然として検出同定技術をもたないものの、既知の微生物については、微量な遺伝子サンプルを高精度に分析する技術が発達した現在、比較的容易に検出できるようになっている。寒天培地で細菌の繁殖を待って、形態学的に細菌を分類する時代ではなくなった。課題は、もう一方の細胞の変異とそこからの腫瘍形成の可能性をどのように評価するかということである。これは上記の 4 つの指標のなかの「安定性」とも深くかかわっているが、癌化も含めて多様な分化能をもった幹細胞（とくに ES や iPS 細胞）[14]においてその否定試験は重要な意味をもってくる（**図 4**）。

わが国においては、経産省肝いりの再生医療イノベーションフォーラム（FIRM）が、2016 年に企業を主要メンバーとした FIRM-CoNCEPT という多能性幹細胞安全性評価委員会を立ち上げ、造腫瘍性の評価法開発に本腰を入れて取り組みはじめた。筆者もかつて厚生労働科研の分担で、細胞腫瘍化の兆候を非破壊的にスクリーニングする技術を開発しようと取り組んだ経験がある。しかし、細胞周期によっても別の顔をみせる細胞を外見だけで評価するには、ばらつきが大きすぎて、最適なマーカーを絞り込むところまではいかなかった。

現状では、免疫不全マウスにどの程度の数の細胞を移植すれば、確実に腫瘍を形成できるかというところから、検証を進めているようである。しかし、この手の動物実験は時間を要することが最大のネックであり、治療に先立つタイムリーな細胞品質検査には向いているとはいえず、革新的な技術開発に希望を託している状況である。

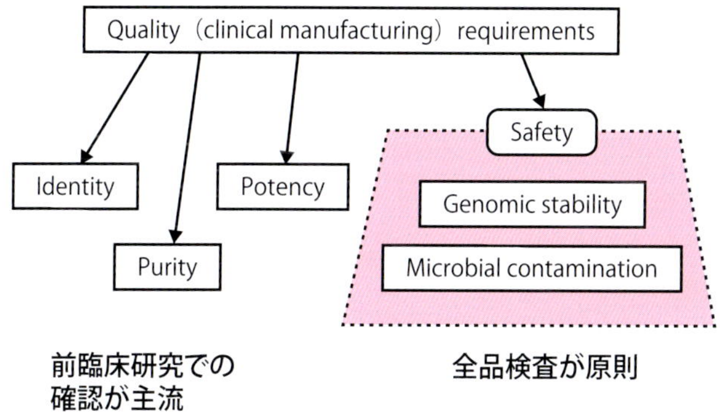

図 3　細胞製品に求められる質的要件

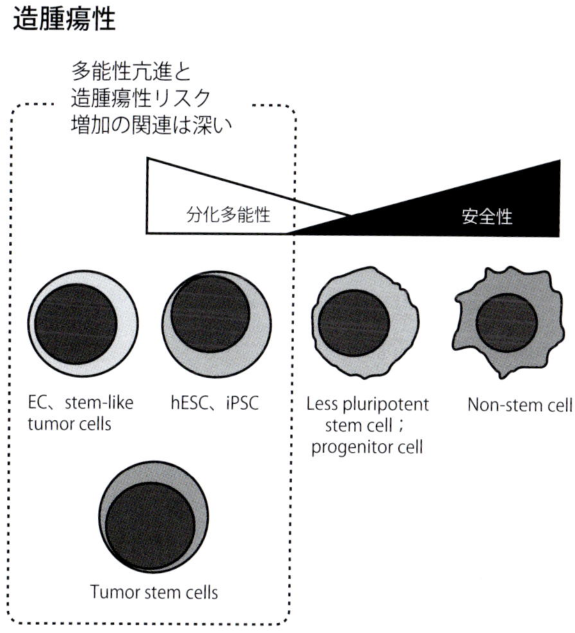

図 4　多能化と造腫瘍性

Ⅳ. 品質管理と品質保証の実際

話は少し戻るが、GMP において重要なことは、しっかりした作業手順書にもとづいた作業と品質評価の記録である。われわれの新潟大学医歯学総合病院の細胞加工センター（CPC）においても、使用機器・器具からプロトコールまで細かく規定された作業手順書を作成し、それにもとづいて細胞加工を実施している[15]。また、細胞の評価については、ドナーの特定感染症検査や受け入れ時の感染検査から出荷前まで、随時サンプリングして細菌・ウイルス検査を実施している。細胞については、その形態観察と増殖スピードの評価が主体であるが、染色体検査も導入している。

われわれが培養しているのは、ヒト歯槽骨から採取した骨膜であり、いわゆる組織特異性幹細胞はわずかながら含んでいる（< 0.1%）ものの、主体は骨芽細胞にコミットされた未分化前駆細胞や線維芽細胞といわれる成体細胞であり、遺伝的な安定性は高いと言われている[14,16]。前臨床試験のヌードマウスへの移植実験においても、2005 年からはじめた臨床研究とそれにつづく実臨床において実施した 120 超症例においても、腫瘍形成などを疑わせる有害事象はまったく認められていない[17,19]。

ただ、造腫瘍性は単純に採取した組織・細胞のタイプから判断してよいというものでもなく、その加工法によっても変異の可能性が大きく変動することを認識しておく必要がある。アメリカの FDA は操作の多少によりその危険度を分類しており、最小限の加工 “Minimum manipulation” をもっとも安全性の高い（細胞変異のリスクが少ない）操作法として推奨している[20]。したがって、われわれの骨膜培養シートは、成体（幹）細胞を使用しているという点からだけでなく操作が最小限であるという点からも、もっとも安全な細胞製品に分類される。

Ⅴ. PRP/PRFにおける安全性の考え方

以上、幹細胞由来の治療用細胞製品に求められる安全性についての概要をまとめた。ここからは、そのような概念が血小板濃縮材料に当てはめて考えられるか、どのように改変することで妥当な解釈になるか考えてみたいと思う。

われわれの新潟大学病院では、骨膜細胞だけでなく PRP と PRF を再生治療用に調製し出荷している。学内に設置した認定再生医療等委員会における審査においては、安全性を担保した出荷判定基準についても議論がなされた。しかし、上記のように EMA や FDA の基準は幹細胞に関するものであり、基本的に血小板濃縮材料は含まれていない。

血小板濃縮材料に含まれる血球細胞については、採取して遠心操作により分取した後、培養等の加工操作を経ることなく直ちに移植に供される。したがって、この一連の操作は輸血に準じたものであり、血球細胞の腫瘍化の危険性はほとんどないと考えてよい。ここでよく引き合いに出されるのが、$CD34^+$ の末梢血循環型幹細胞の存在（混入）である。確かに理論的にはわずかとはいえ PRP に含まれる可能性は排除できないが、筆者自身がフローサイトメーターで確認したかぎりでは、1×10^6 個の細胞（主体は血小板）から数個検出されるか、されないかという誤差レベルであり、これらの細胞が 100 % 腫瘍化するとしても、移植部位で腫瘍組織を形成する可能性はほとんどないというのが個人的な解釈である（**図 5**）。

そこで、腫瘍化の危険性がほとんどない細胞集団においての安全性は何をもって担保されるかということに話は集約される。厚生労働省は再生医療等安全確保法の制定に際して、治療行為と製造工程をわけて、製造工程における清浄度に関して、幹細胞の加工に求められるほどのレベルではないものの、小規模医療機関にとってはスペース的にきびしい規定を設けた。すなわち、閉鎖系で血液採取から遠心操作と分取まで完了できる場合は、治療室と同等の大気的清浄度のスペース内での作業を認めたものの、調製過程の途中でピペッティングや移し替え操作を含む開放系の場合、クリーンベンチ内での作業を義務付けたのである。これは調製過程における微生物の混入を防止することが重要という認識にもとづいているが、外部への汚染防止という意味も含まれていると理解しておいたほうがよい。

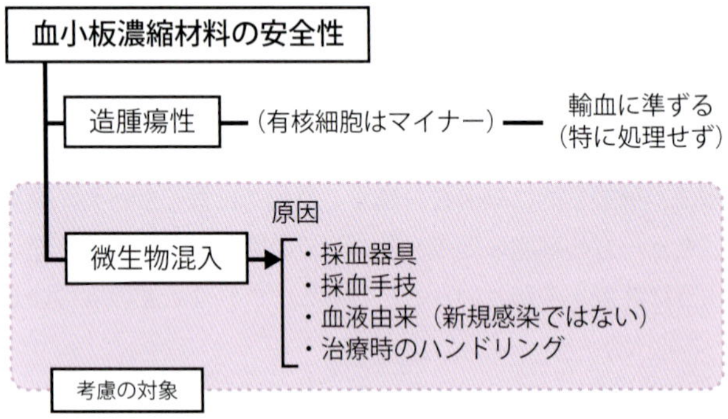

図 5 血小板濃縮材料の安全性を脅かすリスク

ここで、参考までに清浄度について若干補足説明すると、経産省によるガイドラインでは[21]、ISO 基準のクラス 7（習慣呼称：クラス 10,000）という直接支援区域内にクリーンベンチ・安全キャビネット（ISO クラス 5；習慣呼称クラス 100）を設置して、そこで加工作業をすることになっている。しかるに、再生医療等安全確保法では簡易型クリーンベンチの使用もそれぞれの認定再生医療等委員会の判断にゆだねられており、クラス 5 を確保することが必ずしも要件とはなっていないという解釈もできる。ちなみに、多くの治療室は ISO クラス 8 以上（習慣呼称クラス 100,000 以上）である。

Ⅵ. PRP/PRFの出荷判定基準の例

それでは、実際に現場でどのように判断されているか、新潟大学病院での出荷判定基準について紹介する。まず、PRPに関しては、採取法や調製法によってケースバイケースで判断している。真空採血管を使用した少量の採血と血液バッグを使用した大量の採血をその方法自体で区別することはないが、採血日（前日か当日か）に違いがあっても、血小板数は移植当日に自動血球計数装置を使用して計測し、4×10^5 per μL以上であることを基準としている。血小板の形態や活性化程度などは特に考慮していないし、上記の清浄区域内で作業手順書に基づいた調製であることを前提として、ウイルス・細菌検査なども実施していない。

一方、「閉鎖系」に準じた自動調製装置（GPS Ⅲなど）の場合は、ISOクラス8での作業を可とし、血小板のカウントも行わず、外見の濁度や血清様の色調を一応の判断基準としている。また、本学では導入していないが、同じ自動調製装置でもSmartPrep2などは「開放系」とみなされるので、ISOクラス5での作業を原則として作業手順書を作成したほうがよいだろう。

最近普及著しいPRFに関しては、「閉鎖系」での調製ということで、クリーンベンチ内での作業は求められていない。フィブリンによるクロット形成は目視で確認できるものの、血小板数は容易には計測できない。われわれは、フィブリン線維網の成熟度を測る指標として、その保水性に注目し、ピンセットでつまみ上げ10秒間形態が維持されることを基準とした。ほかに色調も補助的に評価しているが、すでに発表している研究[22]においても遭遇したケースであるが、"Milky PRF" という白濁した色調のPRFも増殖因子の含有量で有意に劣るようなことは認められなかったので、神経質になることはないように思う。これはPRPについても同様である。しかし、今後もこのような解釈と出荷基準が認められるかどうかは予想できない。現在、ほとんどの医療施設で実施していないようであるが、PRPに含まれる血小板と白血球の数は出荷前に把握しておくことが求められるようになるかもしれない。また、PRFに関しては、不溶性のフィブリンの基質中に埋め込まれているため、血小板と白血球の数を簡単に算定できないと思いこまれている。そのため、「引き算法」という間接的な算定法がよく応用されるが、これが正確さを欠く方法であることは、われわれが報告した通りである[23]。その代わりとして、Tissue-plasminogen activator（t-PA）という、fibrin分解酵素であるplasminを産生する転換酵素を用いて、凝集した血小板を痛めることなく分散させる方法を開発し、その有用性を証明した[24]。残念ながら、現状ではfibrinの分解に4時間程度必要なため、臨床現場ですぐに応用できるまでには至っていないが、出荷後の品質検定であれば、十分目的を達成できる。

図6に示した通り、一般的な工業製品と比較した場合、手作りのPRP/PRFにはエラーやバイアスの入り込む余地が多数存在する。さらに、血液サンプル自体に小さくない個体差があるため、調製法を細かく標準化したとしても異なる血液サンプルから同様の血小板数を含むPRP/PRFを調製することは困難である。さらに、品質検査法が確立されていないために、不良品の排除も困難である。しかし、各国の規制当局がそろって、PRP/PRF治療の根拠となる強力なエビデンスを求めていることを併せて考慮すると、今後、PRP/PRFに含まれる血小板と白血球の数を正確に測れる方法を確立し、もっとも簡便な品質検査法として普及させていく必要を感じる。

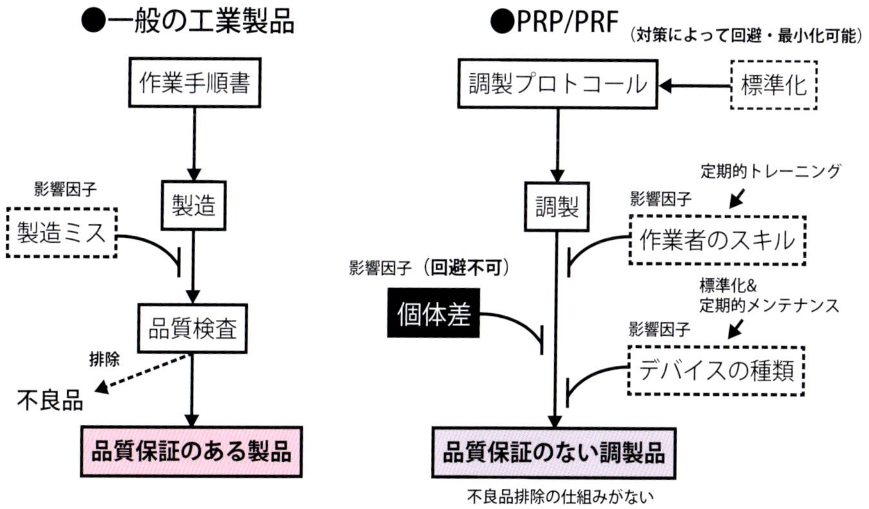

図6　PRP/PRFと一般的な工業製品との違い

Ⅶ. 開業医に検討を求めたい基準

このような安全性の背景と血小板濃縮材料の特殊性を理解したうえで、再生医療現場の開業医に求められる包括的な基準をまとめてみた。

①原則実施が求められる事項

PRP/PRF 共通：

・信頼できる採血器具・調製器具の採用

・採血者の熟練（採血途中に凝固が進まないような手際のよさ）

・採血時の感染対策（採血管の針が貫通する部分の清拭など）

・調製室の温度湿度管理（とくに温度は凝固に影響するので注意）

PRP：

・調製プロトコールの確立

・調製者の無菌的操作技術の習得とプロトコールの遵守

・解放系の場合は、強力な垂直的ラミナフローが可能なクリーンベンチの使用

・ピペットマン等の使い捨てでない分画採取器具の内部洗浄

②なるべく実施したい事項

PRP/PRF 共通：

・血液検体を飛散させる事故があっても、他の患者が汚染しない距離の確保か物理的遮蔽

・遠心機の年一回程度の校正

・調製が中断されないような動線の確保

・空気清浄機の使用

PRP：

・ピペットマン用にフィルター付きチップの使用

・ウシトロンビンなど動物由来成分の排除

・ピペットマンの年一回程度の校正

・PRP や PRGF に関しては、塗抹標本による血小板・白血球の確認（染色と顕微鏡観察）

③可能であれば実施したい事項

PRP/PRF 共通：

・作業スペースの大気清浄度の定期的モニタリング

・空調システムの定期的メインテナンス

また、販売業者に対しては、輸入採血管の安全性・清浄度を確認することを強く求めたい。

Ⅷ. おわりに

このように見てくると、幹細胞の品質管理基準や出荷判定基準を血小板濃縮材料に当てはめることには無理があり、現場の医療の遅延とコスト増を招くだけで、なんのメリットもないようにも思える。しかし、再生医療等安全確保法のなかに血小板濃縮材料を含めたことは、医療現場において細胞治療を実施しているという自覚を促すだけでなく、医療全体における品質保証という概念を広めるには一定の効果が期待される。

近年、レギュラトリー・サイエンスという分野が重視されるようになってきて[25]、再生医工学・再生医療においてはこれからも基本的な概念の変更が多々あるかもしれない。また、それにしたがって許認可の基準についても変更があるかもしれない。再生医療の最前線で活躍するためには、常にアンテナを大きく張って、これらの情報を取りこぼさないようにすることが大切である。

本論文に関して、開示すべき利益相反状態はない。

参考文献

1) Sackett DL, Rosenberg WM, Gray JA, Haynes RB, Richardson WS. Evidence based medicine：what it is and what it isn't. British Medical Journal 1996；312：71-72.

2) ICH-Q7 GMP（医薬品の製造管理および品質管理に関する基準）.（accessed on April 15, 2017）；https://www.pmda.go.jp/int-activities/int-harmony/ich/0047.html

3) Patel KT, Chotai NP. Pharmaceutical GMP：past, present, and future--a review. Pharmazie 2008；63：251-255.

4) Grimes DA, Hubacher D, Nanda K, Schulz KF, Moher D, Altman DG. The Good Clinical Practice guideline：a bronze standard for clinical research. Lancet 2005；366：172-174.

5) Fong DYT. Data Management and Quality Assurance. Drug Information Journal 2001；35：839-844.

6) Ezzelle J, Rodriguez-Chavez IR, Darden JM, Stirewalt M, Kunwar N, Hitchcock R, Walter T, D'Souza MP. Guidelines on Good Clinical Laboratory Practice：Bridging Operations between Research and Clinical Research Laboratories. Journal of Pharmaceutical and Biomedical Analysis 2008；46：18-29.

7) Coecke S, Balls M, Bowe G, Davis J, Gstraunthaler G, Hartung T, Hay R, Merten OW, Price A, Schechtman L, Stacey G, Stokes W. Guidance on good cell culture practice. a report of the second ECVAM task force on good cell culture practice. Alternatives to Laboratory Animals 2005；33：261-287.

8) Burger SR. Current regulatory issues in cell and tissue therapy. Cytotherapy 2003；5：289-298.

9) International Society for stem cell research. Guidelines for stem cell research and clinical translation.（accessed on April 17, 2017）http://www.isscr.org/docs/default-source/guidelines/isscr-guidelines-for-stem-cell-research-and-clinical-translation.pdf?sfvrsn=2

10) European Medicines Agencies. Advanced Therapy Medicinal Products（ATMPs）European Experience and Challenges.（accessed on April 17, 2017）；http://www.ich.org/fileadmin/Public_Web_Site/Training/ASEAN_Q5C_workshop_May_2011/SESSION_IVb_ATMPs.pdf

11) Bailey AM, Arcidiacono J, Benton KA, Taraporewala Z, Winitsky S. United States Food and Drug Administration Regulation of Gene

and Cell Therapies. Advances in Experimental Medicine and Biology 2015；871：1-29.

12）Anitua E, Prado R, Orive G. Closing regulatory gaps：new ground rules for platelet-rich plasma. Trends in Biotechnology 2015；33：492-495.

13）Radrizzani M, Soncin S, Lo Cicero V, Andriolo G, Bolis S, Turchetto L. Quality Control Assays for Clinical-Grade Human Mesenchymal Stromal Cells：Methods for ATMP Release. Methods in Molecular Biology 2016；1416：313-337.

14）Ben-David U, Benvenisty N. The tumorigenicity of human embryonic and induced pluripotent stem cells. Nature Reviews Cancer 2011；11：268-277.

15）新潟大学医歯学総合病院生命科学医療センター．大学病院などの再生医療を支える細胞プロセッシング室運営マニュアル．中田 光，森尾友宏，畠 賢一郎（監修）．新潟：ウイネット，2012.

16）Rohban R, Pieber TR. Mesenchymal Stem and Progenitor Cells in Regeneration：Tissue Specificity and Regenerative Potential. Stem Cell International 2017；2017：5173732.

17）Nagata M, Hoshina H, Li M, Arasawa M, Uematsu K, Ogawa S, Yamada K, Kawase T, Suzuki K, Ogose A, Fuse I, Okuda K, Uoshima K, Nakata K, Yoshie H, Takagi R. A clinical study of alveolar bone tissue engineering with cultured autogenous periosteal cells：coordinated activation of bone formation and resorption. Bone 2012；50：1123-1129.

18）Ogawa S, Hoshina H, Nakata K, Yamada K, Uematsu K, Kawase T, Takagi R, Nagata M. High-Resolution Three-Dimensional Computed Tomography Analysis of the Clinical Efficacy of Cultured Autogenous Periosteal Cells in Sinus Lift Bone Grafting. Clinical Implant Dentistry and Related Research 2016；18：707-716.

19）Okuda K, Kawase T, Nagata M, Yamamiya K, Nakata K, Wolff LF, Yoshie H. Tissue-engineered cultured periosteum sheet application to treat infrabony defects：case series and 5-year results. International Journal of Periodontics and Restorative Dentistry 2013；33：281-287.

20）Botes W, Noethling Slabbert M, Alessandrini M, Pepper M. Stem cell therapy：accepted therapies, managing the hope of society, and a legal perspective. pp1-36：Springer International Publishing Switerland；2016.

21）経済産業省．再生医療分野（ヒト細胞加工装置についての設計ガイドライン）開発ガイドライン2008．2008（accessed on April 17, 2017）；http://www.meti.go.jp/policy/mono_info_service/service/iryou_fukushi/downloadfiles/200806-8.pdf

22）Isobe K, Suzuki M, Watanabe T, Kitamura Y, Suzuki T, Kawabata H, Nakamura M, Okudera T, Okudera H, Uematsu K, Nakata K, Tanaka T, Kawase T. Platelet-rich fibrin prepared from stored whole-blood samples. International Journal of Implant Dentistry 2017；3：6.

23）Watanabe T, Isobe K, Suzuki T, Kawabata H, Nakamura M, Tsukioka T, Okudera T, Okudera H, Uematsu K, Okuda K, Nakata K, Kawase T. An Evaluation of the Accuracy of the Subtraction Method Used for Determining Platelet Counts in Advanced Platelet-Rich Fibrin and Concentrated Growth Factor Preparations. Dentistry Journal（Basel）2017; 5: E7.

24）Kitamura Y, Watanabe T, Nakamura M, Isobe K, Kawabata H, Uematsu K, Okuda K, Nakata K, Tanaka T, Kawase T. Platelet Counts in Insoluble Platelet-Rich Fibrin Clots: A Direct Method for Accurate Determination. Frontier Bioengineering and Biotechnolgy 2018; 6: 4.

25）佐藤陽治．再生医療製品実用化促進のための国立医薬品食品衛生研究所におけるトランスレーショナルリサーチ．国立医薬品食品衛生研究所報告．2014；132：6-9.

共同研究の紹介

The introduction of our joint research

渡辺　泰典　あけぼの歯科（新潟）
北村　豊　信州口腔外科インプラントセンター（長野）
礒邉　和重　医療法人 和貴会 いそべ歯科医院（山口）
東京形成歯科研究会

われわれ東京形成歯科研究会は、血液再生療法を歯科で日常応用していることから2015年6月から新潟大学大学院医歯学総合研究科歯科薬理学分野 准教授の川瀬知之先生と共同研究を始めた。それは再生医療新法が始まるころとタイミングを同じくして日々の臨床だけではなく、基礎的な研究もやらなければならないとの使命感に燃え始めることになった。（**図1、2**）

そのわれわれの使命感を理解した川瀬先生を簡単にここで紹介させてもらうと、歯科でのPRP（platelet-rich plasma）応用を論文レベルで新潟大学大学院医歯学総合研究科歯周診断・再建学分野 准教授の奥田一博先生とともに2003年ころより日本人で紹介した最初の研究者であり[1,2]、現在もそれは継続中である。特に2015年に発表されたOdontologyの総説では[3]、PRP派生の各種血液再生療法を紹介しPRP創成期から最近の抗凝固剤なしで採血を行いフィブリンクロットの足場をターゲットに使用され始めたChoukrounらのPRF（platelet-rich fibrin）まで紹介した。これらの活躍があってわれわれのグループと共同研究の運びとなった。

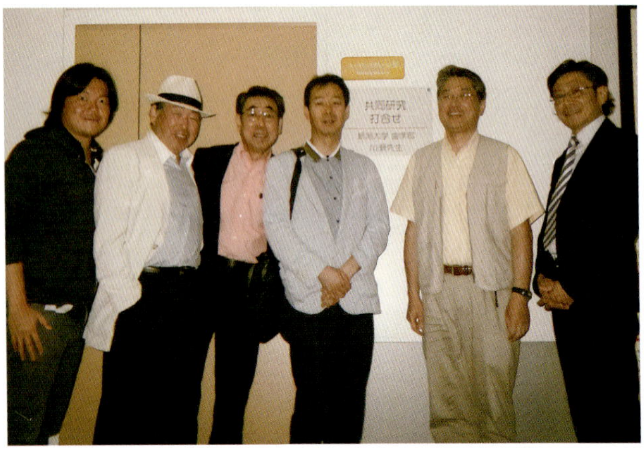

図1　第1回目のミーティングの様子

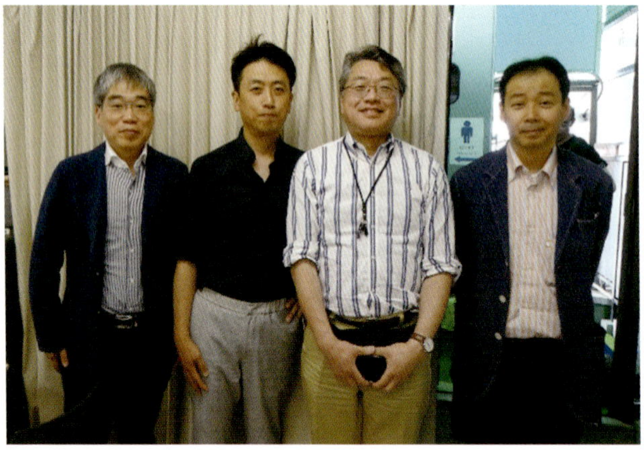

図2　新潟大学との共同研究における現在の主力メンバー

I. Basic characteristics of plasma rich in growth factors（PRGF）: blood cell components and biological effects　by Nishiyama et al.（2016）

まずは、その川瀬先生に、臨床家からの「PRFは成長因子をターゲットにした再生療法ではなかったと聞いていたが、巷ではPRFにも成長因子があるらしい」という疑問を率直にぶつけると、日本国内ではPRP、PRGF（plasma rich in growth factors）、PRF、CGF（concentrated growth factors）と4つの血液再生療法が普及しているが、それらの使用目的が明らかではない。そもそも血漿フィブリンを主目的に使用が始まったPRFの中に含まれる成長因子については、どのようなものが、どのくらいの量が含まれているかとの疑問解決から共同研究が始まった。そこからできた論文が2016年に発表された西山論文[4]と増木論文[5]である。通称西山論文では「特にPRGFとPRPを比較した場合、白血球を含まずにPRPを濃縮できるPRGFに対して、PRPは白血球を含んでおり、同時にその濃縮率も高い」ことが証明された。輝かしい、われわれの歴史の第一ページを飾った。

Ⅱ. Growth factor and pro-inflammatory cytokine contents in PRP, plasma rich in growth factors (PRGF) , advanced-platelet-rich fibrin (A-PRF) and concentrated growth factors (CGF) by Masuki et al. (2016)

通称この「増木論文」ではわれわれが新潟のラボに集合し、採血し各種血液再生治療のプロトコルにのっとり、遠心分離した（**図 3**）生成物を ELISA による成長因子の測定がメインの仕事であった。検体を冷凍保存して検体数が集まったところで一気に ELISA 測定するという力業の仕事でもあったが、現在までもインターネット上でのレビュー数も多い。この論文では成長因子としての TGF-1β、PDGF-BB、VEGF では PRF、CGF もかなりの濃度で含まれることが証明された。一方で、炎症性サイトカインとしての IL-1β、IL-6 を測定してみたら、白血球を含まない PRGF 中には少なく、特に IL-1β ではほとんど測定されなかった。それらの事実が臨床上どのような意味をなすのか今後も研究していかねばならぬが、一つのヒントになりえたのではないかと思う。

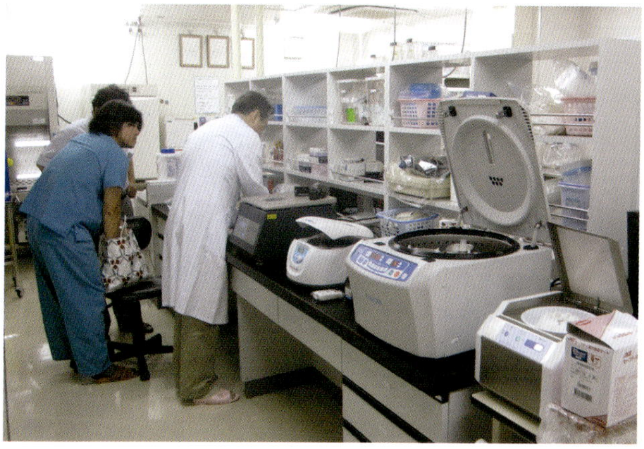

図 3　壮観な遠心分離器

Ⅲ. Mechanical and degradation properties of advanced platelet-rich fibrin (A-PRF) , concentrated growth factors (CGF) and platelet-poor plasma-derived fibrin (PPTF) by Isobe et al. (2017)

われわれが「引張試験論文」と呼んでいるものである。

実際、日本での普及は CGF が大きいが、それを足場として使うときにその機械的物性も問題となる。それは骨造成時の足場として膜状にして PRF を使っているという現場から、手術操作時のハンドリングにもかかわる機械的強さを知りたいということから始まった。PRP もウシトロンビンや塩化カルシウムを加えることによりフィブリンクロットを作ることもできるため、それらフィブリンの引っ張り強さを比較した礒邉筆頭の引張試験の論文[6]も発表した。この研究は引張試験の機械を用いての計測であったが、PRF の破断する瞬間に立ち会っていなければならず、非常に根気のいる実験でもあった。（**図 4**）

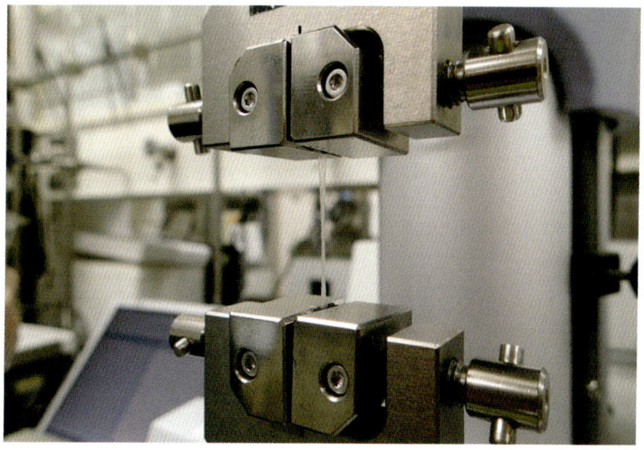

図 4　引張試験機に掛けられて、ゆっくり引き延ばされる PRF

Ⅳ. An evaluation of the accuracy of the subtraction method used for determining platelet counts in advanced platelet-rich fibrin and concentrated growth factor preparations by Watanabe et al. (2017)

通称「引き算法論文」と呼ばれ、クロット中の血小板数カウント法に関する内容である。

品質管理ということも血液再生療法では重要となってくる。それらの観点からまずは血小板の濃度はどのようなものかを考えていく必要がある。われわれは血液が凝集せずクロットにならない PRP、PRGF では、すぐに自動血球測定器で血小板濃度を測定できるが、クロットになった PRF、CGF では直接測定はできない。それゆえ今までは PRF、CGF は、遠心後の赤血球クロット中の血小板濃度、できあがったクロットを絞り出した血清中に溢出した血小板濃度などを、全血中の血小板濃度から計算された全部の血小板数から引き算して得られたものがクロット中の血小板数としてその濃度を計算する方法が主流である。

それはガラスの採血管内部に血小板が付着するものなどはカウントされず、また赤血球クロット中に入り込んで赤血球に付着凝集した血小板も同様にカウントされない。その分、クロット中には血小板は実際よりは多く残っているはずとの仮説から 2017 年に渡辺筆頭で一つ論文を出した[7]。

ちょうどわれわれのグループで学会発表の予演会を行っているところを大阪大学大学院歯学研究科有床義歯補綴学 教授（当時）の前田芳信先生に聞いてもらい「それではどのように測定したら真実の血小板数が測定できると考えられますか」と前田先生から問われ、「顕微鏡で見ることで数えるなどいろいろ方法がある」などと口から出まかせを話したところ、川瀬先生から「そんなまだ実際にやってもいないことを言うものじゃない」

とたしなめられた。しかしその後、PRF を血漿中に含まれる plasminogen を plasmin に変換するタンパク分解酵素である組織プラスミノーゲン活性化因子で消化する方法を開発し、PRF 中の血小板数のカウントを可能とした。

V. Platelet counts in insoluble platelet-rich fibrin clots: a direct method for accurate determination by Kitamura et al.（2018）

上記Ⅳにあった血小板数のカウントについて発表した「血球数カウント論文」と言われるものである。

通常の PRP から濃縮血小板を測定して、そのサンプルを塩化カルシムでフィブリン化させたあと、一つは引き算法で測定し、もう一つは前述の t-PA で消化して直接血球数を測定するというテクニックで比較し、2018 年に北村筆頭で発表した[8]。これら一連の研究で意外と引き算法も悪い方法ではないという感触もあったが、PRF で通常使われている引き算法による血小板数測定との都市伝説に対しての答えを出したと思う。ちなみにこの研究を 2018 年 3 月にロサンゼルスで開催された Academy of Osseointegration（AO）で発表したところ、200 以上のポスター発表の演題のなかから Research Poster Award にノミネートされ、そのポスター発表には北村自身も並々ならぬ勢いで発表した（**図 5**）。しかしながら、テーマそのものがマニアックであったためか、なかなか思ったようにアピールすることができず、最後の面接で残念な結果になってしまった。ちょうど現地でもわれわれの予演会に同席したその前田先生にお会いするチャンスがあり、われわれの活動をアピールできた次第である。この AO と言う学会は、読者はすでにご存知のように「The International Journal of Oral & Maxillofacial Implants（JOMI）」という学術誌を出版している母体の学会であるので、European Association for Osseointegration（EAO）と双璧をなすインプラントの国際学会で、会場でも日本人の知り合いと会うチャンスが何度もあり、異国の地で自分たちの研究を発表して評価してもらうチャンスにも恵まれ非常に充実した時間を過ごせた。

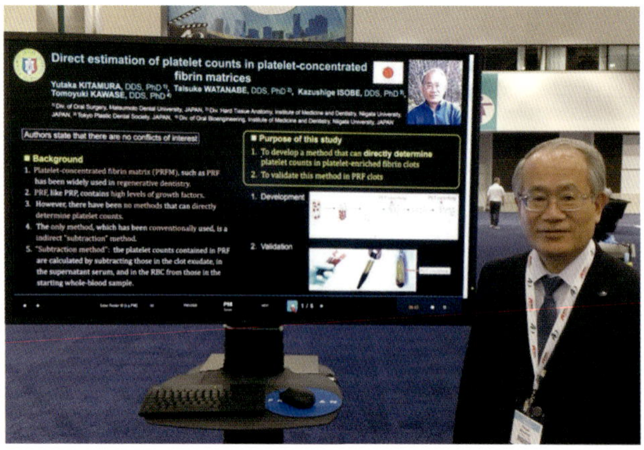

図 5　2018 年のロサンゼルスで開催された AO で発表した北村

ここでも旅慣れた川瀬先生からはフライトの手配や現地でのレンタカー、コンドミニアムの宿泊まで微に入り細に入り手配してもらい、さらには参加者全員が合宿形式で深夜まで予演会をやるなど、「旅は道連れ」を地で行く行程となるのである。この研究には t-PA との薬剤が非常に高価で、それを毎回使って PRF の血小板を測定するのは現実的ではなく、このような学会で発表するような研究テーマでこそ価値が出てくることで、日常の臨床で使用するには現実的ではないが、このような研究をきっかけに国際学会での注目された発表につながった体験として非常に有意義であった。

Ⅵ. Spectrophotometric determination of platelet counts in platelet-rich plasma by Kitamura et al.（2018）

通称「分光光度計論文」である。

ただ、もう少し実際の場面での品質管理を考えたとき、血小板数のカウントが高価な自動血球測定器が多くのクリニックで使えるわけではなく、手術時に患者の状態によって体内血球数は変化し、遠心方法やピペッティングなどで常に一定の血小板が生成されないことから、前述の t-PA を使用する方法とは対極になるが、より手軽に血小板を測定する方法はないかと思案していたところ、ウシオ電機社製の分光光度計がリーズナブルに入手できることを見つけ、その分光光度計（**図 6**）を用いて血球測定を試みた研究を北村筆頭で 2018 年に発表した[9]。

残念ながら、赤血球はもちろん白血球を含む場合は、その精度に問題があるため、現在のところ白血球を含まずに血小板を濃縮できる PRGF（pure-PRP）のみ、臨床現場で使用できるもので、2 つの波長の違う光を組み合わせるなどで白血球を含む場合も測定できるようになれば、なお臨床で応用されるのではないかと考えている。

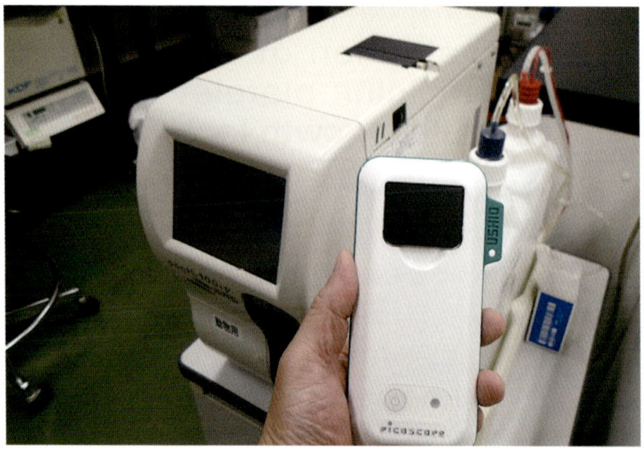

図 6　自動血球計測器とポケット分光光度計

Ⅶ. Platelet-rich fibrin prepared from stored whole-blood samples by Isobe et al.（2017）, Quality assessment of platelet-rich fibrin-like matrix prepared from extendedly stored whole blood samples　by Kawabata et al.（2017）

これらは二連作で「保存血液から PRF 作成論文」と呼んでいるが、区別するために「短期保存論文」と「長期保存論文」という別称もある。

さらに別の意味での品質管理として、保存した血液から PRF を作った場合はどうなるのか、といったことも取り組んでみた（**図 7**）。それは鈴木（正史）らが日々の臨床で採血することにハードルがあり、たとえば自分の診療所以外で患者から採血をしてもらい、何らかの方法で運搬しその血液を手術に使うことを提案し、その状況を想定したものである。ここでは PRF を生成してしまってから保存するか、グルコース入りクエン酸を抗凝固剤として全血を保存し、その後に PRF を生成するか、というアイデアがある（**図 8**）。

それらの論文を 2017 年に磯邉筆頭で 2 日保存したもの [10] と川端筆頭で 7 日保存したもの [11] とに分けて発表した。結果として新鮮血液から通常の PRF 作成方法で行った場合と、全血を抗凝固剤入りで採血し、固まらないように保存した血液から塩化カルシウムを加えて遠心して作成した PRF 様のもの（**図 8**）とでは成長因子、フィブリンの SEM 像など、遜色がないものと評価された。

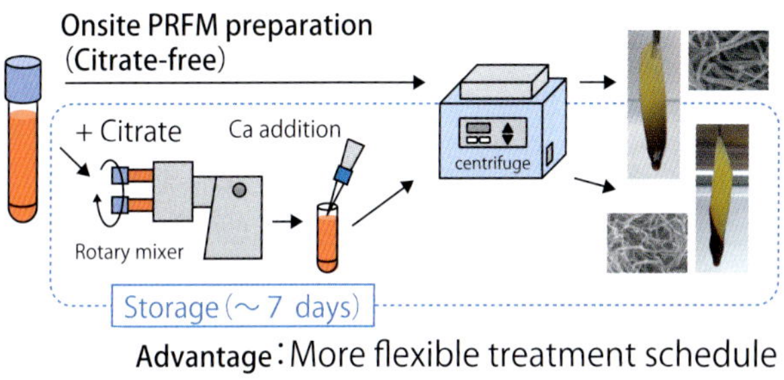

図 7　保存した血液から PRF を調整するまでの工程

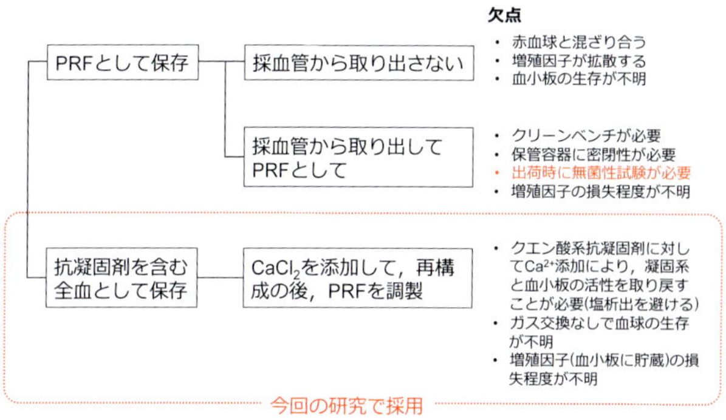

図 8　PRF の保存に関する選択肢

Ⅷ. Direct activation of platelets by addition of $CaCl_2$ leads coagulation of platelet-rich plasma　by Toyoda et al.（2018）

これは「塩化カルシウムによる血小板の活性化論文」という長い名前のままで少し据わりが悪いが、われわれの意欲作である。

これまでに抗凝固剤入りの採血から、塩化カルシウムを加えることによってフィブリンクロットを作成するというテクニックをしばしば紹介したが、このことは血小板の活性化とも結びつき、抗凝固剤入りの全血から遠心分離して血小板を濃縮した後、どのタイミングで術野に血小板を運び活性化させるか、との疑問も中村らから出てきた。ちょうど白鵬のセミナーの後に川瀬先生との懇親会で出てきた話題から研究に移った。この研究では活性化されたときの血小板が偽足を出している SEM 像（**図 9**）や放出される α 顆粒からの各種成長因子も FCM（フローサイトメーター）で測定、さらにフィブリンの見た目の固まり具合、その SEM 像も比較した。おおむね塩化カルシウムを作用させてから 15 分くらいで活性化するのではないかとの感触を得られ、それは臨床現場での活性化のタイミングに非常に参考になり豊田筆頭で 2018 年に発表した [12]。

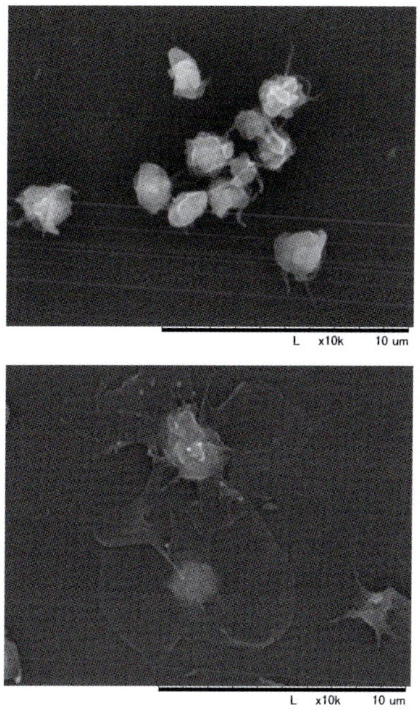

図 9　0.1% $CaCl_2$ で活性化されるヒト血小板（下）、対照（上）

Ⅸ. Quantitative evaluation by digital holographic microscopy of morphological changes of in activated platelets in vitro using digital holographic microscopy　by Kitamura et al.（2018）

これも「塩化カルシウムによる血小板の活性化論文」ではあるが、上記論文と区別して、「DHM 論文」と呼んでいる。

それをデジタルホログラフィック顕微鏡（DHM：digital holographic microscope）というマニアックな機器を使用して、その血小板の活性化を形体的に観察し、血小板の凝集とともに3次元的変化をとらえることにより活性化を定量化するとことにも成功した（**図 10**）。これは北村筆頭で 2018 年に発表した[13]がわれわれの共同研究ではインパクトファクターの付いた初の Journal で「Micron」という雑誌に発表した。塩化カルシウムによる血小板の活性化は昔からあり得るだろうと考えられてきたが、生体内で起こりうる状況がほとんどないのでうやむやになってきたきらいがあった。われわれの成果を今後の臨床現場におけるヒントとして利用していきたいと考えている。

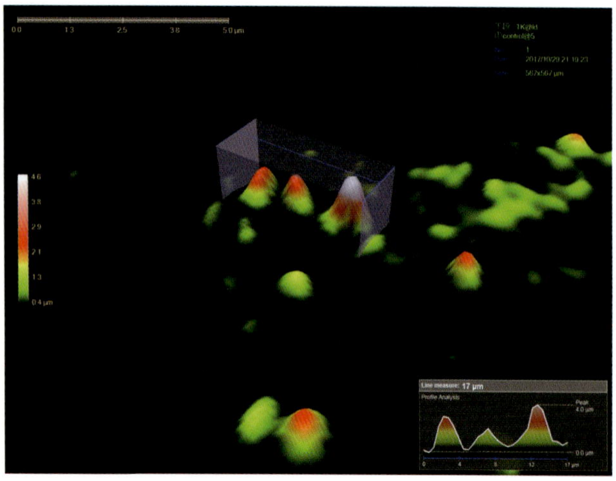

図 10　DHM で取得したデータをもとに 3 次元再構築された血小板のイメージ

Ⅹ. An on-site preparable, novel bone-grafting complex consisting of human platelet-rich fibrin and porous particles made of a recombinant collagen-like protein　by Tsukioka et al.（2018）

通称「FBG 論文」と呼んでいるが、企業との共同研究という点で、われわれにとっては画期的な試みであり、世界に誇れる成果であると思っている。

ここまで普及してきた CGF であるが、一つ大きな問題として挙がってきているものが、ガラスの真空採血管が今後入手困難になってきているという問題である。ご存知のようにガラスの表面がマイナスに帯電していることにより、抗凝固剤なしでも、採血した血清を遠心分離すると採血ガラス管の中でフィブリンクロットとなる。しかし、その凝固のスタートとなるガラスがなくなると血液凝固カスケードがうまく働かなくなり、容易にフィブリンクロットの作成ができないという問題である。

それに対して富士フイルム株式会社と共同で行ってきた研究で、FBG（FUJI Bone Graft）という骨補填材をあらかじめ採血管の中に仕込んでおいて、そのまま遠心分離にかけるとフィブリンができるというものである。その FBG 補填材としても同時に使用でき、フィブリンを作るのにも役立つというアイディアでガラスの採血管がなくなっても、また閉鎖系を崩すことなく PRF 様の物質を作成できるというやり方をこれも月岡筆頭で 2018 年に発表した[14]。この投稿先は富士フイルムとの共同研究ということもあり、「Journal of Biomedical Materials Research Part B（JBMRb）」という高インパクトファクターの雑誌に近々掲載される予定である。

おわりに

以上、簡単に新潟大学大学院医歯学総合研究科歯科薬理学分野の川瀬先生と東京形成歯科研究会との共同研究の実績を振り返ってきたが、これら合計 11 報の論文を 2016 年から 2018 年にかけての 3 年間という短期間に発表できたことは、われわれにとってとても誇らしく、また自信にもなった。また、副次的効果として、リサーチマインドを持った同士が案外近くにいることがわかり、通常の例会などでは味わえない連体感が生まれ、その意味では定期的に集まって勉強し実験しているひと時は充実している。日々の臨床では新しいことの発見と疑問の連続で、それらのことに追われているものにとっては新鮮な時間である。ラボ近くの天ぷら屋に集まって、夜の更けるのも忘れて、研究の話に没頭できるとは、気持ちも 10 歳若返った。特に目の前の疾病に向き合ったとき、その治癒の病理を考え原因を追究しようとする姿勢が身につくことは、より患者のため

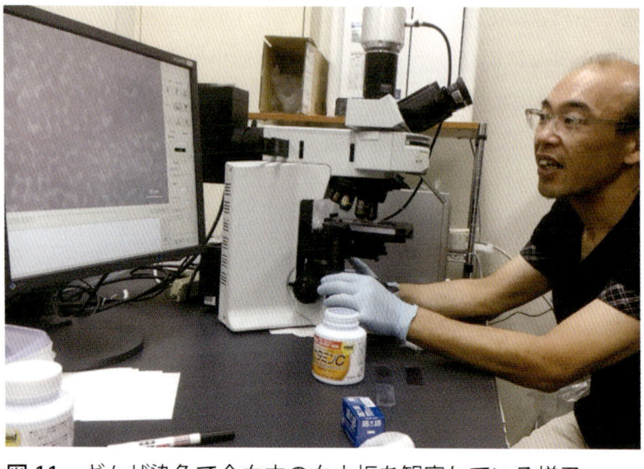

図 11　ギムザ染色で全血中の血小板を観察している様子

表1　共同研究年表

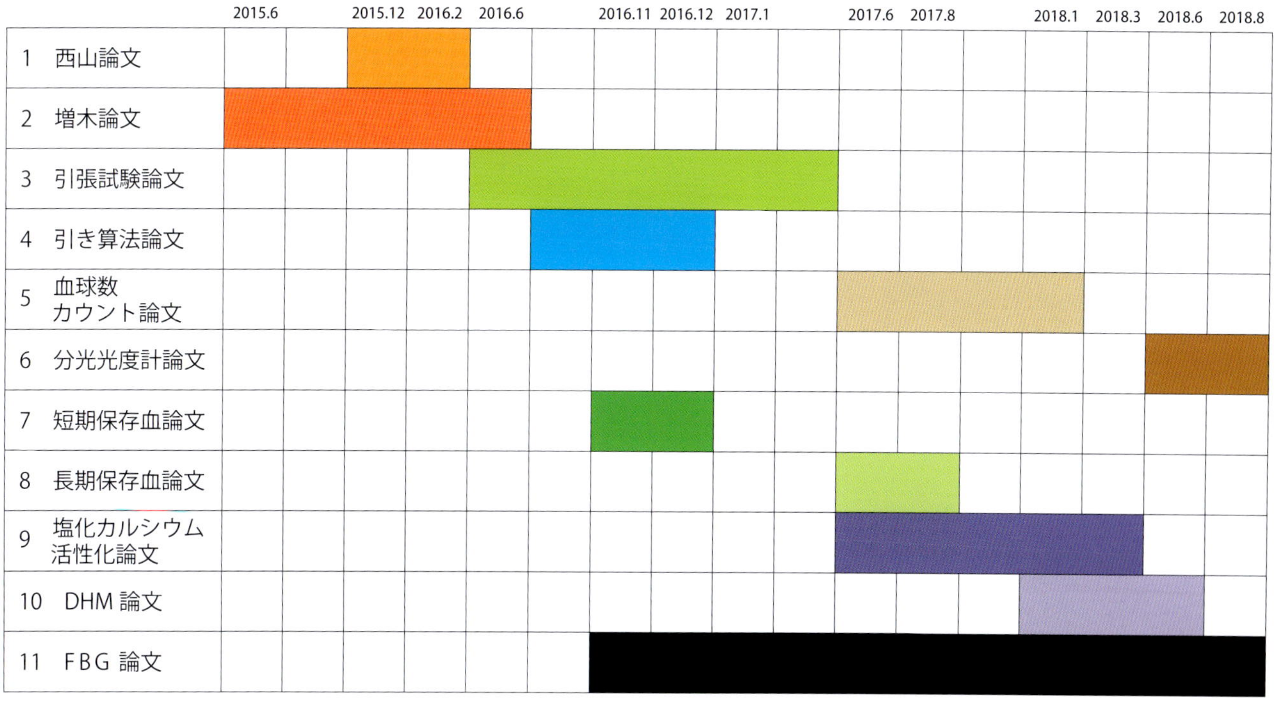

類似した研究、関連した研究は同系色で色分けした。

の治療に心がけるようになり、ひいては昨今厳しくなってきている倫理面でも日常的に考える機会が得られ、そうすることでまた新しい研究テーマが生まれ、この共同研究はさらに充実してきている。

共同研究は、最終的には論文という形で表現されることになるが、実際に論文に至るまでのプロセスにかかわり、考え、悩んだ人にとってはかけがえのない「モノ」が得られたことと思う。

参考文献

1）Okuda K, Kawase T. Platelet Counts in Insoluble Platelet-Rich Fibrin Clots：A Direct Method for Accurate Determination. J Periodontol 2003；74（6）：849-857.

2）Kawase T, Okuda K, Wolff LF, Yoshie H. Platelet-rich plasma-derived fibrin clot formation stimulates collagen synthesis in periodontal ligament and osteoblastic cells in vitro. J Periodontol 2003；74（6）：858-864.

3）Kawase T. Platelet-rich plasma and its derivatives as promising bioactive materials for regenerative medicine: basic principles and concepts underlying recent advances. Odontology 2015：103；126-135.

4）Nishiyama K, Okudera T, Watanabe T, Isobe K, Suzuki M, Masuki H, Okudera H, Uematsu K, Nakata K, Kawase T. Basic characteristics of plasma rich in growth factors（PRGF）：blood cell components and biological effects. Clin Experimental Dent Res 2016；2：96-103.

5）Masuki H, Okudera T, Watanabe T, Suzuki M, Nishiyama K, Okudera H, Nakata K, Uematsu K, Su CY, Kawase T. Growth factor and pro-inflammatory cytokine contents in platelet-rich plasma（PRP）, plasma rich in growth factors（PRGF）, advanced platelet-rich fibrin（A-PRF）, and concentrated growth factors（CGF）. Int J Implant Dent 2016；2：19.

6）Isobe K, Watanebe T, Kawabata H, Kitamura Y, Okudera T, Okudera H, Uematsu K, Okuda K, Nakata K, Tanaka T, Kawase T. Mechanical and degradation properties of advanced platelet-rich fibrin（A-PRF）, concentrated growth factors（CGF）, and platelet-poor plasma-derived fibrin（PPTF）. Int J Implant Dent 2017；3：17.

7）Watanabe T, Isobe K, Suzuki T, Kawabata H, Nakamura M, Tsukioka T, Okudera T, Okudera H, Uematsu K, Okuda K, Nakata K, Kawase T. An Evaluation of the Accuracy of the Subtraction Method Used for Determining Platelet Counts in Advanced Platelet-Rich Fibrin and Concentrated Growth Factor Preparations. Dent J 2017；5：7.

8）Kitamura Y, Watanabe T, Nakamura M, Isobe K ,Kawabata H, Uematsu K, Okuda K, Nakata K, Tanaka T, Kawase T. Platelet Counts in Insoluble Platelet-Rich Fibrin Clots: A Direct Method for Accurate Determination. Frontiers in Bioengineering and Biotechnology 2018；6：4.

9）Kitamura Y, Suzuki M, Tsukioka T, Isobe K, Tsujino T, Watanabe T, Okudera H, Nakata K, Tanaka T, Kawase T. Spectrophotometric determination of platelets counts in platelet-rich plasma. Int J Implant Dent 2018；4：29.

10）Isobe K, Suzuki M, Watanabe T, Kitamura Y, Suzuki T, Kawabata H, Nakamura M, Okudera T, Okudera H, Uematsu K, Nakata K, Tanaka T, Kawase T. Platelet-rich fibrin prepared from stored whole-blood samples. Int J Implant Dent 2017；3：6.

11）Kawabata H, Isobe K, Watanabe T, Okudera T, Nakamura M, Suzuki M, Ryu J, Kitamura Y, Okudera H, Okuda K, Nakata K, Kawase T. Quality Assessment of Platelet-Rich Fibrin-Like Matrix Prepared from Whole Blood Samples after Extended Storage. Biomedicines 2017；5：57.

12）Toyoda T, Isobe K, Tsujino T, Koyata Y, Ohyagi F, Watanebe T, Nakamura M, Kitamura Y, Okudera H, Nakata K, Kawase T. Direct activation of platelets by addition of $CaCl_2$ leads coagulation of platelet-rich plasma. Int J Implant Dent 2018；4：23.

13）Kitamura Y, Isobe K, Kawabata H, Tsujino T, Watanabe T, Nakamura M, Toyoda T, Okudera H, Okuda K, Nakata K, Kawase T. Quantitative evaluation of morphological changes in activated platelets in vitro using digital holographic microscopy. Micron 2018；113：1-9.

14）Tsukioka T, Hiratsuka T, Nakamura M, Watanabe T, Kitamura Y, Isobe K, Okudera T, Okudera H, Azuma A, Uematsu K, Nakata K, Kawase T. An on-site preparable, novel bone-grafting complex consisting of human platelet-rich fibrin and porous particles made of a recombinant collagen-like protein. J Biomed Med Mate Res B Appl Biomater（in press）.

CHAPTER 2

― 臨床･前臨床編 ―

臨床・前臨床編へのプロローグ

Prologue for clinical and preclinical parts

北村　豊

臨床は、揺るぎない基礎の上に建つ建造物に相当し、基礎なくしての臨床は成立しないとも言える。

本編では、日頃のインプラントを含む歯科臨床に熱意をもって取り組んでいる東京形成歯科研究会の会員が日頃の症例の中からよりすぐってまとめた、各種の多血小板濃縮材料を用いた症例について記述していただいた。

記述された内容は、血小板濃縮材料のオーソドックスな症例に対するオーソドックスな用い方というよりも、結果的に本編を構成する症例の多くは、日々臨床をやっていれば遭遇する可能性があるが、できれば避けて通りたい問題のある症例に対し、再生医療法を遵守して血小板濃縮材料を適正に用いた症例と理解している。

それらの症例に対し、本書の主役である多血小板血漿材料を各執筆者が知恵と工夫をこらし、臨床患者の信頼と協力の下に安全に応用して良好な結果が得られた足跡の記録とも言える。

本書の読者の多くが臨床医であると推測すると、本書に記述された各種貴重な症例からさらなる応用やヒントを得て多血小板濃縮材料が歯科のみならず医科領域でも臨床のフィールドにおいて安全かつ適切に利用されることにより、さらに多くの患者が恩恵を受ける参考書になることを願っている。

プロローグとしての内容から少し離れるが是非述べておきたいことがある。

科学的根拠に基づいた医療（Evidence-based medicine:EBM）という言葉が学会等でも頻回に使用され、EBM という略語を知らない医師や歯科医師はいないと推測される。

EBM を実践するには、①科学的根拠（Research evidence）のみならず、②臨床現場の環境、③医療者の専門性（熟練・技能）、そして④患者の意向・行動（価値観）の４要素があるが、実際には往々にして科学的根拠が重視され過ぎてはいないだろうか。

第３種再生医療を実施していくうえでも医療者が単なる情報提供者にとどまっていないか、科学的根拠を押し付けたりしていないかという謙虚な視点に立ちながら、前記の４要素のすべてに配慮しながら、医療を進めていただくことを強く願いたい。

さて、数年前より共同研究を実施している新潟大学の川瀬知之先生と“積極的に参加している各先生方”との間では、リサーチマインドが醸成されつつあり、臨床現場における問題点や疑問点を基礎研究者にフィードバックする自由な環境が形成されている。その成果としてすでに国際学会での数編の論文が出版されている。

東京形成歯科研究会では 35 年という長い歴史の中で時代の流れに合わせて変化していくことに努力しており、有効期限のない歯科医師免許を持つ臨床医の諸先生には、確固たる基礎に裏づけられた臨床の研鑽でもって大いに社会貢献をしていただきたいと願っている。

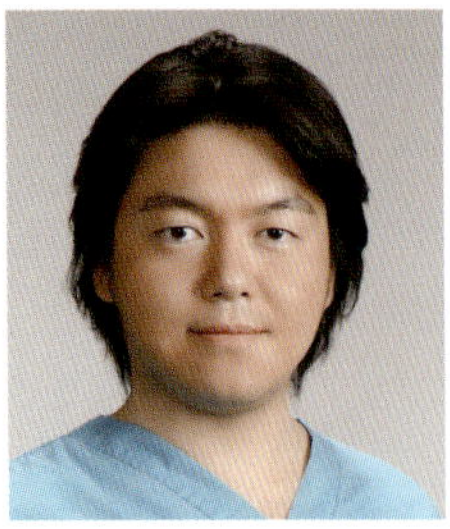

血液由来生体材料応用における各種PRP派生物質調製法と器材

In the application of blood-derived biomaterials Methods and equipment for the preparation of various PRP derived materials

奥寺　元　王子歯科美容外科クリニック（東京）
奥寺　俊允　王子歯科美容外科クリニック（東京）

Key words： 遠心分離機、アングルローター、スイングローター、ガラス管、PRP、PRF、A-PRF、i-PRF、CGF

Ⅰ．遠心分離機PRP派生物質調製機とは

遠心分離技術は化学、食品、医薬、環境とさまざまな分野で使用される根幹となる技術である。遠心分離技術は血液検査・分離で古くから使われている技術でもあり、確立された理論もあるが、経験的な部分も多く、実際の装置での遠心分離はなかなか理論通りにはいかないのも事実である。そこで、さまざまな用途で実際に使用されている遠心分離装置の機構、特徴を説明する。

また、臨床医の先進的医療ニーズに応えるべく使用されている現状のPRP派生物質調製に関係する遠心分離器を紹介する。その後に遠心分離技術の実用を考えながら用途に合った選び方、上手な使い方について、開業医の視点から遠心分離機PRP派生物質製作調製の実際の使用例を紹介し、また処理性能低下時の原因と対策、長期使用に耐える維持管理の方法について記載する。

Ⅱ．遠心機について

遠心機は、試料を高速で回転させ、そのときに得られる遠心力を用いて、試料を密度の差で分離するための装置で、試料に遠心力をかけるためのローターとそれを回転させるための駆動部よりなっている。そして、安全確保のため回転部は丈夫なチャンバー内に収められている。

Ⅲ．遠心機の種類

低速遠心機：

最高回転数3,000 rpm程度の遠心機で、試料中の比較的大きな粒子（培養液中の培養細胞や血球等）の分離に用いる。試料を冷却できるものもある。この遠心機でPRP派生物質はほとんど調製される。卓上タイプが主体。

高速冷却遠心機：

最高回転数20,000 rpm程度の遠心機で、試料の温度が空気との摩擦熱で上昇しないように強力な冷却機を備えている。冷却の必要な試料や、低速遠心機では分離できない粒子の分離に用いる。

分離用超遠心機：

最高回転数が数万rpmの遠心機で、数十万Gの遠心力を得ることができる。ローターを非常に高速で回転させるのでローター室内を高真空に保つような仕組みになっている。この遠心機は、強大な遠心力を必要とするようなミクロソームや、リポタンパク質等の分離に用いる。微量試料を迅速に遠心できる小型のものもある。

Ⅳ．ローターの種類

固定角45度ローター（アングルローター）：

通常PRF/CGF PRGFの調製にはローターを用いる。アングルローターには、多くの種類（駆動軸に対する遠心管の角度や容量）があるので目的に応じたローターを選ぶことが必要である（Choukroun式自動遠心機：フランス、メディフュージ：イタリア 、KUBOTA、YAMATO、アズワン エレメス、その他：日本製）。

水平ローター（スウィングローター）：

このローターは遠心管を挿入したバケットがローターの回転とともに遠心方向にスウィングし、水平になるものである。バケットは常に遠心力の方向に向いているので、試料が舞い上がったり密度勾配が乱れたりしないため、主に密度勾配法による遠心分離に使用でき、PRP調製に有利と考えられる（Terumo BCT社SmartPReP2、KUBOTA 2420等）。

Ⅴ. 遠心管について

遠心分離を行う試料は遠心管と呼ばれる容器に入れる。遠心機やローターに色々な種類があるように、遠心管にも色々な種類（材質、形状）がある。使用するローターに適合したもの（サイズ、耐荷重）を選ぶことは言うまでもなく、使用する溶媒への耐性や、滅菌の必要の有無などから判断し、適切なものを用いることが必要である。 用途に応じてガラス管、カラスコーティング管、プラスチック管があり、それぞれ粘性のfibriongen 塩化カルシウムやトロンビンを使用して操作しやすい骨補填材を作ることができる。

Ⅵ. PRP（Platelet-Rich Plasma）の意義と調製の実際

1. 多血小板血漿（Platelet-Rich Plasma）の実践と PRP 調製マシン

定義と概要：

多血小板血漿（PRP）は、高濃縮血小板と白血球が含まれた血漿である。PRP は、骨と軟組織の治癒を促進する多数の成長因子や他のサイトカインを含んでいる。PRP に含まれる成長因子は次の通りである。

1 血小板由来成長因子（PDGF）-aa、-bb、-ab（間葉細胞を標的とする細胞増殖因子）
2 形質転換成長因子（TGF）- β 1、- β 2
3 血管内皮増殖成長因子（VEGF）
4 上皮細胞成長因子（EGF）、上皮細胞成長を変換する因子
5 線維芽細胞成長因子（FGF）
6 脳および神経由来因子（BDNF）

これらの成長因子によって創傷治癒を進行させ、幹細胞の刺激と分化により組織損傷と再生に重要な役割を果たしている[1,2)]。外科的手術を伴うインプラント臨床においては治癒促進を求める再生療法の一法であり、軟組織再建術や骨造成術（骨再生誘導法や上顎洞底挙上術等）に応用されている

20 世紀初頭から血漿血清の細胞増殖について研究がされ、1971 年、Paul D, Lipoton A, Klinger I[3)]が PDGF（Platelet-Derived Growth Factors）を最初の成長因子の一つと発表した。その後多数の成長因子が発見された。また、1982 年に Knighton[4)]は血小板由来創傷治癒因子（PDWHF）の臨床応用が発表され、マイアミ大学口腔外科教授 Marx[6)] は 1998 年に下顎骨の再建手術に PRP を利用し、骨の再生スピードと骨密度の増大に有効であると報告した。現在、顎顔面外科領域をはじめ、皮膚美容外科領域等多方面に利用されている。とくにインプラント臨床の骨再生や軟組織の治癒促進等に盛んに行われている[7)]。骨組織形態計測による異差と骨再生における CT 値（computed tomography value）との異差で効果が実証される。

2. 採血と各種マシン

PRP は患者自身の血液から採血し、採血は通法に従い指定の採血針で**図 1a 〜 c** のように行い、**図 1d、e** の遠心分離機によって、濃縮血小板を分画する。遠心分離は回転数（遠心数）と遠心時間（分）によって規定される。**図 2** は、現在主に PRP 臨床に応用されているマシンで、Angle type と Swingle type に分けられる。**図 3** は採血後、それぞれ PRP と PRF に調製されたところである。

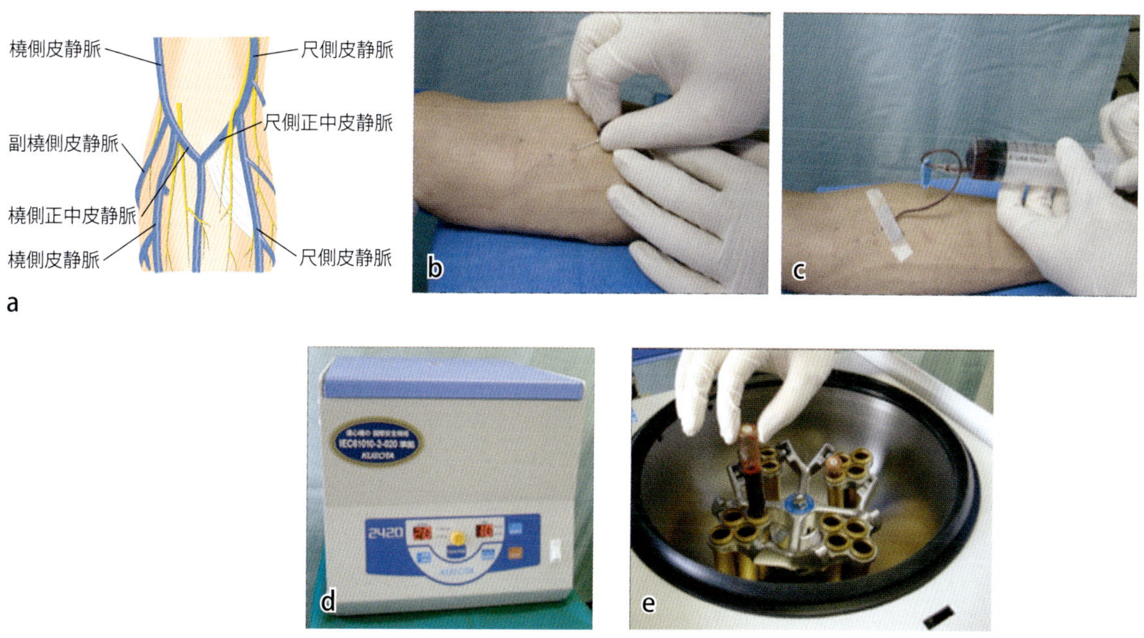

図 1　静脈採血と遠心分離機

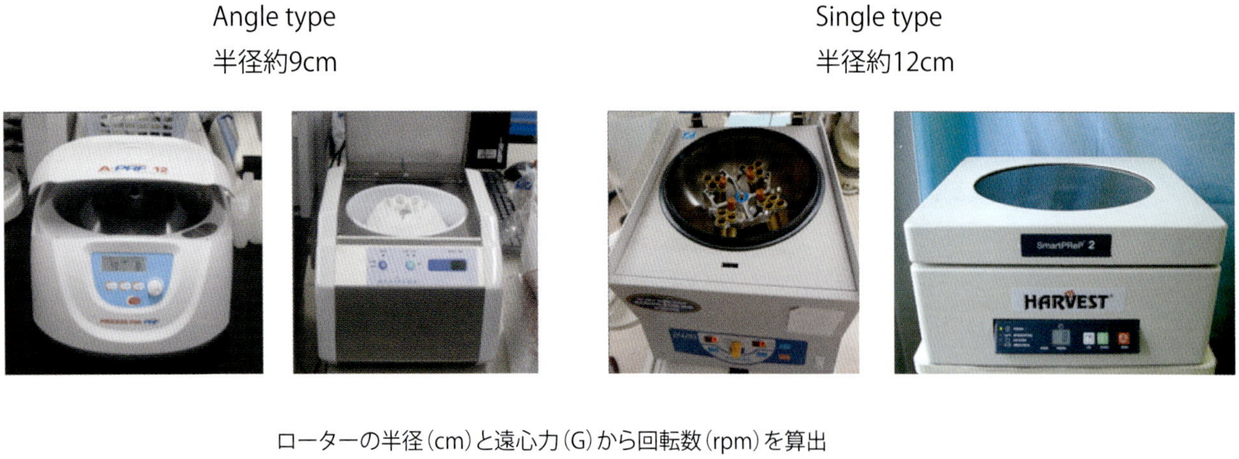

ローターの半径(cm)と遠心力(G)から回転数(rpm)を算出

図2 各種遠心機：左から A-PRF マシン（フランス製）、CGF（PRF）メディフュージ（コアフロント社 販売）、Kubota 遠心分離機 2420、SmartPReP2（Terumo BCT 社 米国製）

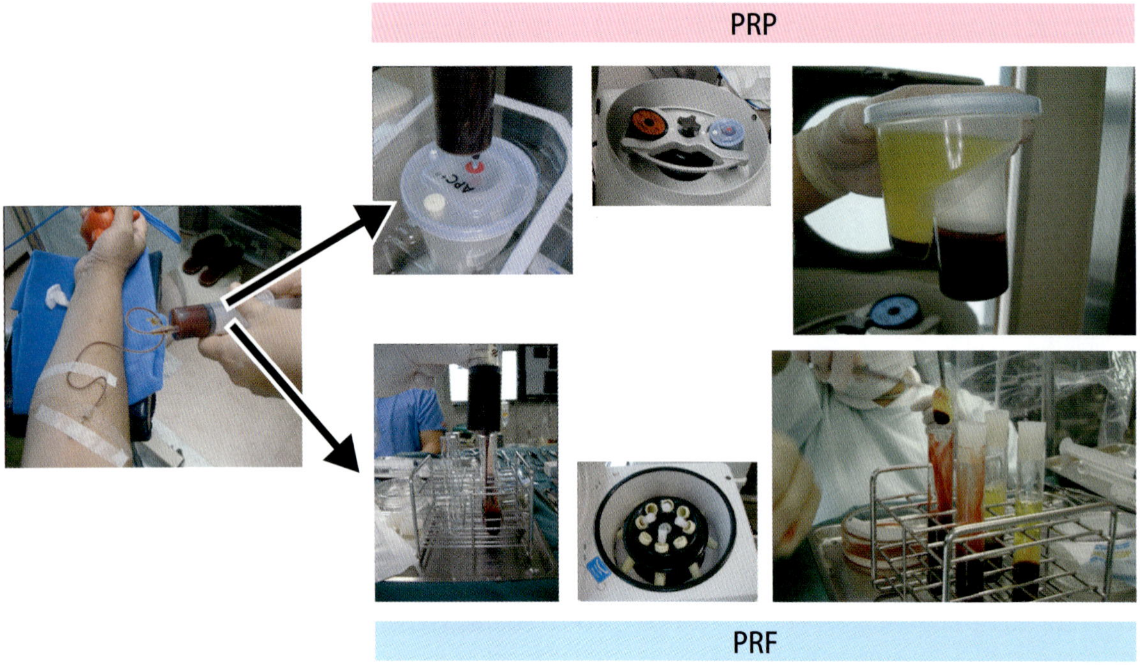

図3 採血後マシンにより PRP および PRF が調製される。

3. PRP 各種調製法

①単純法（Single Spin）1 回法

採血は通常、静脈血管の比較的大きい部位に 16G ～ 18G 採血針を用いる。これを採血管に分け、遠心分離（900 ～ 3200 rpm / 6 ～ 8 分）の範囲で2回に分ける A 法と B 法があり[8]、二層に分離され、中間部のバフィーコート下を採取する（**図4**）。

②単純法（Single Spin）2 回法

2 回法は 1 回法から得たバフィーコート下 2 ～ 3 mm まで吸引して、さらに 1700 ～ 3200 rpm / 5 ～ 7 分範囲で回転される。黄色層（PPP）とその下の赤色層（PRP）に分けて採取する（**図5**）[9]。

③全自動 PRP 調製法（Terumo BCT 社 SmartPReP2 米国製）

2 回の遠心分離を自動化して行うため、手間が少なく安全で、血小板高濃縮率（3.58 倍）の PRP が調整できる[10]。

これら各種調製法および遠心分離機の機器で血小板濃度に差がある。**図6a、b** は採血キット、**図6c ～ e** は全自動 PRP 調整法（Terumo BCT 社 SmartPReP2）。採血後 ACD-A 入りの赤マークチャンバーに所定の量を注入。**図7** は PReP マシンにカンターバランスを取り付けてチャンバーを取り付ける。蓋を閉めて遠心分離スタートする。

各種調製法により得られた PRP に塩化カルシウム（$CaCl_2$）とトロンビンを加えてアクティベーションを行い、単独または骨補填材等に加えて創面に用いる（国内薬事未承認品）。

④ Y-CELL BIO PRP 調製法（韓国製）

7 ～ 9 倍の高濃度血小板抽出でシンプルな全自動 PRP。抽出しやすいスリムネック（特許取得）。17 mL 採血で PRP1.5 mL 抽出可能。使用するのは約 15 mL、活性化因子の添加なし、安定して高濃度の PRP 抽出が可能。採血後から採取までを 1 つのチューブ内で行うクローズドシステム。

図8 は Y-CELL BIO 社のデバイス。回転により分離を多様に示す。最終的にはバフィーコートが指示線にくるまで行う。適

格な位置での PRP のみを採取できる。

図 9a はロータータイプのマシン。**b** は分離され黄色層と赤色層、回転し引き分けることにより PRP 部が分離される。それをノンベーベル針で吸引する。**c**、**d** は調製された PRP、**図 10** は Y-CELL BIO のプロトコールである（Y-CELL BIO 社より提載）。

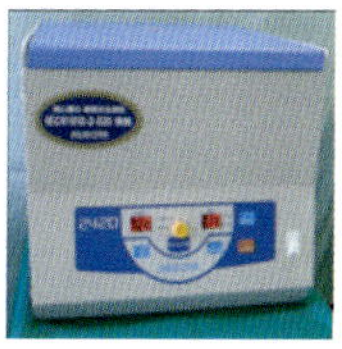

a

遠心分離
900～3200rpm/6～8分。
二層に分離され、中間部のバフィーコート下を採取する。

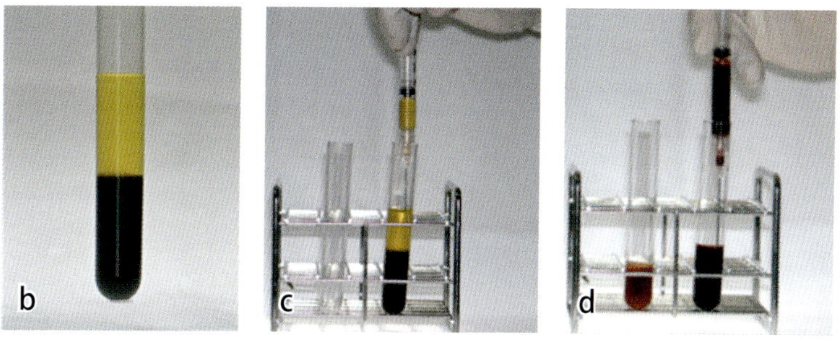

図 4　単純法（Single Spin）1 回法

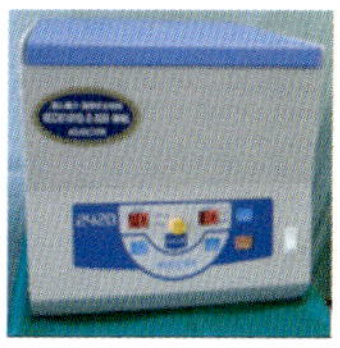

a

2 回法はさらに 1700～3200rpm/5～7分の範囲で遠心分離する。
黄色層（PPP）とその下の赤色層（PRP）に分けて採取する。

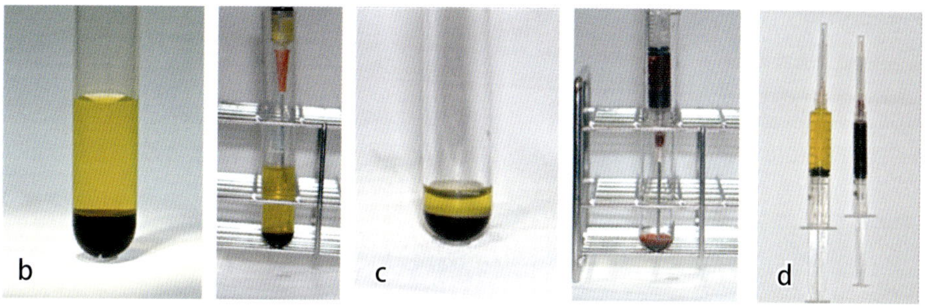

図 5　単純法（Single Spin）2 回法

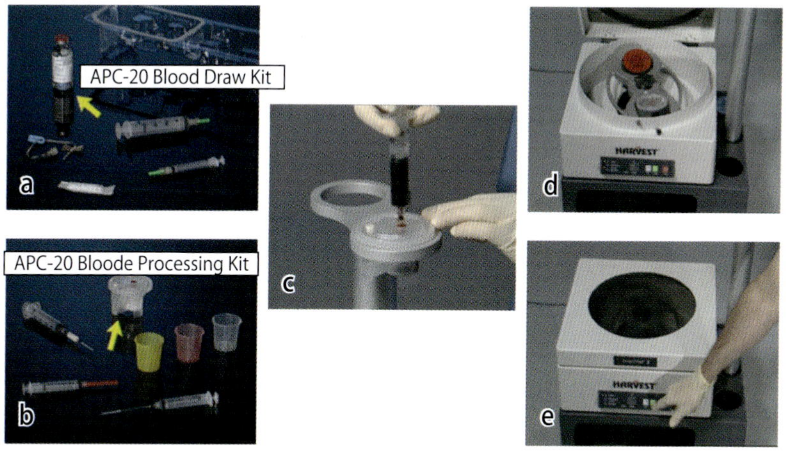

図6　全自動 PRP 調製法：SmartPReP2（Terumo BCT 社）
Marx らが全自動型に応用している全自動型遠心分離機。２回の遠心分離を自動化して行うため手間が少なく安全。血小板濃縮率（平均 3.58 倍）の PRP が生成される。

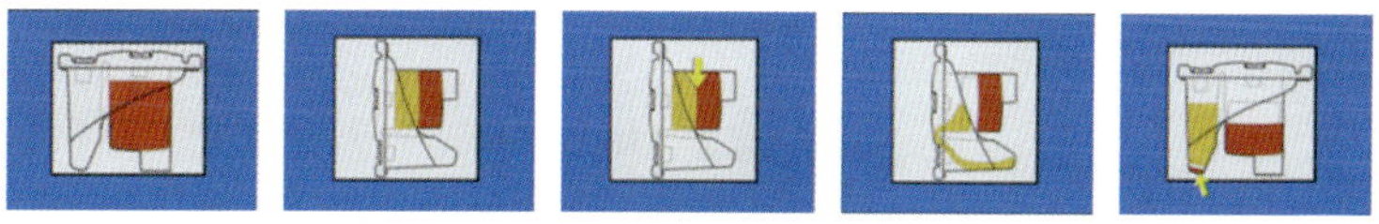

a

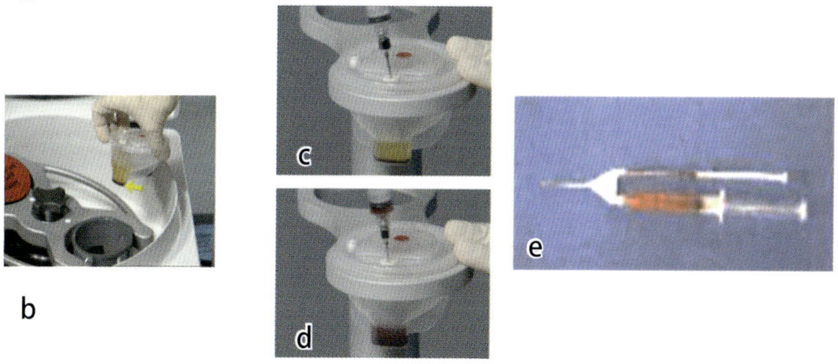

図 7　SmartPReP2 による調製
ダブルカップのチャンバーにより PPP と PRP に分離（a）。自動で回転速度が変化することにより PRP と PPP に分離する白マークに一定量吸引する。シリンジを赤マークに挿入し、底の PRP を洗い流すように 2～3 度繰り返し、すべての PRP をシリンジの中に取り込む（図 c ～ e は取り出した PRP と PPP）。

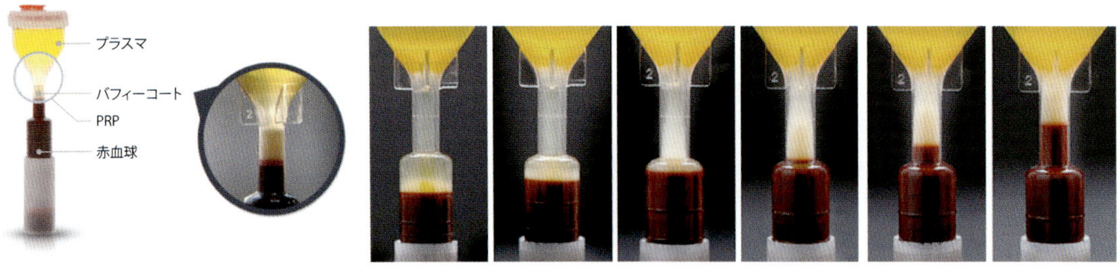

図 8　最新版 PRP 生成法（Y-CELL BIO（韓国））

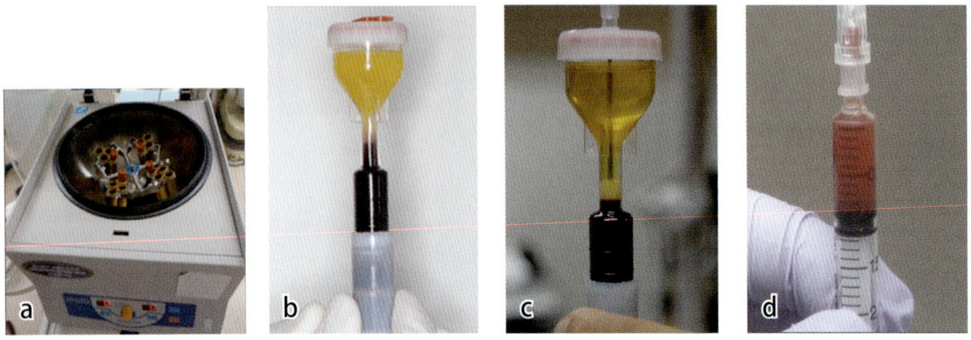

図 9　Y-CELL BIO による PRP 調製　a：ロータータイプを使用　b〜d：回転後、分離された PRP

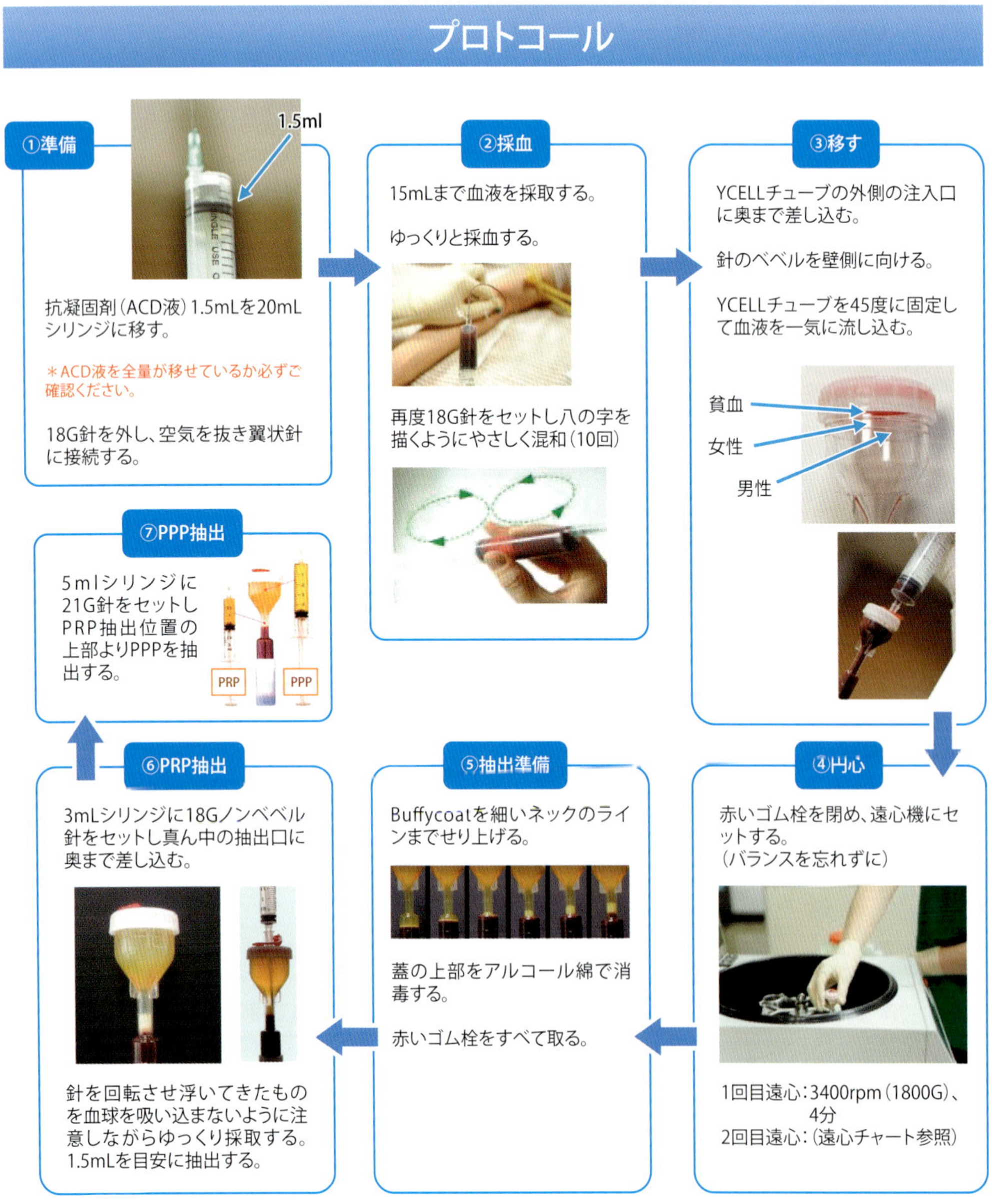

図 10　Y-CELL BIO のプロトコール

4. 多血小板血漿（Platelet-Rich Plasma）の臨床的意義と器材のまとめ

PRP は形成外科・美容外科・口腔外科における皮膚損傷・神経損傷・腱鞘炎・変性関節症・心筋損傷・骨の修復等の治療として治癒促進および組織再生療法として用いられ評価されている[11,12]。また自己トロンビン併用の PRP においては自己血由来で非免疫原性であり安全性が高いことも患者の利益となる。

とはいえ、PRP の使用と臨床的検証はまだ初期段階にある。それは、血小板内の残りすべての成長因子を識別するために、互いにそれらの標的細胞とこれらの成長因子の相互作用を探索する必要がある。また基礎科学と臨床試験の結果とした大規模な対照臨床試験で確認されていない。

器材は質量において各調整製があり、クラシック簡便法や滅菌使い捨てのデバイスが存在しており、遠心分離器においては、回転数時間を調製しながら使用するものや全自動の機械も存在し、価格も安価なものから高額なものが存在する。

Ⅶ. 各種多血小板フィブリンマシンと調製法

1. 多血小板フィブリン Platelet-Rich Fibrin（PRF）の定義

白血球と血小板とそれに含まれる成長因子が豊富なフィブリン塊で、軟組織および硬組織の治癒を促進するために使用される第 2 世代の血小板濃縮物。

2. 歴史

創傷治癒促進のための血小板濃縮物の適用は 1970 年代のフィブリン糊の組織接着剤として使用されたことから始まり、1990 年代に多血小板血漿（ Platelet-Rich Plasma：PRP）による高濃度の成長因子を組織再生療法として臨床応用されてきた。

2001 年フランスの麻酔科医 Choukroun が PRF をインプラント治療に応用して、最初に発表[13,14]し、さらに 2006 年に Choukroun と Dohan らが基礎研究と臨床応用の報告を行って以来、第 2 世代の血小板濃縮物として、各国でインプラント治療における軟組織と硬組織の再生療法に臨床応用されてきた。

3. 術式

① A-PRF（Advanced-Platelet-Rich Fibrin）：ガラス管と遠心分離とその処置

多血小板フィブリン（以下 PRF）の特徴は生化学的操作（抗擬回薬やウシトロンビン）なしに自己血から簡便な方法で生成される血液由来生体材料であるという点である。まず抗凝固剤なしのガラス採血管、もしくはガラスコーティングされたプラスチック 10mL 採血管を用意する（PRP は抗凝固剤入りプラスチック採血管）。患者自身から全血を採血後、2 分 30 秒以内に遠心分離機にかける。血液はガラス表面に接触するとすぐに凝固カスケードが開始されるため、PRF 調整の成功には迅速な採血と即時の遠心分離が不可欠である。

遠心力と遠心時間について、2014 年における Choukroun の A-PRF のプロトコールでは、200G8 分での遠心後、採血管を取り出し、10 分間静置した後、凝固した PRF クロットを取り出すとしている。他のプロトコールでは、700G12 分が採用されている（遠心回転数は遠心分離機のローター半径により異なる）（**図 11**）。

ただし、この遠心力と遠心時間に関しては、最新の情報を確認されたい。遠心後、PRF クロットを赤血球と切り離し取り出す（**図 12a ～ f**）。

抗凝固剤なしで真空ガラス採血管に血液が接触するとシリカによりすぐに凝固カスケードが開始される。PRF クロット生成には迅速な採血と即時の遠心分離が必要不可欠である。**f** は調整された成分を示す。

PRF を滅菌ガーゼなどで押しつぶすことによって膜形状の PRF membrane（PRFm）を用いる。また PRF をハサミにて細かくし、骨移植材と混合し足場として使用可能である。また、PRFm の生成によって絞り出された後の液体は PRF rettasate（PRFr）と呼ばれ、成長因子が多く含まれており（Burnou FT ら, 2011）、骨移植材やインプラント表面に浸潤させて使用することもできる（**図 13a ～ d**）。**図 14** は Choukroun の **a** は形成箱、**b** は PRF メンブレン、**c** は PRF プラグ、**d** は PRF 抽出物。

② i -PRF

i-PRF は血小板と白血球のサイトカインを多量に含む自己フィブリンマトリックスである。

一連の PRF 成分に加え、クロット形成前に骨移植材に浸潤させてゲル状にする。PRF との差はプラスチック管で行うことにより、その作業ができることである作業手順と調製（**図 15**）。

③ i-PRF の調製

液状の PRF をプラスチック管で凝固遅延、次に遠心力 50G（A-PRF12：700 rpm）で 3 分間遠心分離、シリンジで抽出、凝固時間は 10 分前後、凝固前に移植材に滴下し、1 ～ 2 分でゲル化する（**図 16a ～ e**）。

④メディフュージによる PRF（CGF）の調製

調製法

血液は最終的に水溶性のフィブリノゲンが、活性物質トロンビンや Ca^{2+} などで、不溶性のフィブリンになる。血液生理の実習において採血した血液を、試験官の棒をもって攪拌すると割り箸にまとわり付いてくる。これがいわゆる PRF・CGF といわれるものである。生体中のフィブリノゲンがあるゆえに、以前から臨床応用されてきた、手術時の出血に応用することもあった。原理はよく知られるものであることが理解できると思う。

PRF

過去に発表された CGF を参考にシステムをつくり、CGF としてコアフロント社が販売展開しているものである。遠心管壁と血液の間の摩擦を増やすことができるように工夫したメディフュージで制作できる CGF（Concentrated Growth Factor）[15, 16] があり、PRF と同様なものである（**図 17 ～ 19**）。

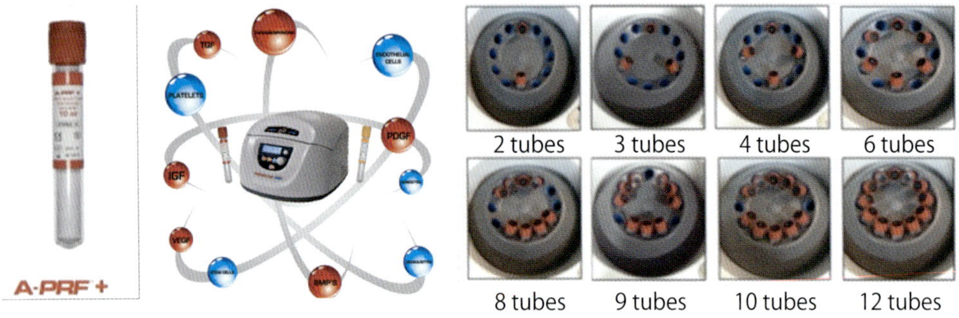

図 11　真空ガラス採血管（A-PRF ＋）、遠心力：200 G（A-PRF12：1,300 rpm）、遠心時間：8 分
遠心後 10 分間放置し、完全に凝固した A-PRF クロットを取り出す。

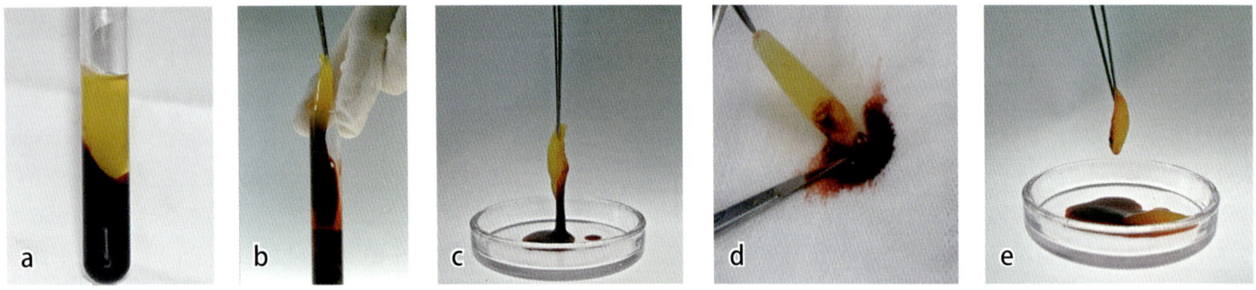

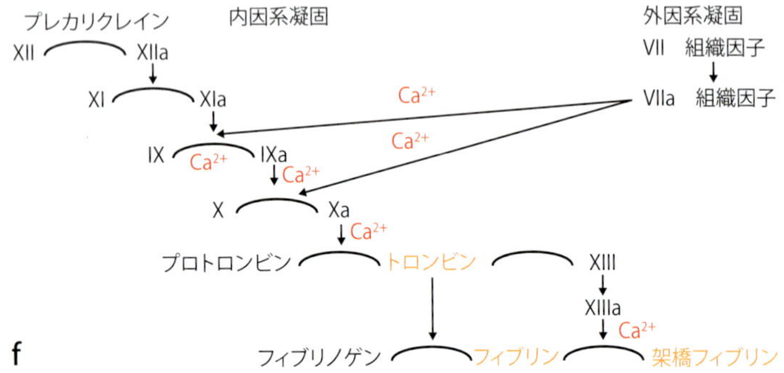

図 12
遠心後、クロットに分離され、切り離す（a ～ e）。
f は調整された成分を示す。

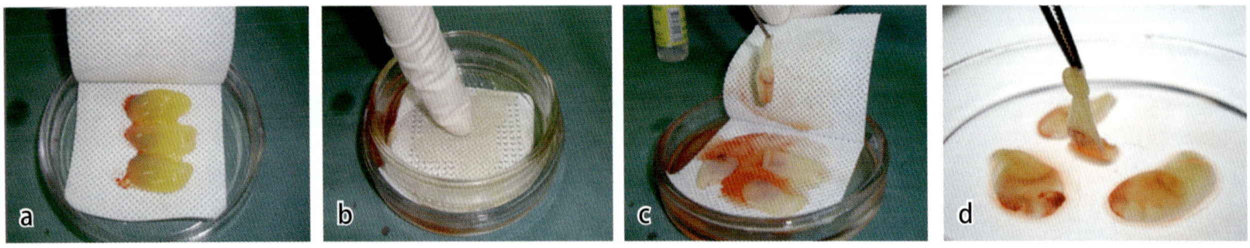

図 13　圧縮された PRF

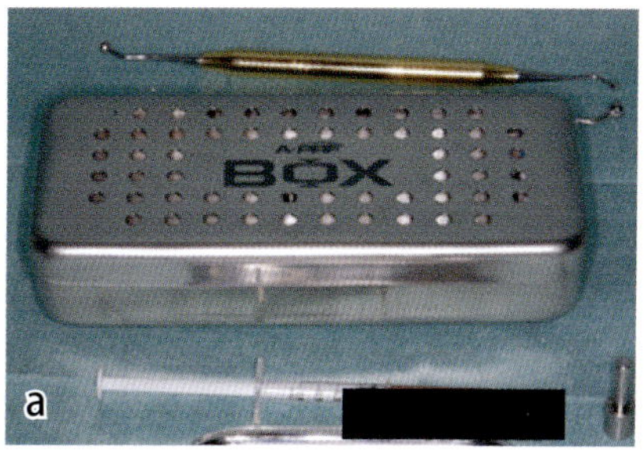

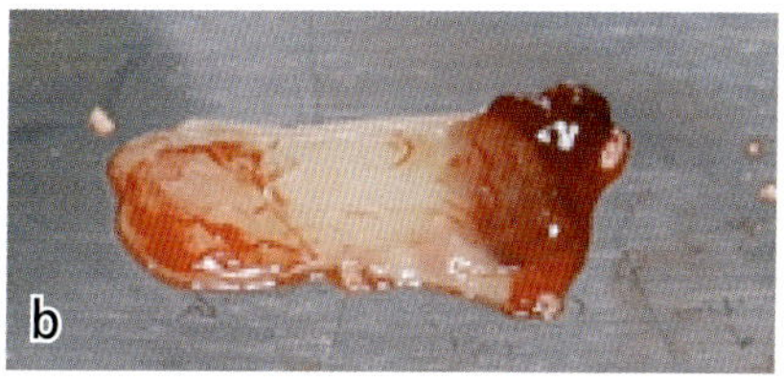

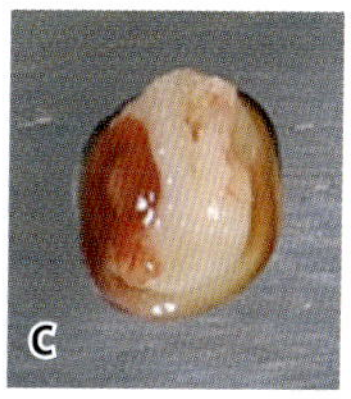

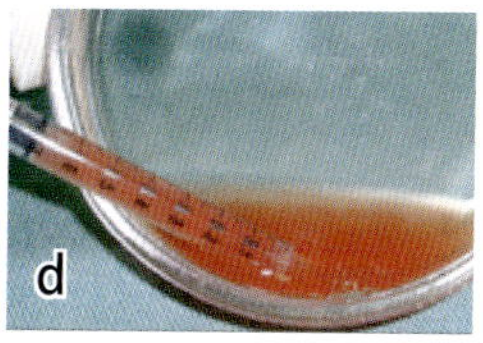

図 14　a：Choukroun 製の形成箱　b：PRF メンブレン　c：PRF プラグ　d：PRF 抽出物

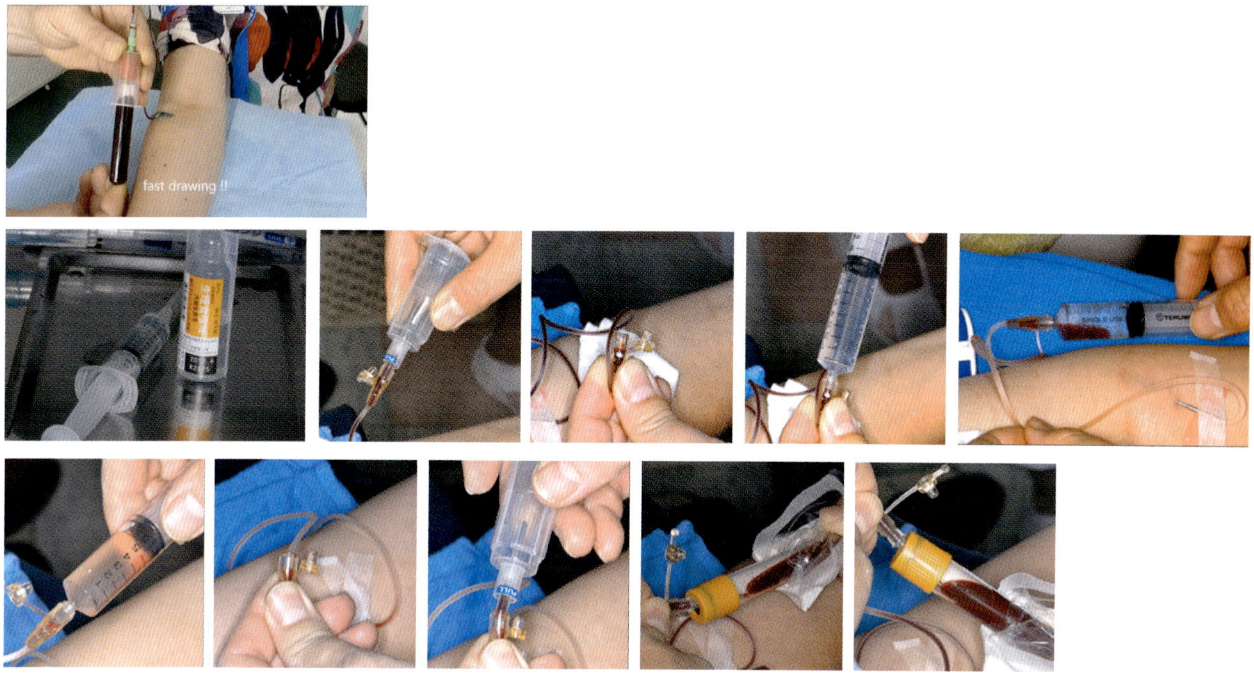

図 15　i-PRF の採血方法手順：PRF 専用の採血管（プラスチック管）にて

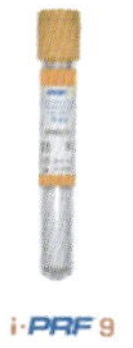

i-PRF i＝injectable

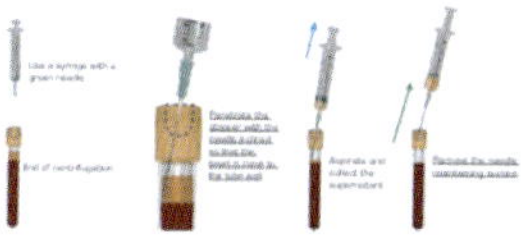

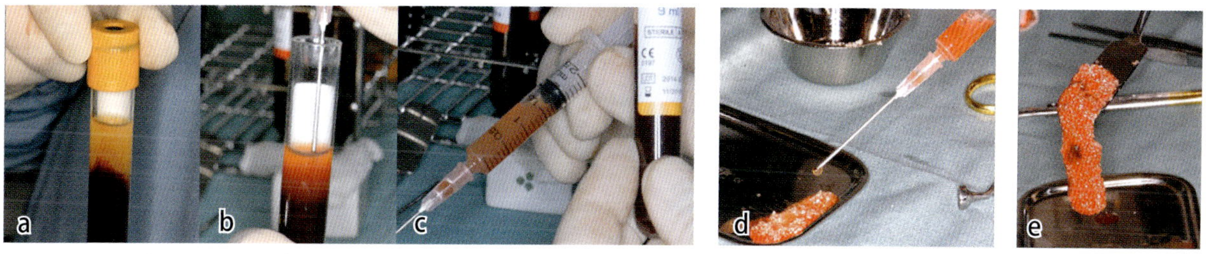

図 16 a ～ e　液状の PRF をプラスチック管で凝固遅延→遠心力 50G（A-PRF12：700 rpm）で 3 分間→シリンジで抽出→凝固時間は 10 分前後、凝固前に移植材に滴下→ 1 ～ 2 分でゲル化

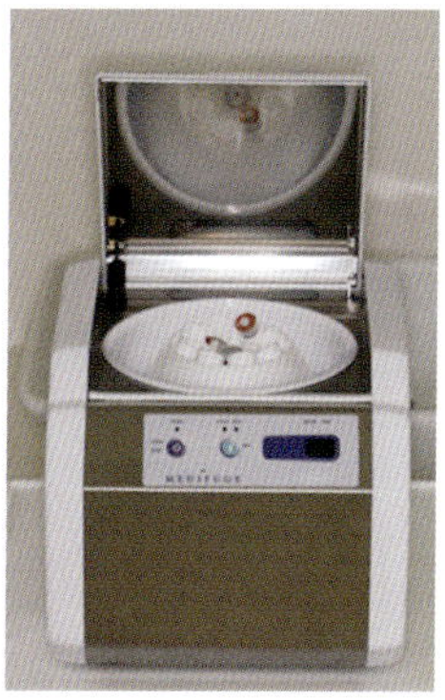

図 17　CGF 制作専用遠心分機 メディフュージ（Silfradent 社製、Italy）
採血は PRP の採血と同様に通報通り行う。遠心分離は メディフュージ CGF の回転モードで調整される。
CGF モード：2,700 rpm 2 min → 2,400 rpm 4 min → 2,700 rpm 4 min → 3,000 rpm 3 min　計 13 分
臨床応用はフィブリン塊をそのまま、または圧迫してメンブラントにして GBR など多様に応用する。（資料提供コアフロント社）

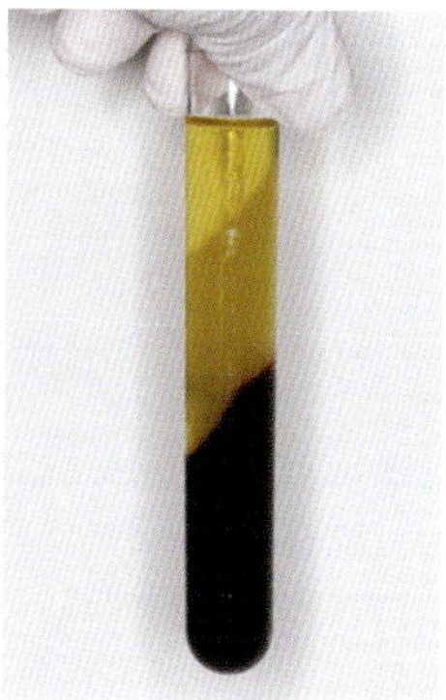

図 18　CGF の塊

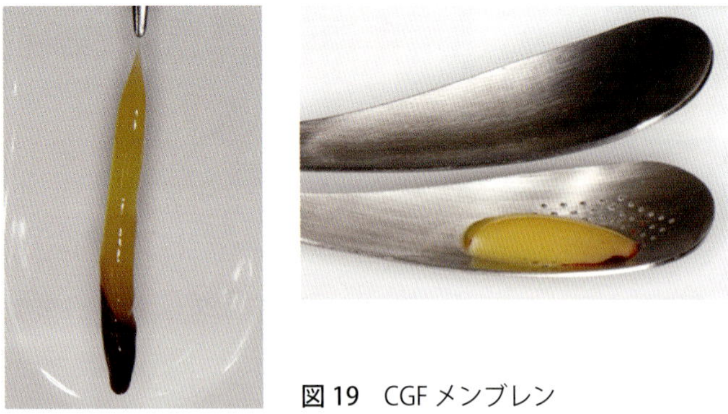

図 19　CGF メンブレン

X．まとめ

各種 PRP 派生物質の臨床用の有効性を**表 1** にした。**表 1** は各調製された血液由来の生体材料を臨床応用として表し、○を利用可、◎を有効利用とし、空欄はあまり有効ではないと分類した表である。また、**表 2** は本項に紹介した開発者調製法採血管材質と活性剤、使用薬剤およびおおよその器械の価格を挙げた。近年、PRF は多くの臨床応用で軟組織および硬組織の治癒を促進させるとの報告がなされ、再生療法の一つとして血液由来生体材料を利用する可能性を予見することができると考えられる。しかしながら、これもまた PRP と同様に生物学的機構の基礎研究と臨床成績に関連づけ、さらに大規模な対照臨床試験など統計処理で実証されることが必要である。

最後に、各種主要器械においては、発売・販売会社のアドバイスと許可を受けて掲載した。

表1

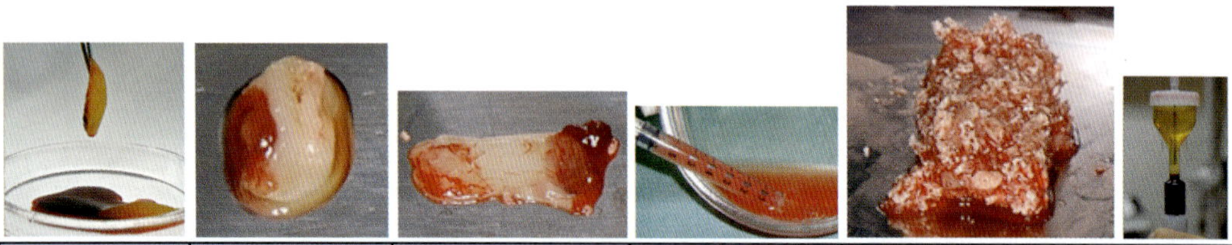

	A-PRF Clot	A-PRF Plug	A-PRF Membrance	A-PRF exudate	i-PRF & A-PRF Solid Bone Graft	PRP
Socket Preservation	○	◎	○	○	○	
Implantation				◎		○
Soft Tissue Healing		◎	◎	○		
GBR			◎	○	◎	◎
Sinus Graft	○		◎	○	○	○
Sinus Graft	○		◎	○	◎	◎

参考文献

1) Blair P, Flaumenhaft R：Platelet alpha - granules：basic biology and clinical correlates. Blood Rev. 2009；23：177-89

2) Borzini P, Mazzucco L：Platelet gels and releasates. Curr Opin hematol. 2005；12：473-9.

3) Paul D, Lipton A, Klinger I（1971）. "Serom factor requirements of normal and simian virus 40 - transformed 3T3 mouse fibroplasts" Proc Natl Acad Sci USA. 68（3）：645-52. doi：10. 1073/pnas. 68. 3. 645.

表2　各種血小板濃縮物臨床応用における開発者・遠心機の機種および調製法

分類	PRP	PRGF	PRF/CGF	i-PRF/AFG
開発研究者	Robert. E Marx	E.Anitua	J-CHOUKROUN C. SACCO	J-CHOUKRUN B . HUANG
開発年度	1998年	1999年	2001年/2006年	2014年/2010年
遠心分離回数	2回	1回	1回	1回
遠心分離機機種 スイングタイプ、 アングルタイプおよび 回転数と時間	○Terumo BCT社 SmartPReP2 3,600 rpm×2 min＋3・3,000 rpm×7（計12 minスイングタイプ） ○Y-CELL BIO採血管 Kubota2420 スイングタイプ 3,200 rpm×4 min 180*g* 3,400×2 min 単純2回法1,700×7 min・3,200×5 min	○PRGF-Endoret® Tubes(BTIBiotechnology Institute, S.L., Miñano, Spain）スイングタイプ 1,860 rpm× 8 min 580*g*	○CHOUKROUN式 全自動 アングルタイプ 1,300rpm ×8 min 198*g* ○メディフュージ アングルタイプ 2,700 rpm×2 min 692*g* 2,400×4 min 547*g* →2,700 rpm× 4min 692*g* →3,000 rpm 3 min 855*g* （計13 min・他社日本製）	○i-PRFCHOUKROUN式 全自動 アングルタイプ 700 rpm×3 min ○メディフュージ アングルタイプ 2,700 rpm×4 min
抗凝固剤利用	使用	使用	$CaCl_2$	なし
活性剤	トロンビン+$CaCl_2$ または使用なし	$CaCl_2$	なし	$CaCl_2$
遠心管種類 （ガラス/プラスチック）	SmartPReP2 プラスチック Y-CELL BIOプラスチック 単純法ガラスまたはプラスチック	ガラスまたはプラスチック	ガラスまたはガラスコーティング	プラスチック
価格	米国内　約3,000ドル Kubota2420　約20万 他社16万〜	PRGF-Endoret® BTI System V 遠心機 57万円	CHOUKROUN式全自動 約30万kit込 メディフュージ 約40万円 他社16万〜	CHOUKROUN式全自動 約30万kit込 メディフュージ 約40万円

（奥寺分類2018年現在　開発者の各手法と内容は変更されることがあります）

4）Knighton DR, Hunt TK, Thakeral KK, Goodsen WH Ⅲ. Role of platelets and fibrin in the healing sequence：An in vivo study of angiogenesis and collagen synthesis. Ann Surg 1982；196：379-388.

5）Platelet - Rich Plasma：A Source of Multiple Autologous Growth Factors for Bone Grafts. Chapter 4, 71-82, Tissue Engineering, Samuel E. Lynch, Robert E, Marx. Quintessence books. 1999.

6）Marx ER, Carlson ER, Eichstaedt RM, Schimmele SR, Strauss JE, Georgeff KR. Platelet rich plasma：Growth factor enhancement for bone grafts. Oral Surg Oral Med Oral Pathol endod 1998；85：638-646.

7）奥寺俊允，松尾雅斗，岩宮万里子．多血小板血漿（PRP）を用いた骨再生療法時の歯槽骨と微細血管構築に関する形態学的研究．インプラント学会誌 2010；23（3）：442-449.

8）楠本健司，多血小板血漿（PRP）療法入門 - PRPの調整原理 -，全日病院出版会 出版.

9）Edited by Hillyer, Silberstein Churchill livinstone. Blood Banking and Tranfusion Medicine, Basic Principles & Practice chapter 17 Platelets and Related products（P. 183-184）.

10）Centor for blood research Laboratories, sleritiy of platelet concentrates collected with tha smart PReP System and Disp sables TR-063, 2001.

11）Bhanot S, Alex JC：Current applications of platelet gels in facial plastic surgery Facial Plast surg. 2002；18：27-33.

12）Velich N, Nemeth Z, Hrabak K, Suba Z, Szabo G：Repair of bony defect with combination biomaterials. J Craniofac surg. 2004；15：11-5.

13）Choukroun J, Diss A, Simonpieri A, Girard MO, Schoefiler C. Dohan SL, Dohan AJ, Mouhyi J, Dohan DM. Platelet-rich fibrin（PRF）: A second-generation platelet concentrate. Part V: Histologic evaluations of PRF effects on bone allograft maturation in sinus lift. Oral Surg Oral Med Oral Pathol Oral Ratiol Endod 2006；101（3）：299-303.

14）Simonpieri A, Choukroun J, Del Corso M, Sammartino G, Dohan Ehrenfest DM. Simultaneous sinus-lift and implantation using microthreaded implants and leukocyte- and platelet-rich fibrin as sole grafting material: a six-year experience. Implant Dent 2011；20（1）：2-12.

15）黄炳珍．歯科再生医療における自己血液生成PRP、PRGF、PRF/CGF、AFG．Implant Dentistry Encyclopedia：クインテッセンス出版，2014；128-129.

16）黄炳珍．CGF･AFGの基礎および臨床応用．デンタルインプラントロジー 57-Vol 22，No.2：クインテッセンス出版，2015.

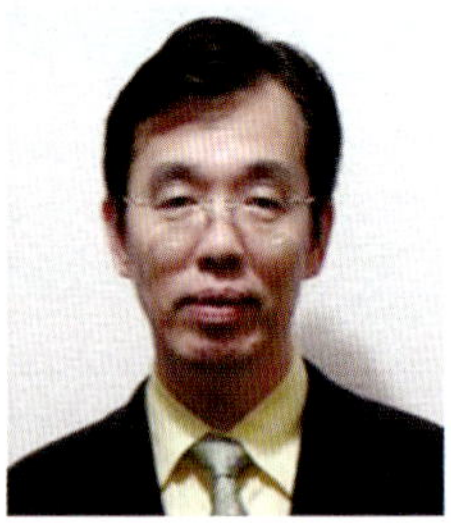

PRPとXenograftを用いた骨造成法の長期症例：エックス線像と組織像

Long-term follow up of sinus lift using Xenograft mixed with PRP.

豊田　寿久　ほうとく歯科（栃木）

Key words： Sinus Lift（上顎洞底挙上術）、GBR：Guided Bone Regeneration、Bio-Oss、PRP（多血小板血漿）、組織像

Ⅰ. 緒言

インプラントは今や歯科臨床にあっては必要不可欠の方法になっている。高度に萎縮した上顎骨にインプラントを植立する方法として上顎洞底挙上術（Sinus Lift）が考案された。この方法はTatumuらがはじめてCrestal approachによる上顎洞底挙上術を施行したことに始まる[1]。その後、Boyneらは腸骨を用いてSinus Liftを行った[2]。Sinus Liftに用いられる骨補填材としては自家骨がゴールドスタンダードと考えられてきたが近年は自家骨にかわり他家骨、異種骨、合成骨などを用いた症例が増加している。その中でも異種骨は吸収も少なく、長期の予後が良いという報告が多い[3〜5]。

異種骨はゆっくりと吸収されるので、挙上された上顎洞粘膜下に十分な量の新生骨が形成される。さらにMarxらはPRP(多血小板血漿）の有用性を示し[6]、この血液生体材料が骨補填材と一緒に臨床応用されるに至っている。PRPには多種の増殖因子が含まれており、骨補填材と同時に用いると骨の形成が促進されるといわれている。さらに骨補填材の多くは顆粒状であり、それ単独では扱いにくいので、PRPと同時に用いることにより操作性が著しく亢進する。しかしながら、これらの骨補填材が長期にわたり生体内に存在し、どのような経過をたどるのかについてはよくわかっていない。今回は多用されている異種骨（Bio-Oss®）とPRPを併用した骨造成法の長期症例を供覧し、エックス線的ならびに組織学的に分析したので報告する。

Ⅱ. 使用機器

PRP調整法

20 cc静脈血を抗凝固剤の入ったシリンジにて採取後専用のチャンバーに注入し遠心分離する。出来上がったPRPに10%塩化カルシウム液とトロンビンを混合し補填材に噴霧する。

表1　PRP/PRF調製法条件

	採血針	チューブ（該当する場合）	採血管	遠心機と遠心条件	ピペット（該当する場合）	ピペットチップ（該当する場合）	総合的スキル評価
メーカー	TERUMO						
型番	SV-21DLK						
品名	テルモ翼付静注針						
太さ（径）	21 G						
長さ	16 mm						
材質							
抗凝固剤			ACD-A				
採血本数			1本				
ロータータイプ				スイング・アングル			
回転数（時間）				2,500 rpm（3min） 2,300 rpm（9min）			
作業者のスキル							初心者

骨補填材としてBio-Oss®（Geistlich、Switzerland）を用い、PRP製造装置はSmartPReP2（HARVEST Company、USA）を用いた。

Ⅲ. 症例の概要

症例 1

患者：43 歳、女性
初診：2004 年 5 月
主訴：左上の歯が痛い
既往歴・家族歴：特記事項なし
現病歴および経過：

10 年以上前に上顎左側にブリッジを装着したが最近頬側歯肉が腫れ、咬合時に違和感がある。口腔内衛生状態は良好であり、歯周ポケットは全顎的に 2 ～ 3 mm であった。⌜6 はエックス線検査にて根尖部に透過像があり、根尖性歯周炎に罹患していたが、感染根管治療を行えば保存可能であると判断した。⌞6 は歯根破折を起こしており保存不可能と判断した（**図 1**）。抜歯後の処置方針として確実な咬合支持を得るためにインプラント治療を計画した。上顎左側の残存骨高径は 3 ～ 4 mm であり、抜歯後歯肉の治癒を待って PRP と Bio-Oss® を用いた上顎洞底挙上術を行い（**図 2**）、10 ヵ月後、インプラントを 2 本（Astra 社製、Tioblast、直径 5.0 mm、長さ 11 mm、9 mm）埋入した。同時に骨栓を採取し骨移植部の組織学的検討を行った（**図 3**）。Bio-Oss® 周囲の骨はわずかに層板構造を示すがいまだ未成熟であり、周囲の線維性結合組織には多数の多核巨細胞が認められた（**図 4**）。6 ヵ月後セメント固定式の上部構造を装着し（**図 5**）、6 ヵ月ごとのフォローを行って 13 年経過している。周囲組織は健康でエックス線所見にても骨の吸収像は認められない（**図 6**）。

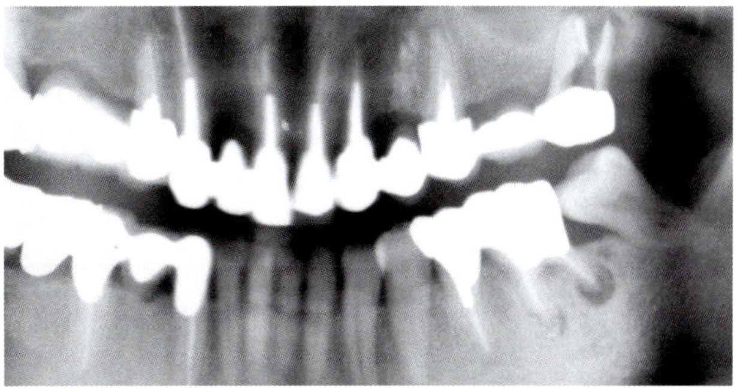

図 1 上顎左側に歯根破折を認める（2004 年 5 月初診時のエックス線写真）。

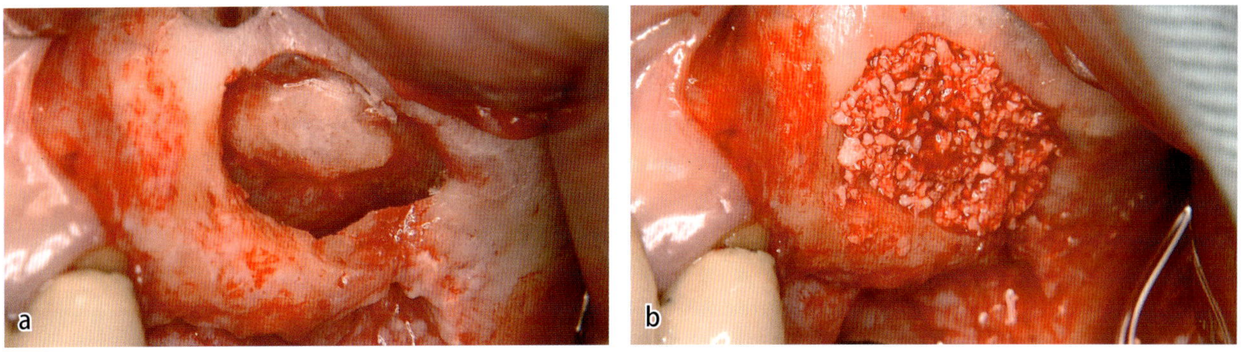

図 2 a：側方開窓術 b：Bio-Oss®と PRP を混合して塡塞

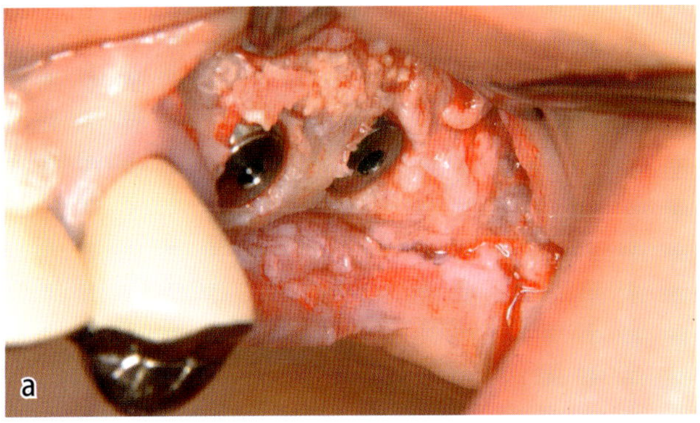

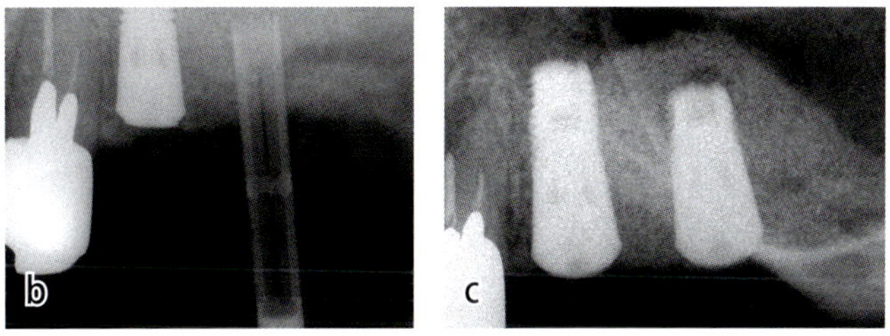

図 3 a：インプラント埋入；2 本インプラント埋入
b：骨栓採取；トレフィンバーにて骨栓採取
c：インプラント埋入；埋入時のエックス線写真

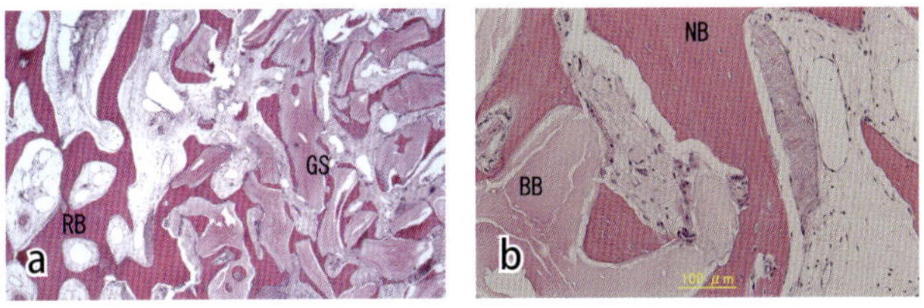

図 4 a：組織像（弱拡大） RB：残存骨部 GS：移植部、Bio-Oss®周囲に新生骨が形成されている。
b：組織像（強拡大） BB：Bio-Oss® NB：新生骨、Bio-Oss® に接して多数の多核巨細胞が確認できる。

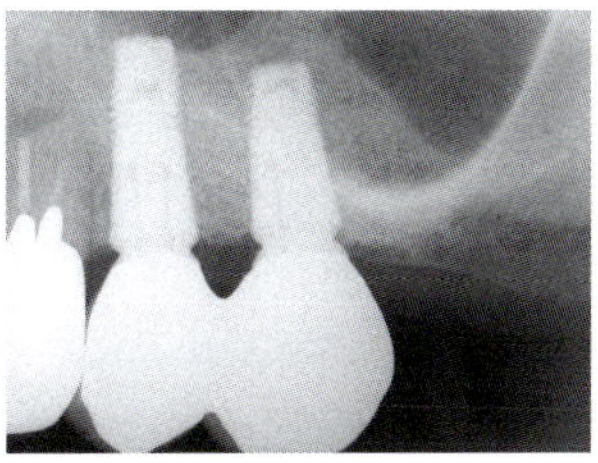

図 5 上部構造装着時
セメント固定式の上部構造を装着。

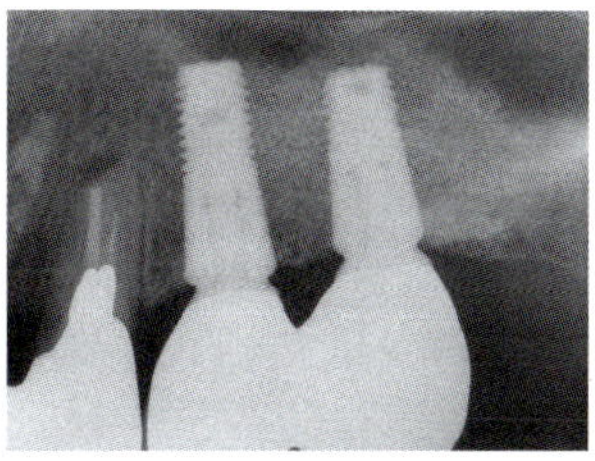

図 6 上部構造装着後 13 年経過
移植部の吸収は認めない 。

症例 2

患者：50 歳、女性
初診：2003 年 4 月
主訴：食事がうまく摂れない
既往歴・家族歴：特記事項なし
現病歴および経過：

上顎には義歯が装着されており、下顎は7 6 5┐、┌6 7欠損、4┐は根尖性歯周炎に罹患しており、嚢胞様透過像が確認された。下顎左右臼歯欠損部の顎堤は広く十分な角化不動粘膜があり、パノラマエックス線所見では、歯槽頂から下顎管上縁までは 10 mm 以上で骨梁は密であった（**図 7**）。診断結果として、4┐は抜歯して下顎右側にインプラントを 3 本、下顎左側にインプラントを 2 本植立する計画をたてた。特に4┐には PRP と Bio-Oss®を用いた骨造成法を提案して患者の了解を得た。

2003 年 8 月、局所麻酔下にインプラント埋入手術を実施した。7┐、5┐相当部にはスクリュータイプ 1 回法インプラント（ライフコアー社製、Stage1、直径 4.1 mm、長さ 10 mm）を 2 本埋入、2003 年 10 月┌6 7相当部にスクリュータイプ 1 回法インプラント（ライフコアー社製、Stage1、直径 4.1 mm、長さ 10 mm）を 2 本埋入、2003 年 12 月、4┐相当部にスクリュータイプ 1 回法インプラント（ライフコアー社製、Stage1、直径 4.1 mm、長さ 12 mm）を埋入し同時に PRP と Bio-Oss®を用いて骨造成法を行った（**図 8**）。創傷治癒を待ってプロビジョナルレストレーションを装着し、6 ヵ月後スクリュー固定の上部構造を装着した（**図 9**）。その後 6 ヵ月ごとのメインテナンスを行い、9 年後の 2012 年 3 月、4┐相当部に行った骨造成部の骨の性状をみるために、十分な患者の理解のうえで生険を行った。それによると、移植した骨補填材（Bio-Oss®）は吸収され大きさがかなり縮小しているが、周囲には層板構造を示すきわめて良好な皮質骨が認められ（**図 10**）、術前 CT でも骨様構造物が確認されている。現在 14 年経過しているがインプラント周囲組織は健康で（**図 11**）、エックス線所見にても骨の吸収像は認められない（**図 12**）。

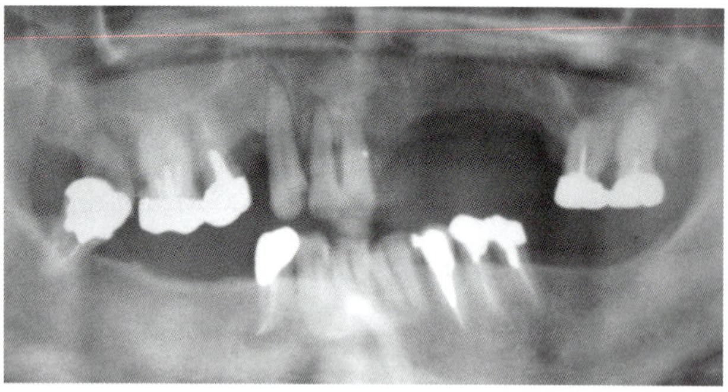

図 7　初診時のパノラマエックス線写真。4┐根尖に透過像を認める。

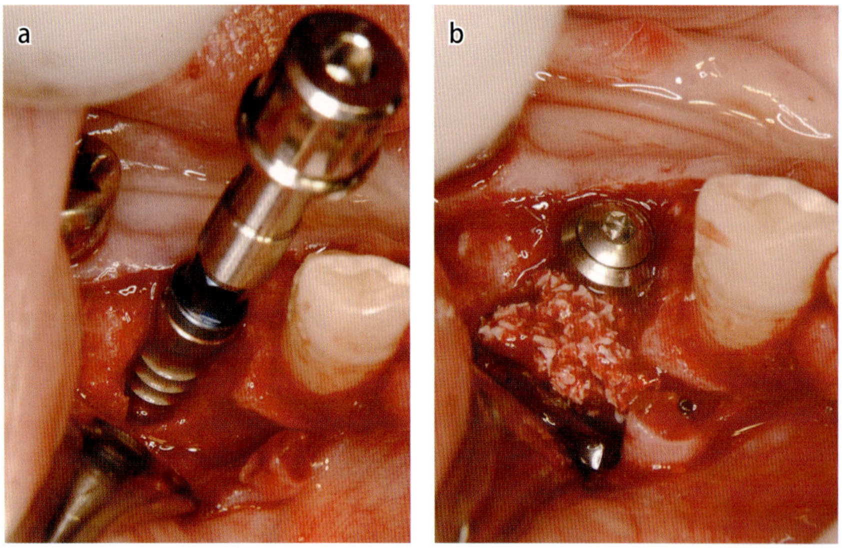

図 8
a：インプラント体埋入；頬側に骨欠損を認める。
b：骨造成術（Bio-Oss®と PRP を混合して填塞）

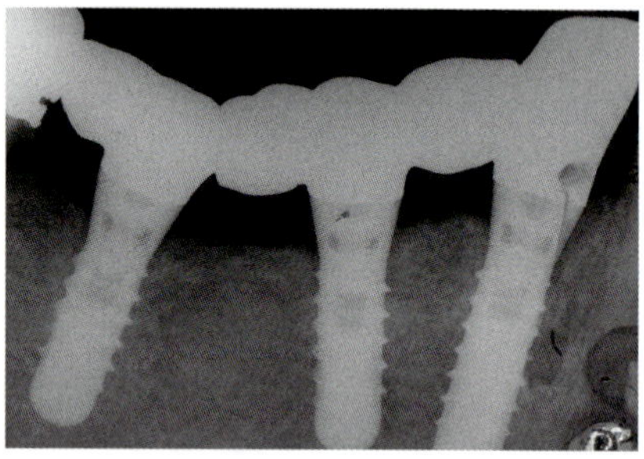

図 9　上部構造装着。スクリュー固定の上部構造を装着

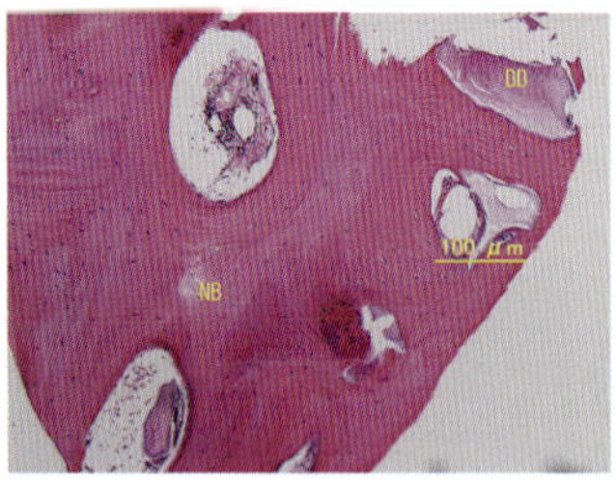

図 10　9 年経過時の組織像
層板構造を示す成熟した新生骨が確認できる。Bio-Oss®はサイズを縮小しているがまだ残存している。

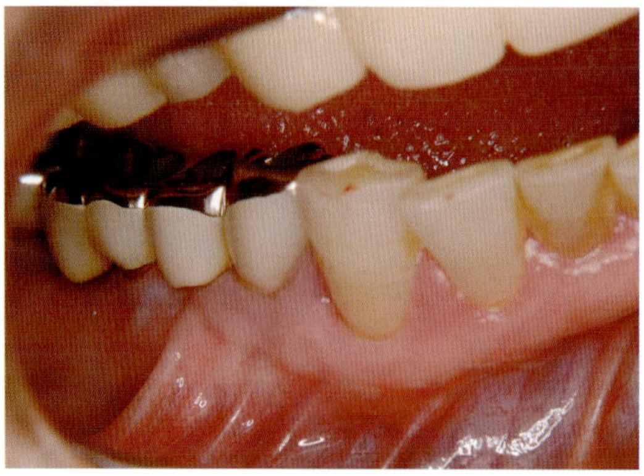

図 11　口腔内写真 14 年経過。4┐周囲の歯周組織は健康で炎症性変化はみられない。

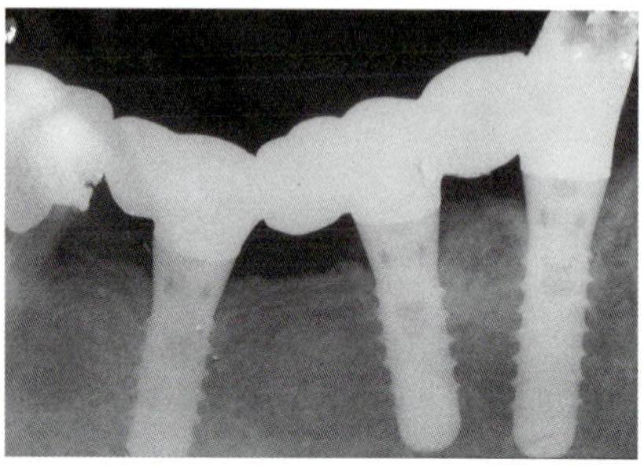

図 12　上部構造装着後 14 年経過。4┐周囲に骨の吸収像を認めない。

Ⅳ. 考察

骨補塡材としては自家骨がゴールドスタンダードと考えられてきたが、Sinus lift に関するかぎり Anorganic bovine bone のみでも自家骨を用いた場合と同等の結果を示すとの報告が多く[7)]、患者の口腔内からの骨採取は少なくなっている。特にインプラントの残存率については自家骨の優位性はほとんどみられない。Rainer Lutz らは 5 年の後ろ向き研究を行い、Sinus Lift において自家骨群と Bio-Oss®群にインプラントの残存率に差がなく同等の成績であると報告し[8)]、Thomas Jensen も同様な見解を示している[9)]。

また、造成骨の減少に関して、Hallman らは Bovine bone 80 % と自家骨 20 % を混ぜた骨補塡材を Sinus lift に用いた 50 症例を報告している[10)]。それによるとインプラント植立後 1 年で造成部の骨高径の減少は 1.4 mm で非常に少なかったことを報告している。また、Karl Andreas は犬の上顎洞に自家骨と Bio-Oss®を移植し 6 ヵ月後の組織像を比較しているが、Bio-Oss®群の体積減少は有意に低く、移植した骨のボリューム維持に有利であると報告している[11)]。Schmitt らもこの材料は非吸収性の骨補塡材であり、長い間に安定した骨に代わっていくので Bio-Oss®を用いることで自家骨採取の必要がなくなり患者の負担を軽減できると述べ、新生骨の形成量についても Bio-Oss® 100 % の群と、Bio-oss® 50 %、自家骨 50 % の群を比較し、新生骨の量に有意差がなくインプラントの残存率にも有意差を認めなかったことを報告している[12)]。本稿の症例をみると、Bio-Oss®を用いて Sinus lift を行った症例 1 では、吸収量はインプラント植立 10 年経過後のパノラマエックス線写真でも 1 mm 以下であり、ほとんど吸収を認めなかった。また、インプラント周囲の歯肉粘膜も健康であり、この材料が骨補塡材として Sinus lift には有効であることを示している。

Bio-Oss®の長期経過については、ゆっくりと吸収されるという報告[13,14)]と粒子径に変化なく吸収されないとの報告[15)]がある。本稿の症例 2 をみるかぎり、移植後 10 年で Bio-Oss®はそのサイズを縮小し周囲には成熟した新生骨ができていた。

また、PRP の効果について Marx らは PRP を補塡材と併用して骨造成を行う場合、PRP が骨の再生を刺激して早く良好な新生骨ができるとの見解を示しているが[16,17)]、他方 Werner Zechner らはミニブタを用いた実験の中で PRP は骨再生の初期の段階で治癒を促進するが、インプラント植立から 6 週を超えるとそれ以降は有意差を示さなかったと報告している[18)]。

PRP が軟組織に及ぼす影響について Rami Alissa らは、抜歯窩の治癒において PRP 中に含まれる生長因子によって軟組織の治癒を促進し歯槽骨炎などの合併症を最小限に防ぐという意味で意義があると述べている[19)]。骨補塡剤のほとんどは顆粒状であり、それ単独では扱いにくいので、補塡材の飛散を防ぎ操作性を向上させることが重要であり、軟組織の治癒を促進することで二次感染を防ぐ効果がある。

Sinus Lift に関しては、補塡材を PRP と併用し即時にゲル化することで容易に上顎洞内に塡塞できることは今回の症例でも示しており、私の臨床では欠かせない方法の一つになっている。

Ⅳ. 結論

PRP と Bio-Oss®を併用することにより長期に良好な予後が得られた。

本論文に関して、開示すべき利益相反状態はない

参考文献

1）Tatum H：Maxillary and sinus implant reconstructions. Dent Clin North Am 1986；30：207-229.

2）Boyne PJ, James RA：Grafting of maxillary sinus floor with autogenous marrow and bone. J Oral Surg 1980；38：613-616.

3）Del Fabbro M, Testori T, Francetti L, et al：Systematic review of survival rates for implants placed in the grafted maxillary sinus. Int Periodontics Restorative Dent 2004；24：565-578.

4）Hallman M, Sennerby L, Lundgern S：A clinical and histologic evaluation of implant integration in the posterior maxilla after sinus floor augmentation with Autogenous bone, bovine hydroxyapatite, or a 20：80 mixture. Int J Oral Maxillofac Implants 2002；17：635-643.

5）Valentine P, Abensur DJ：Maxillary sinus grafting with anorganic bovine bone：A clinical report of long-term results. Int J Oral Maxillofac Implants 2003；18：556-560.

6）Marx RE, Plasma PR：Evidence to Support Its Use. J Oral Maxillofac Surg 2004；62：489-496.

7）Starch-Jensen T, Aludden H, Dahlin C, et al：A systematic review and meta-analysis of long-term studies（five or more years）assessing maxillary sinus floor augmentation. Int J of oral and maxillofac surg 2017May22； pii：S0901-5027（17）31449-2.

8）Lutz R, Berger-Fink S, Stockmann P, et al：Sinus floor augmentation with autogenous bone vs. a bovine-derived xenograft-5-year retrospective study. Clinical oral implants research 2015；26：644-648.

9）Jensen T, Schou S, Stavropoulos A, et al：Maxillary sinus floor augmentation with Bio-Oss or mixed with Autogenous bone as graft：a systematic review. Clinical oral implants research 2012；23：263-273.

10）Hallman M, Hedin M, Sennerby L, et al：A prospective 1-year clinical and radiographic study of implants placed after maxillary sinus floor augmentation with bovine hydroxyapatite and Autogenous bone. J Oral Maxillofac Surg 2002；60：277-284.

11）Schlegel KA, Fichtner G, Schultze-Mosgau S, et al：Histologic Findings in Sinus Augmentation with Autogenous Bone Chips versus a Bovine Bone Substitute. Int J Oral Maxillofac Implants 2003；18：53-58.

12）Schmitt CM, Moest T, Lutz R, et al：Anorganic bovine bone（ABB）vs. autologous bone（AB）plus ABB in maxillary sinus grafting. A prospective non-randomized clinical and histomorphometrical trial. Clinical oral implants research 2015；26：1043-1050.

13）Piattelli M, Favero GA, Scarano A, et al：Bone Reactions to Anorganic Bovine Bone（Bio-Oss）Used in Sinus Augmentation Procedures：A Histologic Long-Term Report of 20 cases in Humans. Int J Oral Maxillofac Implants 1999；14：835-840.

14）Sartori S, Silvestri M, Forni F, et al：Ten-year follow-up in a sinus augmentation using anorganic bovine bone（Bio-Oss）. A case report with histomorphometric evaluation. Clin Oral Impl Res 2003；14：369-372.

15）Mordenfeld A, Hallman M, Johansson CB, et al：Histological and histomorphometrical analyses of biopsies harvested 11 years after maxillary sinus floor augmentation with deproteinized bovine and Autogenous bone. Clin Oral Implants res 2010；21：961-970.

16）Marx RE, Carlson ER, Eichstaedt RM, et al：Platelet-rich plasma. Growth factors enhancement for bone grafts. Oral Surg Oral Med Oral Pathol 1998；85：638-646.

17）Aghaloo TL, Moy PK, Freymiller EG：Evaluation of Platelet-Rich Plasma in Combination with Anorganic Bovine Bone in the Rabbit Cranium：A pilot Study. Int J Oral Maxillofac Implants 2004；19：59-65.

18）Zechner W, Tangl S, Tepper G, et al：Influence of Platelet-rich Plasma on Osseous Healing of Dental Implants：A Histologic and Histomorphometric Study in Minipigs. Int J Oral Maxillofac Implants 2003；18：15-22.

19）Alyssa R, Esposito M, Horner K, et al：The influence of platelet-rich plasma on the healing of extraction sockets：an explorative randomized clinical trial. Eur J Implantol 2010；3：121-134.

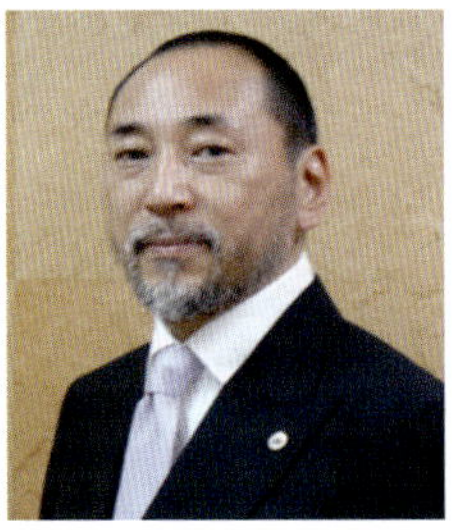

骨欠損部にPRF派生物質と骨補填材を使用したオープンバリアメンブレンテクニックを併用した一症例：エックス線画像と病理組織検査の比較検討

A case of Open Barriamenbren technique using PRF/CGF-derived materials and bone filling materials in bone defects -comparative Study of X-ray images and pathological tissue tests-

樋口 真弘　ヒグチ歯科医院（大阪）

Key words： オープンバリアメンブレンテクニック、PRP、CGF、AFG、scar tissue、tissue graft

Ⅰ．緒言

歯科治療において、インプラント治療は臨床術式の向上と材料などの進歩により、確固たる地位を築いてきている。しかし早期に歯を喪失すると歯槽骨の吸収が起こり、特に頬（唇）・舌的な骨幅が小さくなる[1]。日本人の場合は頬側皮質骨の厚みが薄いことから[2]、特に顕著に吸収することが多い。

また、インプラントが埋入されたとしても、中長期的安定を求めるためには唇側および舌側に、少なくとも 1 mm 以上の骨の厚みが必要であり[3]、審美的完結を求める場合には、同様にそれぞれ 2 mm 以上の硬組織が存在することが望ましい[4]。また、骨幅を増成させることにより骨の高さを増成できるがゆえに GBR 法が考案され、臨床で応用され始めた[5]。

Simultaneous approach、Staged approach のいずれを選択するかは二壁以上の欠損か、あるいは垂直的な骨欠損があるかによって判断されるべきではないだろうか。

今回の目的として、GBR 後の骨増成がしっかりとできているか、もし何らかの原因で創が裂開して十分な骨増成ができていなければ（その場合にはインプラント埋入時にも GBR 法が同時にできる）、ということを考えるとリスクヘッジのため、また scar tissue にならないためにも、減張切開の回数を抑えるべく GBR 法を open barrier membrane し、この場合、PRP 派生物質フィブリノーゲンを応用すれば粘膜傷面の閉鎖が迅速に行われると考え、施術したケースである。

Ⅱ．使用機器

表 1　PRP/PRF 調製法条件

	採血針	チューブ（該当する場合）	採血管	遠心機と遠心条件	ピペット（該当する場合）	ピペットチップ（該当する場合）	総合的スキル評価
メーカー	JMS		TERUMO	TOMY			-
型番	JB-BSS2327N		VP-P070K30	LT-015			-
品名	セーフティ翼付採血セット		ベノジェクトII真空採血管（ブレイン）	卓上低速遠心機			
太さ（径）	23 G	-	-	-	-	-	-
長さ	19 mm	-	-	-	-	-	-
材質	ステンレス鋼、PVC		PET	-	-		-
抗凝固剤	-	-		-	-	-	-
採血本数							
ロータータイプ	-	-	-	アングル	-	-	-
回転数（時間）	-	-	-	870g（13 min）	-	-	-
作業者のスキル	-	-	-	-	-	-	高・中・初心者

Ⅲ．症例

今患者：67 歳、女性
主訴：歯のないところを治してほしい
既往歴・家族歴：特記事項なし
現病歴：他院にて 6| 抜歯後そのまま放置していたが、違和感があるとのことで来院された。

1．現症

全身所見：身長 155 cm、体重 46 kg、喫煙歴なし
口腔外所見：特記事項なし
口腔内所見：
7|、5|7、|7 および 5|7 まで慢性的に軽度の歯周病。
76| は歯の動揺および挺出は認められない。左右にスピー彎曲やモンソンカーブがあること、下顎下縁・歯槽頂そして咬合面のカーブがそれぞれ平行であることから、両側でグラインディング咀嚼をしていたと思われる。
治療方針：歯周病の初期治療終了後、他医院にて抜歯した |6 の違和感のため再掻爬。再評価後、インプラント埋入へと移行する。

2．インフォームドコンセント

インプラント手術にあたっては、術式を患者に説明し、同意を得た。また、本論文における臨床写真、画像などの使用についても、患者に説明のうえ、同意を得た。

3．処置および経過

患者は 76| にインプラント 2 本埋入を希望していたが、6| は前述の通り二壁性の骨欠損のため staged approach を選択した（**図 1**）。

7| については四壁あるため埋入経 φ 4.6、埋入長 12 mm のインプラント体（Mytis Arrow Implant E-4612Sf　株式会社ブレーンベース、東京）を埋入した。

埋入後はプロビジョナルレストレーションで咬合を確立し、フェイスボウにて半調節性咬合器（株式会社ヨシダ、東京）に装着、顆路角と大臼歯部咬合面の内斜面とアンテリアガイダンスの一致を確認後、最終補綴物を装着した。

本法はサイトプラストの捻れや緩みのないように、移植材（Bio-oss® + FDBA）に AFG をミックスし、その上に PRP 派生物質のフィブリノーゲンメンブレンを置き、**表 1** の PRP/PRF 調整により、最表層にサイトプラストを置いた。移植材はサイトプラストから少しはみ出る程度に填入して両サイドをしっかり縫合、また幅の部分が血行障害を起こさないように歯肉弁にテンションが極力かからない形で縫合した（**図 2、3**）。

施術後 6 週間でサイトプラストを除去、3 ヵ月後にヘルシンキ条約に基づき、埋入予定部位から内径 φ 2.0 mm のトレフィンバー（Trépans dentaires, THOMAS, France）にて組織を採取、染色した検体を電子顕微鏡で観察したところ骨芽細胞様細胞の発生が確認できた（**図 4**）。

一方、PRP 派生物質フィブリノーゲンを用いない症例から採取した組織を観察した場合では、骨芽細胞様細胞の発生はみられず、線維芽細胞のみが増殖していた（**図 5、6**）。

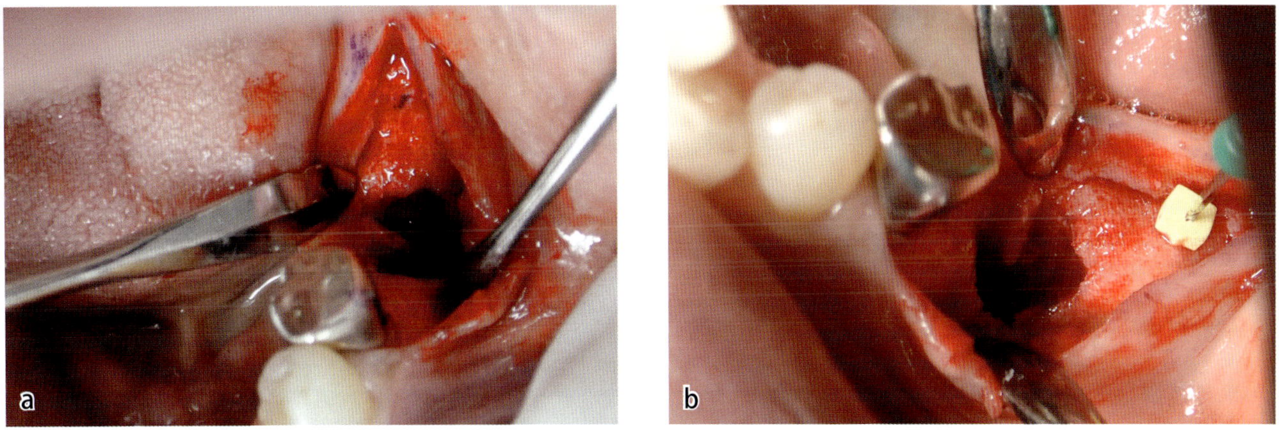

図 1　a：二壁性骨欠損、特に頬側は皮質根尖部まで欠損がみられる。b：ファイルを入れて埋入位置と埋入深度を確認。

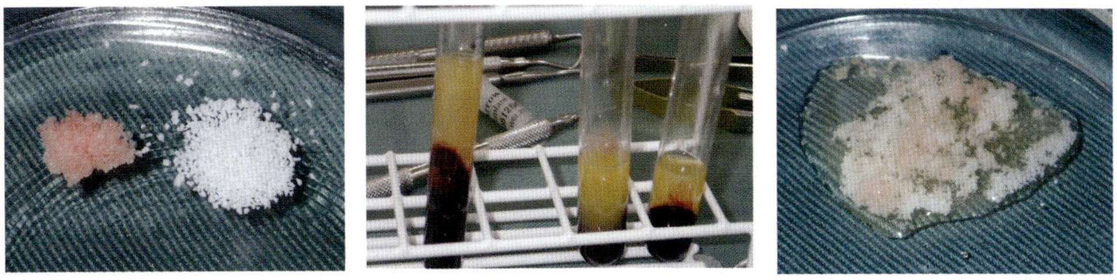

図 2　自家骨 +Bio-oss に AFG を混ぜ、ゲル状になったものを混合。

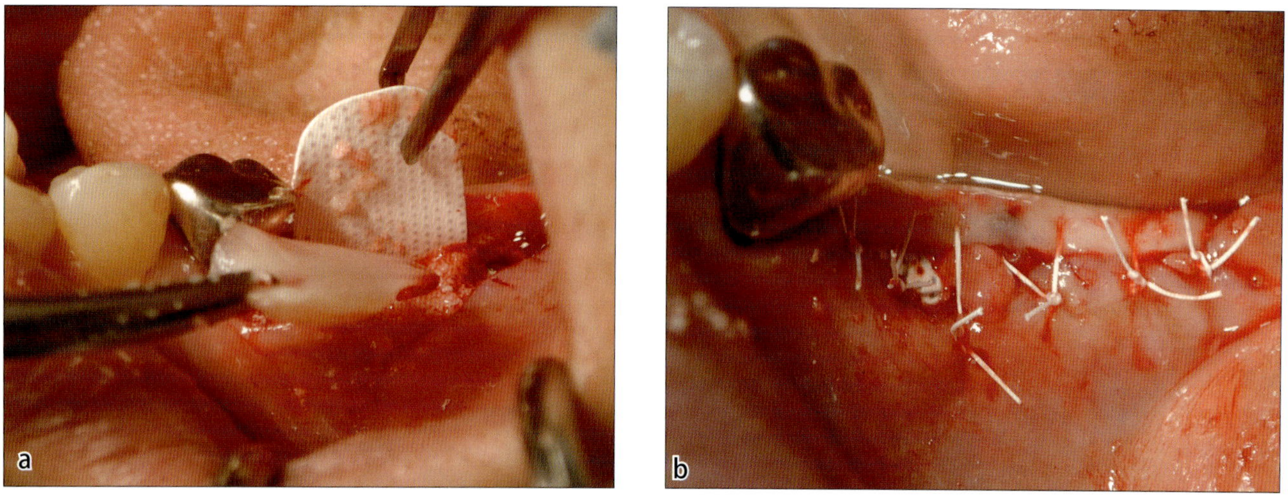

図 3　a：移植材を充填した上にフィブリノーゲン膜を置いた。　b：縫合が完了した状態で CYTOPLAST が見えている。

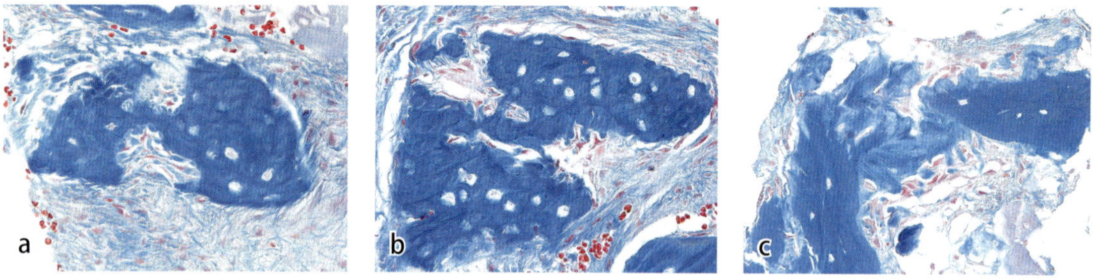

図 4　a、b、c とも 4 μm で Azan Mallory 染色したもの。骨芽細胞様の細胞の生成を確認、新生骨ができている様子が見受けられる。

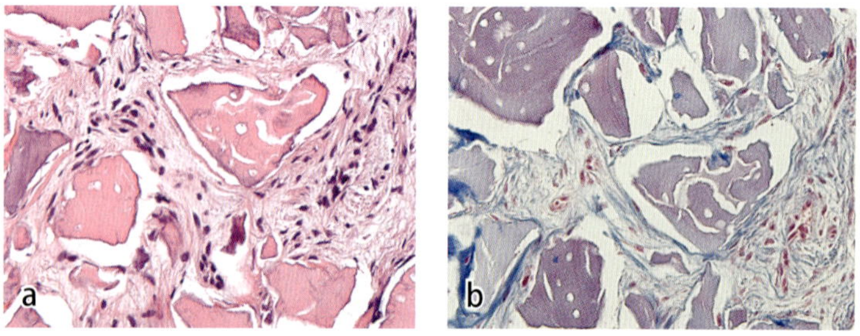

図 5　a、b：線維性結合組織が骨補填材を囲繞しており骨芽細胞様細胞はほとんど見られない。

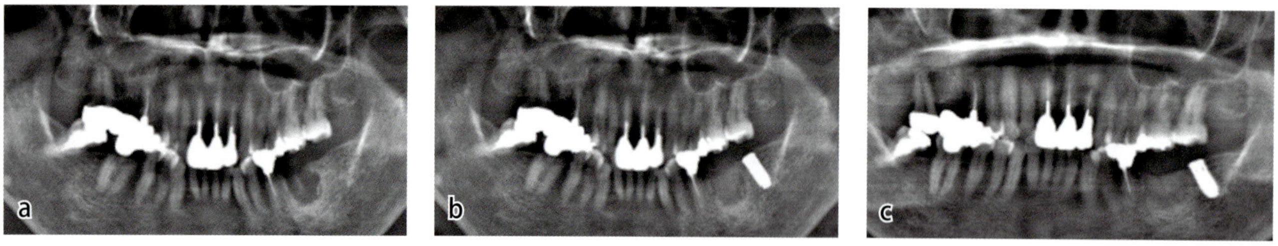

図 6　a：術前　b：術後　c：術後 3 ヵ月

Ⅳ. 考察

GBR 法は一般的には closed を用いるが、減張切開後に何らかの理由で裂開することを考えればソケットプリザベーションのごとく、膜を露出させることも可能か？ということで GTR 法のために考案された d-PTFE 膜（Cytoplast® TXT 200 25 × 30 mm, Osteogenics）を使用した。

減張切開後に歯肉が裂開した場合、患者の QOL も大きく低下させることとなる。そして埋入するときは、縦切開はしていないので keratinized tissue の幅と歯間乳頭の保護ができる。縦切開すると keratinized tissue がなくなるため CTG（Connective Tissue Graft）や FGG（Free Gingival Graft）、PFG（Pedicle Flap Graft）をする必要性が生じる。そのように考えると Tissue Graft の必要がないので今回の open barrier membrane technic は非常に有効かつ有益な手段ではないかと考えられる。

サブストラクチャー（中間構造体）を使用しないように、可能であれば数次にわたって骨増成を行い、ロンジェビティーを考慮した上部構造を作製するべきではなかろうか。

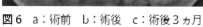

V. 結論

PRP 派生物質（フィブリノーゲン）を併用した open barrier membrane technic を用いた骨造成術により、安全かつ迅速平易に GBR 後に必要とされる期間が短縮され、術者・患者のストレスを軽減することができたと思われる。

本論文に関して、開示すべき利益相反状態はない。

参考文献

1）小濱忠一：前歯部審美修復　インプラント編．東京：クインテッセンス出版，2007.

2）江澤敏光：現代日本人乾燥頭蓋における歯槽骨の厚さおよび形態について．日歯周誌1984；26：243-256.

3）Lekholm U, Adell R, Lindhe J：Marginal tissue reactions at osseointegrated titanium fixtures.（Ⅱ）A cross-sectional retrospective study. Int J Oral Maxillofac Surg 1986；68-272.

4）日高豊彦：審美的インプラント修復におけるプロトコル．日補綴会誌 2012；4：35-42.

5）Nyman S, Lang NP, Buser D, et al：Bone Regeneration Adjacent to Titanium Dental Implants Using Guided Tissue Regeneration: A Report of Two Cases. International Journal of Oral & Maxillofacial Implants 1990；5（1）：94-105.

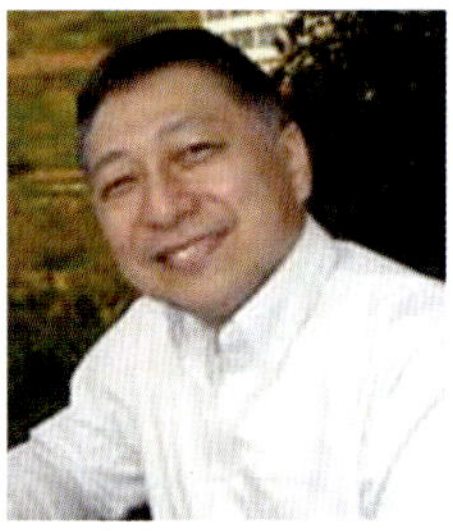

PRPとPRFの併用による重度の歯槽部吸収に対する骨造成

Bone regenerative medicine for severe alveolar absorption by using PRP and PRF

陳　建志　神奈川歯科大学 特任講師　陳建志歯科医院（台灣）

Key words： 吸収が著しい歯槽骨、増殖因子、骨伝導骨材、自己トロンビン

Ⅰ. PRP、PRF使用の意義

1. 背景

現時点までに、重度に吸収された上顎隆起は、実際には移植するにはあまりにも少ない。骨量が不足しているため、顎顔面外科医または治療医にとって困難な課題であった[1]。この課題[2]を解決するには、創傷治癒を促進し、移植後の骨形成を助ける効率的な方法を模索することが不可欠である。

2. PRP を使用する目的

PRP（多血小板血漿）は、ベースラインレベルを上回る血小板濃度を有する自己血液であり、その中には多数の成長因子が含まれている。血小板は増殖因子の貯蔵庫であり、活性化後に少なくとも 7 つの異なる増殖因子（サイトカイン）を放出することがすでに証明されている[3]。それらは血小板由来成長因子である PDGFaa、PDGFbb および PDGFab、トランスフォーミング成長因子 TGFb1 および TGFb2、血管内皮増殖因子 VEGF、PDEGF、インターロイキン 1、IGF、オステオカルシンおよびオステオネクチンなどが挙げられる。それらの成長因子は細胞挙動を調節し[4]、骨および軟部組織の再生を刺激して治癒を劇的に加速する[5]。

3. 材料と方法

PRP 調製のために新鮮な血液（36 mL）を採取し、バキュテイナーを用いて PRF 調製のために血液（約 18 mL）を採取する。続いて骨伝導骨材と Bio-Oss®を 1：2 の割合で PRP と混合して約 4 mL ゼリー状移植物 PRP 混合物を作る（**図 1 ～ 8**）。PRP の調整法は**表 1** に示す。

4. 治療効果

図 13（Ⅲ. PRP、PRF 使用の実際参照）に示されているように、インプラントを挿入した後、ほぼ 80 %のインプラント表面が露出していることが明らかになった。露出した表面上に新しい骨を生み出すのを助ける効率的な方法によって促進されない限り、このような場合は決して成功しないことが長い間あった（**図 20**）。

5. 考察

骨伝導効果を発揮するグラフト材料による骨誘導効果を提供する PRP の助けにより、インプラント周囲の術後の骨形成を促進する。 さらに、**図 16 ～ 19**（Ⅲ. PRP、PRF 使用の実際参照）に示すように、フラップ解離による張力解放効果は、術後の治癒に有益である。

Ⅱ. PRP、PRFの調整方法の実際

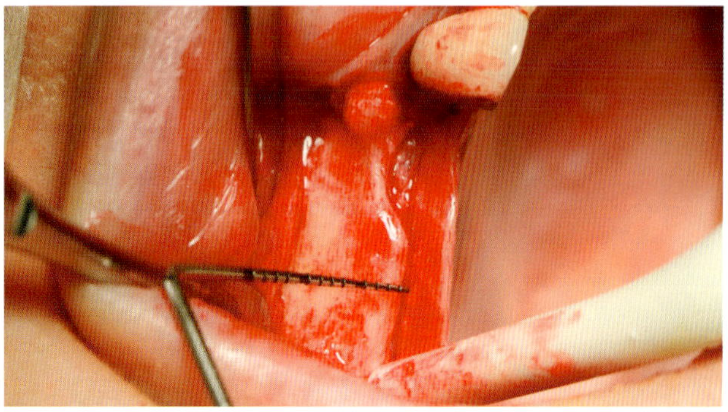

図 1　歯槽骨の幅はわずか 2 cm である。

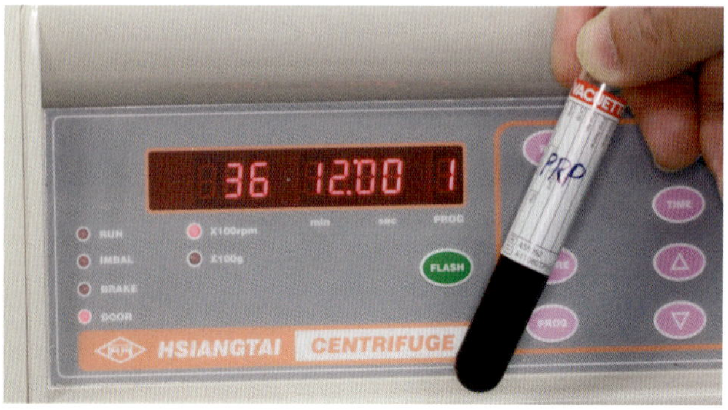

図 2　PRP を遠心分離機に 3,600 rpm、12 分間かける。

表 1　PRP 調製法の条件

	採血針	チューブ（該当する場合）	採血管	遠心機と遠心条件	ピペット（該当する場合）	ピペットチップ（該当する場合）	総合的スキル評価
メーカー	Terumo	-	Vacutainer	Shiang-Tai	Pipetteman	-	-
型番	-	-	-	-	-	-	-
品名	-	-	-	-	-	-	
太さ（径）	3 mL and 5 mL syriges	-	-	-	-	-	-
長さ	-	-	-	-	-	-	-
材質	Plastic	-	Plastic	-			-
抗凝固剤	-	-	-	-	-	-	-
採血本数	-	-	-		-	-	-
ロータータイプ	-	-	-	スイング	-	-	-
回転数（時間）	-	-	-	3,600 rpm（12min）	-	-	-
作業者のスキル	-	-	-	-	-	-	中

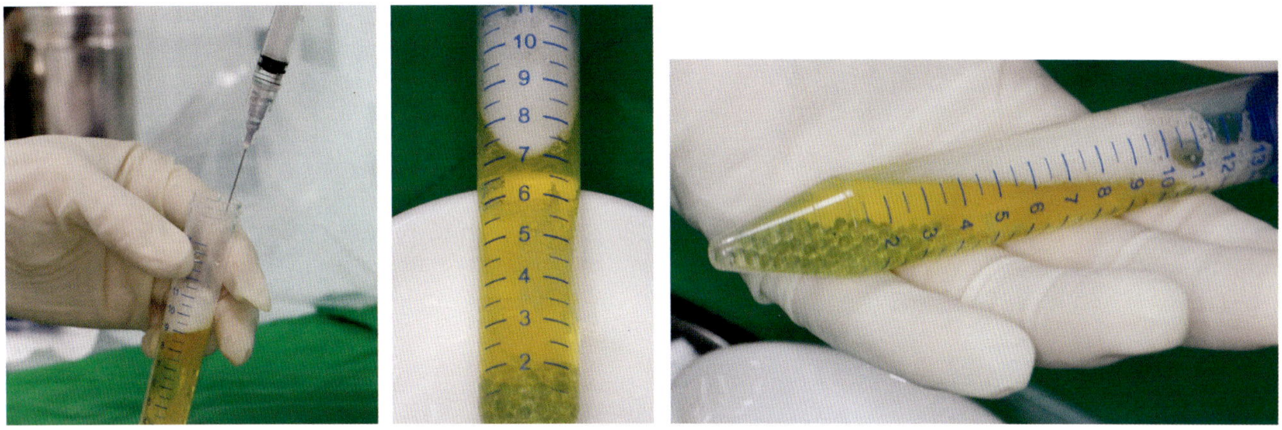

図 3　PPP の抽出および $CaCl_2$ の添加

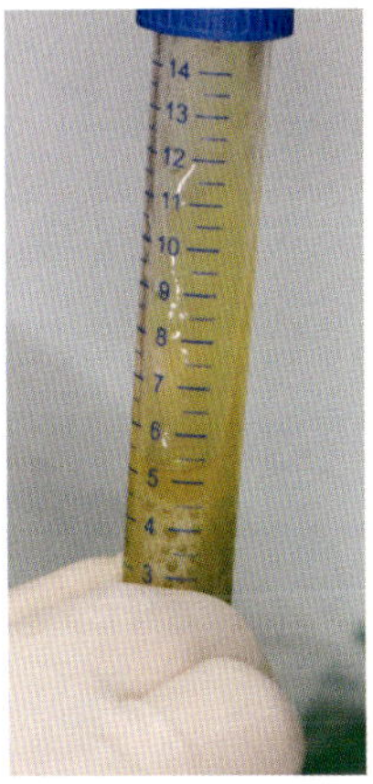

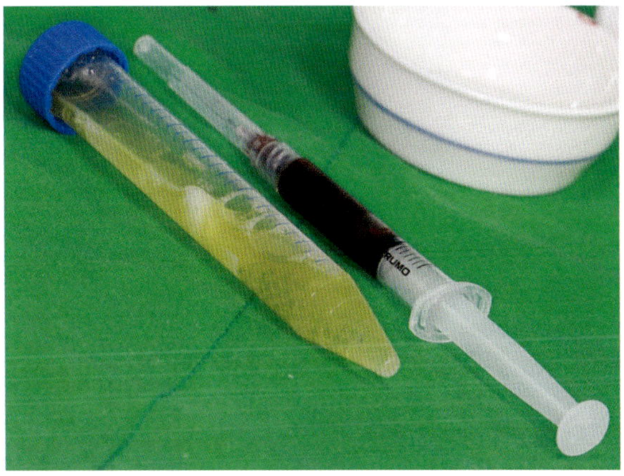

図 4（左）　ガラスビーズおよび $CaCl_2$ を加えた後、約 20 分振盪。凝縮状態では、トロンビンが形成されていることを示す。
図 5（右）　自己トロンビンおよび PRP

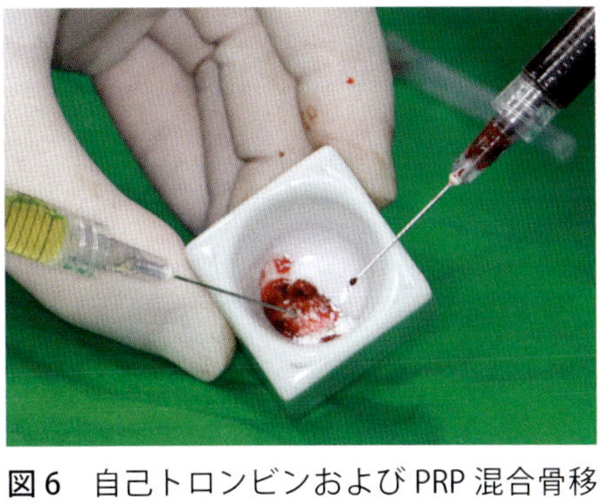

図 6　自己トロンビンおよび PRP 混合骨移植片を混和。

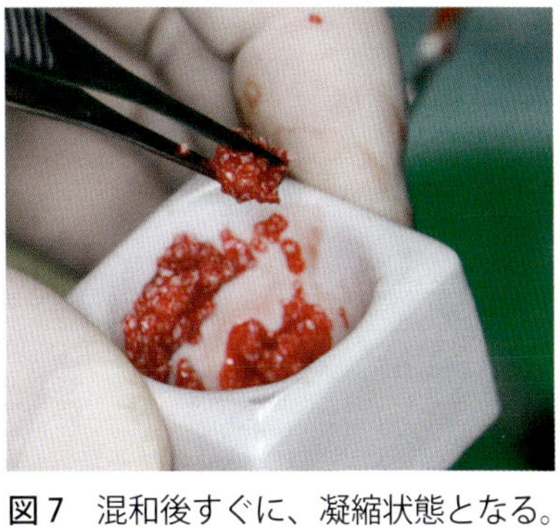

図 7　混和後すぐに、凝縮状態となる。

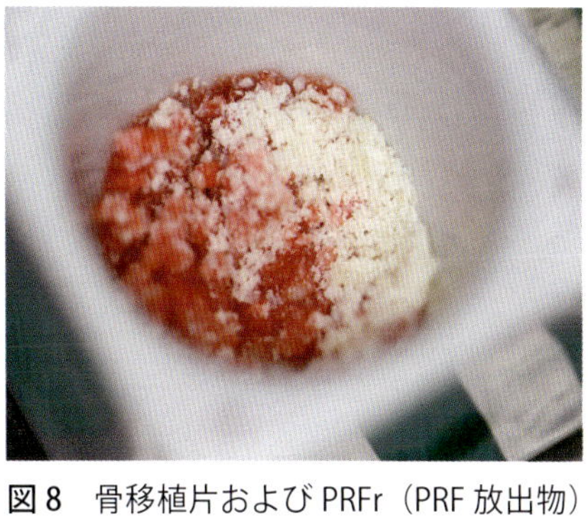

図 8　骨移植片および PRFr（PRF 放出物）が一緒に浸漬されている。

Ⅲ. PRP、PRF使用の実際

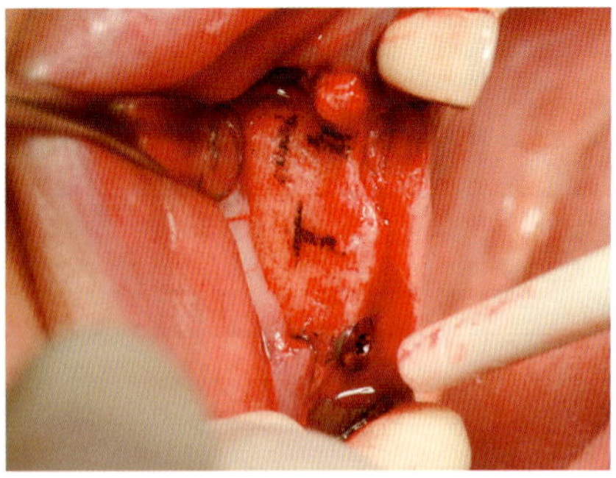

図 9　インプラントの位置をマークする。

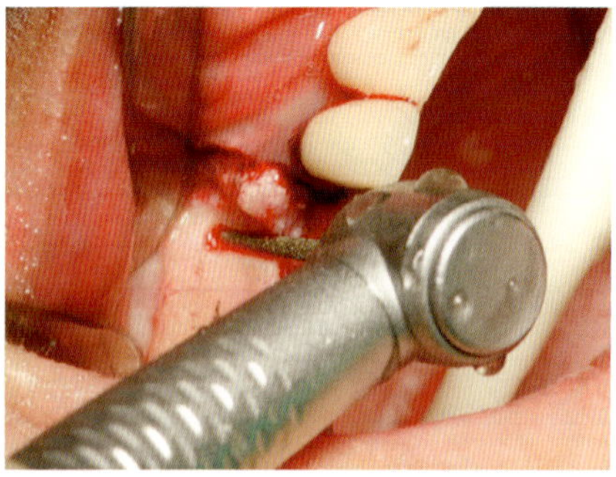

図 10　インプラント窩を準備する。

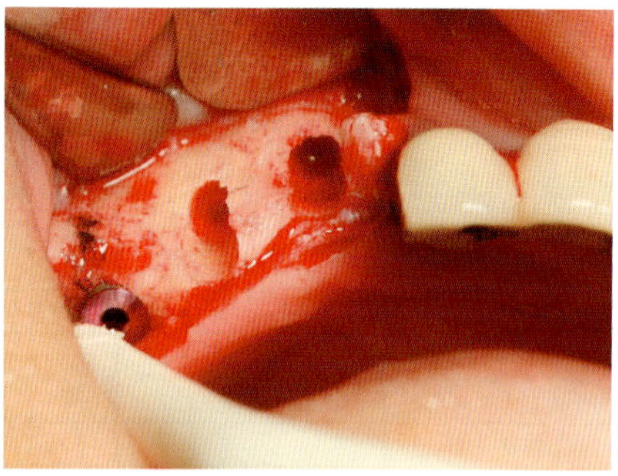

図 11　咬合面から、顎骨プレートの顎骨溝骨幅は非常に薄い。

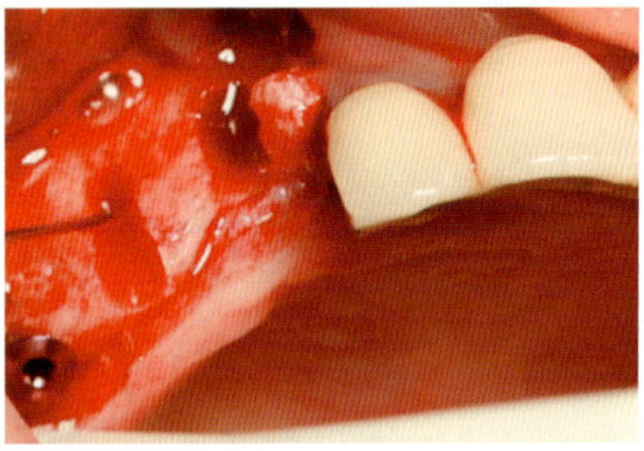

図 12　インプラントを移植する前に PRP を歯槽骨に入れる。

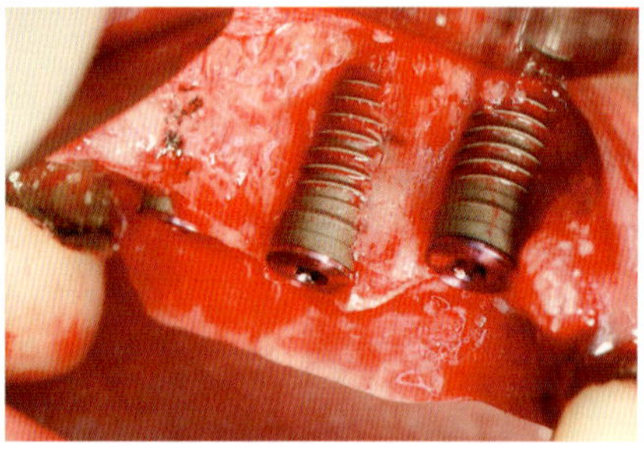

図 13　80%のインプラントが露出される。

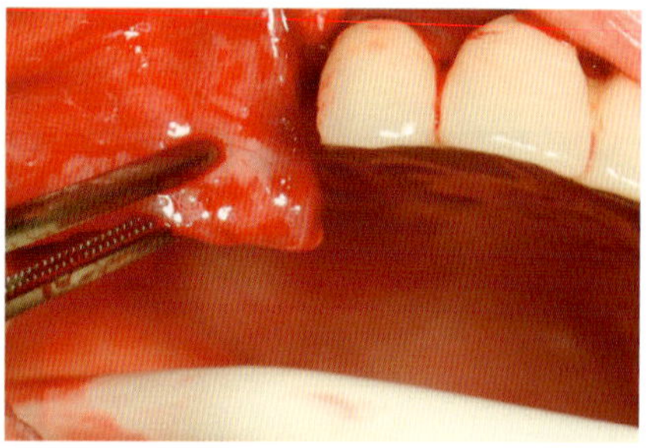

図 14　フラップの状態を見る（Checking the dissection effect）。

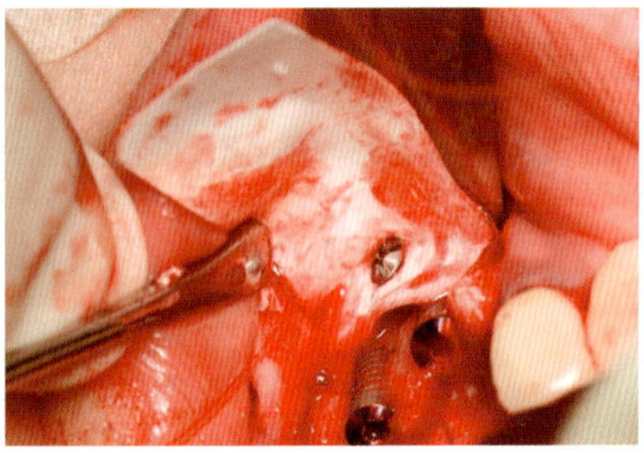

図 15　チタンスクリューを使用してコラーゲン膜を固定する。

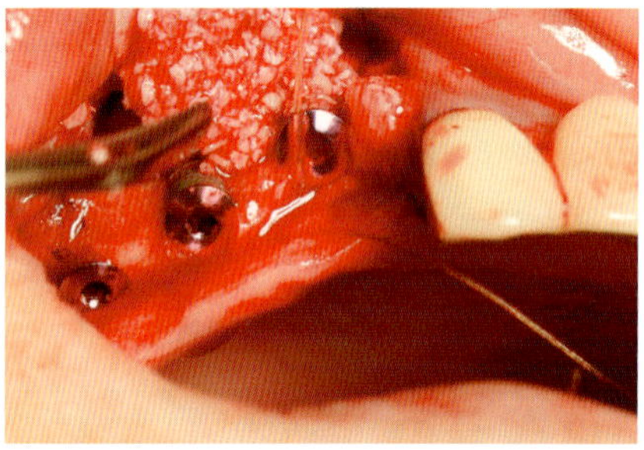

図 16　頂端部分に配置された PRFr 混合骨粉

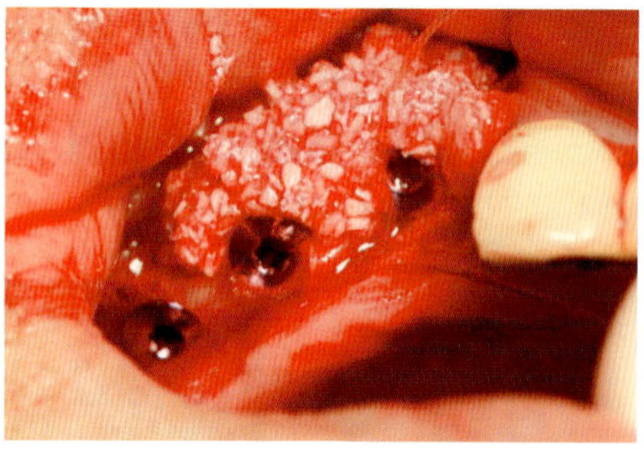

図 17　クラウンの根元に配置された PRP 混合骨粉

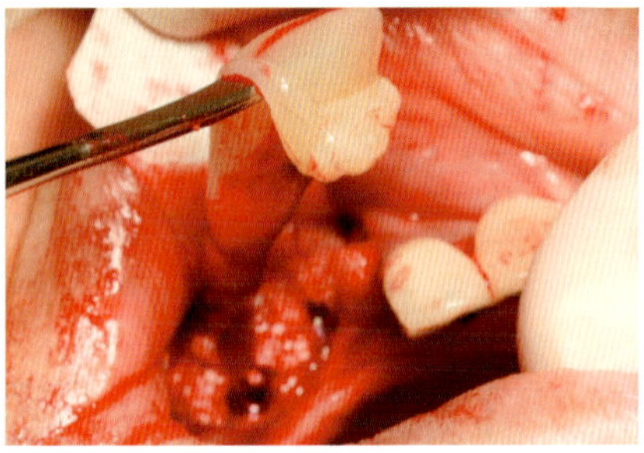

図 18　骨粉の上に覆われた PRF 膜

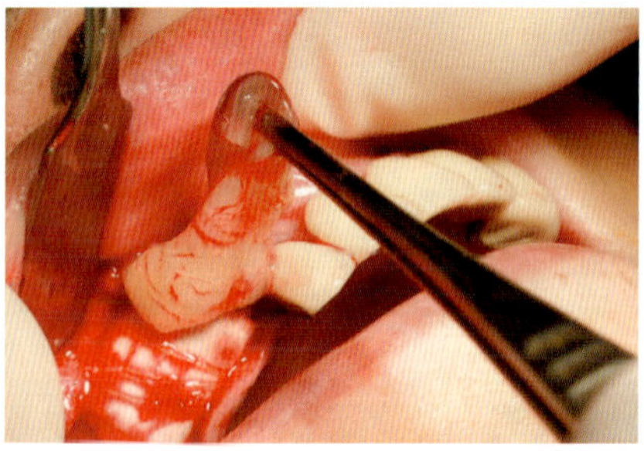

図 19　次いで、コラーゲンバリア固定再縫合創で覆われているので、増殖因子の PRF 膜放出は、軟組織の治癒を誘発し得る。

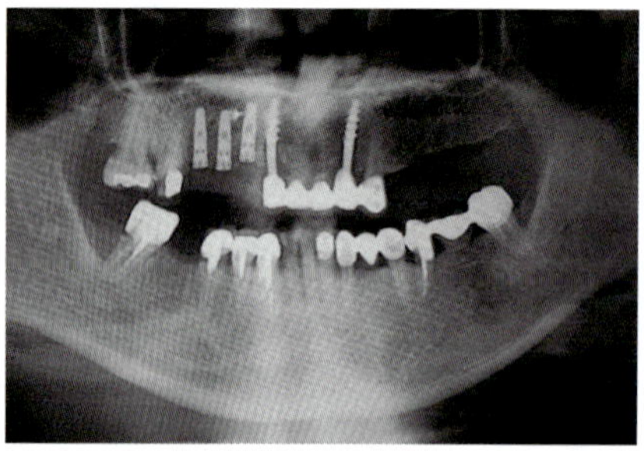

図 20　術後

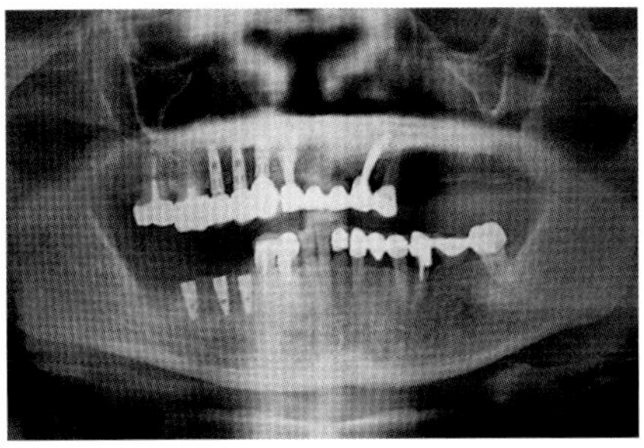

図 21　術後から４年後

参考文献

1) Tissue-Directed Placement of Dental Implants in the Esthetic Zone for Long-Term Biologic Synergy：A Clinical Report Richard P. Kinsel, DDS/ Robert E, Lamb, DDS, MSD The International Journal of Oral & Maxillofacial Implants. Vol. 20, Number 6, 2005.

2) Tissue engineering strategies for the future generation of dental implants. Janet Moradian-Oldak, Hai Bo Wen, Galen B. Schneider & Clark M. Stanford. Periodontology 2000, Vol 41, 2006, 157-176.

3) Platelet-rich plasma：Growth factor enhancement bone grafts Roberts E. Marx DDS, Eric R. Calson, DMD, Ralph M. Eichstasdt, DDS, Steven R. Schimmele, DDS, James E. Strauss, DMD, and Karen R. Georgeff, RN. Oral Surgery, Oral Medicine, Oral Pathology. Vol. 85 No. 6 June 1998.

4) Quantitative assessment of the kinetics of growth factors release from platelet gel. Chen Y. Su, Ya P. Kuo, Heng Lu Nieh, Yu M. Tseng, and Thierry Burnouf. Transfusion, vol. 48, November 2008.

5) Effects of growth factors and cytokines on osteoblast differentiation. Francis J. Hughes, Wendy Turner, Georgios Belibasakis & Gianlucas Martuscelli Periodontology 2000, Vol. 41, 2006, 48-72.

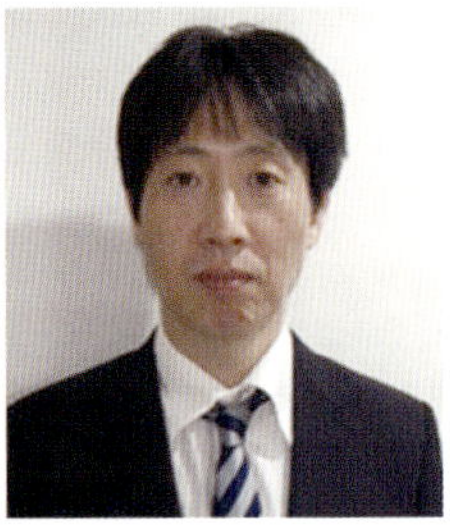

審美的ゾーンへの抜歯即時インプラント埋入時の初期固定不良症例に対するPRPの応用

Application of PRP to Initial defect Implant of Immediate Implant Placement to esthetic zone

大八木　章好　公園都市プラザわかば歯科（千葉）

Key words： PRP、矯正治療、審美的回復、CTG（結合組織移動術）

I．緒言

抜歯後即時にインプラントを埋入することは、軟組織の被覆や骨の構造が抜歯後に起こるこれらの崩壊と比較すると良好に保存させることにつながる。また、この術式は調和のとれた歯肉の構造を維持することを目的とした保存テクニックであるともいえる[4]。

また、インプラントの初期固定（初期トルク値）が高いほうがインプラントの初期および生物学的な安定性に関与する[5]と言われている。その中で今回、3|の残根を抜歯して同時にインプラントの埋入[6]を行った。しかし、初期固定が不良な状況であったため、PRP治療の応用を行い、審美的な位置へのインプラント治療で迅速な治癒経過と石灰化の良好な結果を得たので報告する。

II．症例

患者：48歳、女性

初診：2013年5月

主訴：歯が折れた

既往歴：特記事項なし

現病歴：

約2年前に近隣の歯科医院にて3|の補綴物を装着したがメタルコアごと脱離。再装着を繰り返した。半年前に3|の補綴物が脱離し同病院で歯根破折の診断にて義歯を装着。義歯の違和感が強いのでインプラントを希望し当院に来院（**図1**）。

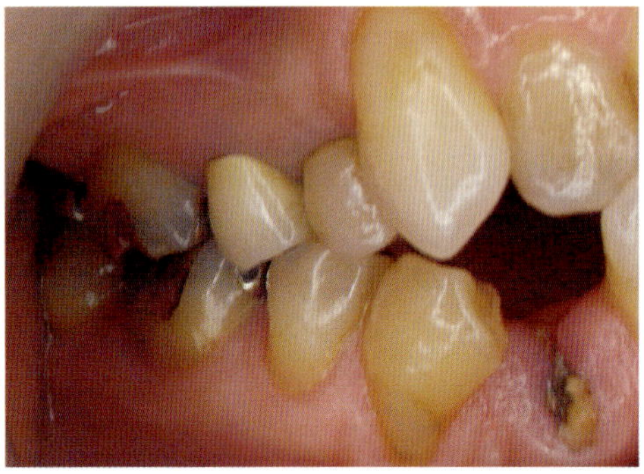

図1　術前口腔内写真（2013年5月）

全身所見：特記事項なし

口腔外所見：顔貌左右対称。顎関節や咀嚼筋に異常は認めない。

口腔内所見：

口腔衛生状態は良好で、残存歯の歯周ポケットは全顎にわたり3 mm以下であった。残存歯の歯列、咬合関係はおおむね良好であるが、上顎前歯に叢生があり、2|と3|の咬合関係が逆被蓋を呈していた。3|は残根状態となっており、補綴物を装着するには厳しい状態であった。7|は欠損しており、65|支台の延長ブリッジが装着されていた。

検査結果：

パノラマエックス線所見では全顎的に軽度の水平的な骨吸収を認め、3|は骨縁下の残存歯質があった（**図2**）。

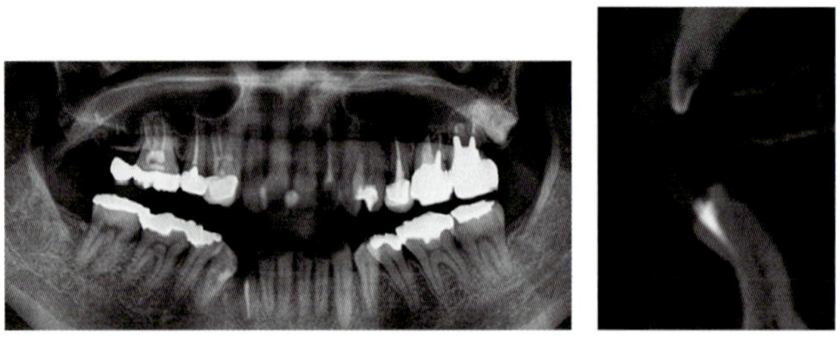

図2　術前パノラマエックス線写真、コーンビームCT写真（2013年5月）

診断名：3|の歯根破折。

治療方針：

プラークコントロール、患者のモチベーションの獲得後、全顎スケーリング、3|の抜歯と同時にインプラントを即時埋入。2|と3|が逆被蓋であり、それを起因とした3|の歯根破折を起こした可能性もあるので適切な被蓋を獲得する目的で上顎の矯正治療を行った。

インプラントのオッセオインテグレーションを獲得している間に上顎の部分矯正治療を行い、上顎の矯正治療が保定している間に3|のプロビジョナルレストレーションにて咬合を確立し、最終補綴物を装着、再評価後メインテナンスへと移行した。

Ⅲ. 治療内容

1. インフォームドコンセント

3|の補綴処置に対して、ブリッジ、可撤義歯、インプラント補綴について各々長所、短所を説明した[7]。その結果、患者はインプラント治療を希望し、同意が得られた。また、適正な咬合目的で行う上顎部分矯正治療に関しても同意が得られた。

表 1 PRP/PRF 調製法条件

	採血針	チューブ（該当する場合）	採血管	遠心機と遠心条件	ピペット（該当する場合）	ピペットチップ（該当する場合）	総合的スキル評価
メーカー	Nipro	Nipro	日本ベクトン・ディッキンソン（株）	Sifratent	-	-	-
型番	-	-	-	-	-	-	-
品名	BD Vacutainer® セーフティロック ブラッドコレクションセット*	セーフティロック ブラッドコレクション セットホルダー付き 21 G 3/4"	BDバキュティナ 採血管 #365905	メディフュージ	-	-	-
太さ（径）	21 G	-	-	-	-	-	-
長さ	19 mm	305 mm		-	-	-	-
材質	-	PP	PET	-	-	-	-
抗凝固剤	-	-	なし	-	-	-	-
採血本数	-	-	3本	-	-	-	-
ローータータイプ	-	-	-	アングル	-	-	-
回転数（時間）	-	-	-	2,700 rpm（2 min） 2,400 rpm（4 min） 2,700 rpm（4 min） 3,000 rpm（3 min）	-	-	-
作業者のスキル	-	-	-	-	-	-	高・中・初心者

＊ホルダー付 21 G 3/4″

2. 処置および経過

初診時から矯正治療、インプラント治療まで 2013 年 5 月から 2014 年 2 月までほぼ治療計画通りに治療を行った（**図 3、4**）。

また、術前にパノラマエックス線写真、スタディモデル、コーンビーム CT より残存歯の抜歯と同時にインプラントを埋入する抜歯即時埋入の治療計画を立てた（**図 1、2**）。

2013 年 9 月、局所麻酔下にて 3|を愛護的に抜歯し、十分に掻爬した。両隣在歯の歯間乳頭間の歯肉粘膜弁を剝離挙上した。舌側の抜歯窩斜面にスターティングポイントを設定し、インプラントの埋入角度に注意しながらインプラント（Astra Tech Implant, Osseospeed T3.5S11 Göteborgs Sweden）を埋入した。初期固定は埋入トルク値 15Ncm と不良で、埋入深度を舌側残存骨辺縁より 2mm 程度深くした（**図 5、6**）。

頬側に骨補添剤（Bio-oss, Getilich Wölhusen Switzerland）と PRP を混ぜ、そこに PRP を圧平した PRP 膜を添加してヒーリングキャップユニ 6 mm（Astra Tech Implant, Dentsply Implants Göteborgs Sweden）を装着し、歯肉粘膜弁を縫合 1 回法とした。手術後、術後感染予防のため抗生物質、鎮痛消炎剤を処方した。上顎部分矯正治療の 2|の叢生が改善し 2013 年 12 月に保定装置を装着した。インプラント埋入後約 3 ヵ月の免荷期間後、既成のアバットメントであるダイレクトアバットメント 3.5/4.0（Astra Tech Implant, Dentsply Implants Göteborgs Sweden）を 25 Ncm で装着し、プロビジョナルレストレーションを作製した。

1 ヵ月にわたって咬合状態を確認した結果、機能的に問題なく経過したため、2014 年 1 月に印象採得（オープントレー法）、咬合採得を行い、最終補綴物、陶材焼付金属冠をインプラントセメント（IP セメント、松風　京都）で装着した（**図 7**）。

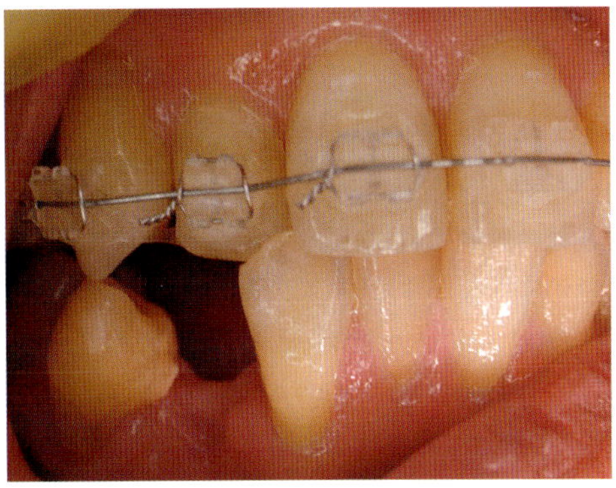

図 3　矯正治療中の口腔内写真（2013 年 9 月）

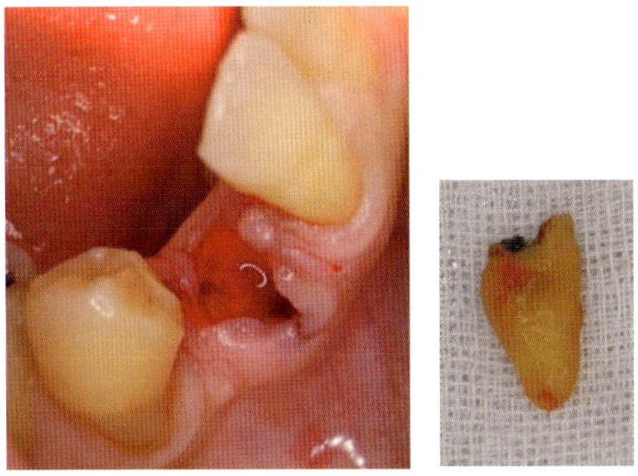

図 4　3|の抜歯時の口腔内写真（2013 年 9 月）と抜歯した歯

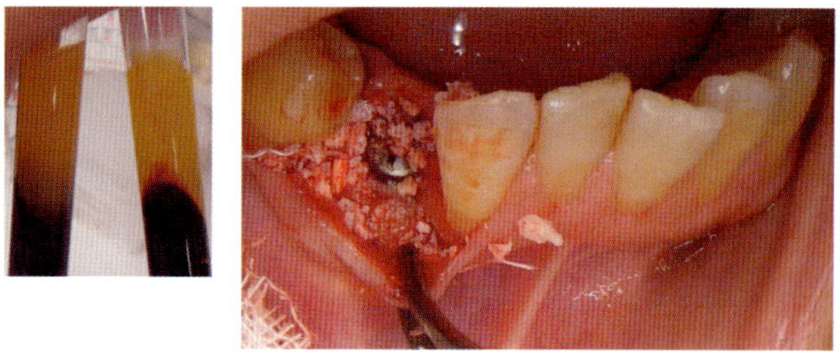

図 5　PRP とインプラント埋入・骨補填時の口腔内写真（2013 年 9 月）

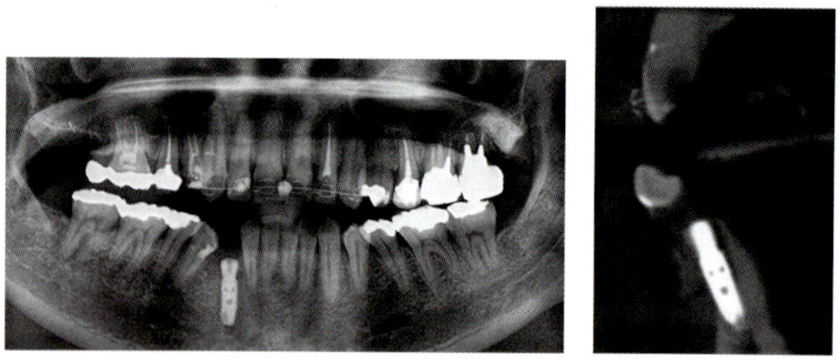

図 6　インプラント埋入時のパノラマエックス線写真とコーンビーム CT 写真（2013 年 9 月）

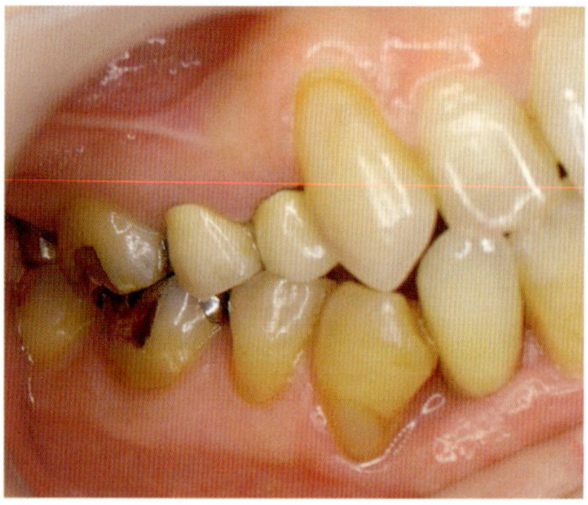

図 7　補綴物装着時の口腔内写真(2014 年 2 月)

Ⅳ. 経過

上部構造装着後は、1 週間後、1 ヵ月後に口腔衛生管理、咬合状態の確認を行い、その後は 6 ヵ月ごとにメインテナンスを行った。口腔衛生管理は良好であり、インプラント周囲組織にも異常所見は認められなかった。3 年経過した現在、インプラント周囲組織ならびに咬合状態は安定している（**図 8、9**）。今後も長期にわたりインプラントを良好な状態に維持するためには、メインテナンスを継続し定期的な経過観察が必要であると考える。

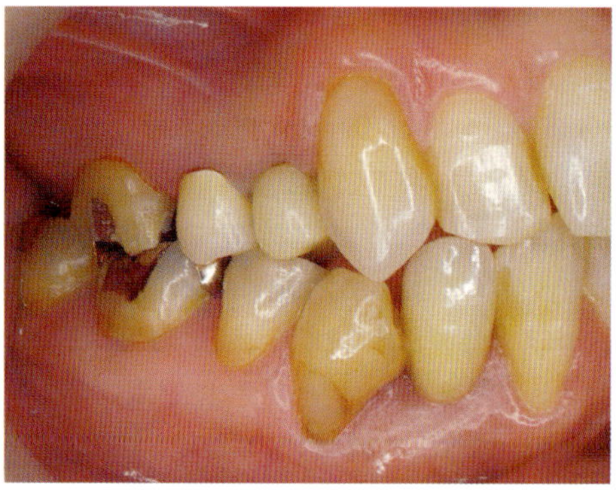

図 8　補綴物装着後 3 年 3 ヵ月経過時の口腔内写真（2017 年 5 月）

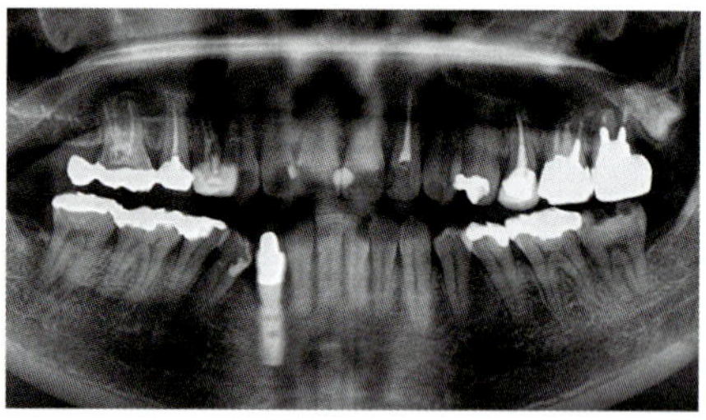

図 9　補綴物装着後 3 年 3 ヵ月経過時のパノラマエックス線写真（2017 年 5 月）

Ⅴ. 考察

アストテックインプラントのプロトコールにはインプラントの推奨締結トルクがインプラント埋入時で 35 N とある。今回、インプラント埋入時の初期固定が 15 N で不良であった。にもかかわらず、わずか 3 ヵ月で PT 値（ペリオテスト値）マイナス 0.5 を達成し、ダイレクトアバットメントを推奨締結トルク 25 N で締結し、プロビジョナルレストレーションを装着できた。アストラテックインプラントのオッセオスピードによるインプラント表面性状、PRP の骨誘導能、組織治癒促進能が有効に働いた [9] と考えられる。

PRP を用いない GBR で行っていた場合、インプラントのオッセオインテグレーション獲得はできたかもしれない。しかし、アバットメントを推奨締結トルクで締結するのにより時間がかかることを経験している。また、今回 CTG（結合組織移植術）を行っておらず、PRP も用いていなければ軟組織の治癒結果に影響を及ぼしていた可能性が高い。

前歯や小臼歯欠損の場合、審美的な要求が大きいためインプラント埋入と同時に硬組織や軟組織の造成を行うことが多い。硬・軟組織の不足があればインプラントのオッセオインテグレーションが獲得できても、審美的に患者に満足を与えなければ失敗になる[4)]。

今回、抜歯即時インプラントとPRPを応用したことで迅速な回復と良好な結果を得ることができた。

しかし、患者のQOLという意味で抜歯、インプラント埋入と同時にプロビジョナルレストレーションを装着する抜歯即時修復[12)]、抜歯即時荷重[13)]が可能であれば、より患者の満足を得たのではないかと考える。

ある報告では初期固定が低くても前歯、小臼歯の位置に即時修復を行い、骨吸収を起こさず審美的にインプラント治療が良好な結果になった[14)]、とも書かれている。

そういう意味では初期固定（35 N以上）が獲得できれば、アバットメントを装着し、プロビジョナルレストレーションを装着し、即時荷重をすることも可能であった。

今回の症例においてインプラントの初期固定が不良であった原因は、下顎骨の抜歯窩舌側壁へのインプラントホール形成時にバーそのものが、また、インプラント埋入時にもインプラントそのものが舌側から骨がない頬側へ滑ってしまった可能性が高い[8,11)]。

また、今回フラップを剥離挙上して行ったがフラップを剥離挙上しない手法のほうが、初期安定性に優れインプラントの安定性にもつながる[10)]ことが言われており、症例によっては有効であるといえる。

今後、より患者の満足を得るためにより慎重な症例選択と高い手術手技が必要であると考える[4)]。

インプラントにかかわらず審美補綴を成功に導くためにはCTG（結合組織移植術）やFGG（遊離歯肉移植術）などが必要なケースがある。しかし、口蓋から組織を採取することは患者への疼痛や不快症状をもたらすことで治療への満足度が減る可能性もある。

PRPである組織再生療法を応用することで失敗が少なく疼痛や不快症状も少なくできる。特に審美的治療でより成功に導く可能性が高く、長期的な臨床研究により、有効性が実証される必要がある。

Ⅵ. 結論

今回、初期固定不良へPRP治療を応用することで、インプラントと骨との結合、軟組織治癒促進、軟組織造成を高めた可能性がある。インプラントの治療の成功率を高めるだけでなく審美的な治療の有効な治療法であるといえる。

本論文に関して、開示すべき利益相反状態はない。

参考文献

1）山道信之，林佳明，水上哲也，ほか：インプラントイマジネーション．東京：クインテッセンス出版；2011，28-33.

2）Gonshor A：Technique for producing platelet-rich plasma and platelet concenterate：Background and process.Int J Periodontics Restorative Dent 2002；22（6）：547-557.

3）Garg AK, Gargenese D, Peace I：Using platelet-rich plasma to develop an Autologous membrane for growth factor delivery in dental implant therapy. Dent Implant Update 2000：11（6）：41-44.

4）C.E Mish 著，前田芳信他総監訳：Mish　成功するインプラント補綴の条件．京都：永末書店；2013，833.

5）Greenstein G, Cavallaro J：Implant Insetion Torque：Its Role in Achieving Primary Stability of Restorable. Dental Implants 2017 Feb；38（2）：88-95.

6）Evas CD, Chen ST：Esthetic outcome of immediate implant placement. Clin Oral Implants Res 2008；19（1）：73-80.

7）赤川安正，松浦正朗，矢谷博文，渡邊文彦ほか：よくわかる口腔インプラント学第3版．東京：医歯薬出版；2017，8-14.

8）小濱忠一：前歯審美修復インプラント．東京：クインテッセンス出版；2007，15-19，24-31，76-80.

9）奥寺　元：顎骨再生と保全を目指した顎顔面美容口腔外科治療．京都：永末書店；2012，8-11.

10）Jeong SM, Choi BH, Kim J et al：Comparison of flap and flapless procedures for the stability of chemically modified SLA titanium implants：an experimental study in a canine model. 2011 Feb；111（2）：170-173.

11）宮本郁也：インプラント治療における骨評価の重要性．日本口腔インプラント誌　2015；28（1）：11-15.

12）Donson N, Horvath A, Mezzomo LA, Dedi D, et al：The role immediate provisional restoration on implants with a haydophilic surface：A randomized, single-blind cotrolled clinibal trial.

13）Hennigsenn A, Smeets R, Koppen K, et al：Immediate loading of subcrestally placed dental implants in anterior and premolar sites.

14）Norton MR：The Influence of Low Insertion Torque on Primary Stability, Implant Survival, and Maintenace of Marginal Bone Levels：A Closed - Cohort Prospective Study.

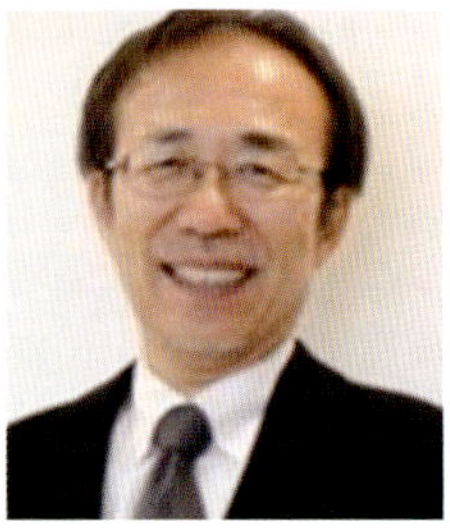

PRPを併用したGBR、サイナスリフト、インプラント施術を行ったオーラルフェイシャルコントロールの一症例

One case of the oral facial control which used PRP and GBR, Sinus Lift and implanting operation

田中　強　田中歯科（広島）

Key words： 審美歯科、フルマウスリコンストラクション、PRP、PRF（CGF）、GBR、サイナスリフト、病理組織、ボールアタッチメント、エイブ 98 咬合器、オーラルフェイシャルコントロール

Ⅰ．緒言

歯の喪失に伴い、既存の組織や咬合高径も失われていく。そのため、患者の主な主訴である審美性を回復することは、正常な咬合を再構築すると言う作業から始まる。これは、歯科医師が避けて通れない道といえる。

患者は 61 歳女性。

カウンセリングにより、上顎前歯 2 本を残して保存不可能な歯を一度に抜歯。同日抜歯窩の骨吸収を防ぐため骨補填材に、バイオス Bio-Oss、オステオグラフト Osteograft（JMM）、オステオゲン OsteoGen（Nonn-Ceramimic Natural Bone）を使用し、PRP・PRF（CGF）療法を併用した施術を行い同日に暫間義歯を装着した。

その後、ステントを使用した上顎臼歯部にサイナスリフトを施術した。上顎前歯 2 本は、抜歯と同日にインプラント上にボールアタッチメントを付けた総義歯を装着した。この時 4 ヵ月前に施術したインプラント周囲の骨を採取し、病理標本を作製した。

術後 9 ヵ月上下顎 28 本の支台形成を行い、ガム模型作成を行った後に、最終補綴を作製した。

これにより、骨の質が悪い、骨が薄く少ない状態であってもインプラントの治療が十分に可能になった。また、人工骨を用いて骨を作る際 PRP を混入することで強い質の良い骨を作ることができたので報告する。

初診：2008 年 12 月

主訴：咀嚼障害

口腔内所見：

根尖性歯周炎・根面齲蝕・歯根破折からの骨の吸収を生じ、└4 には、フィステルを認めた。└1 の歯根は 2/3 以上露出しており、上顎においては、残存歯すべてに動揺を認めた（**図 1**）。

治療計画：

生活習慣の改善などを含め、プラークコントロールを徹底したうえで、フルマウスリコンストラクション（再建）部位により GBR[1]・サイナスリフトを併用する施術。

インプラント最終補綴の前に診断用ワックスアップとプロビジョナルレストレーションを用い、最終補綴冠を装着し審美的な回復を図る治療計画を立案した。

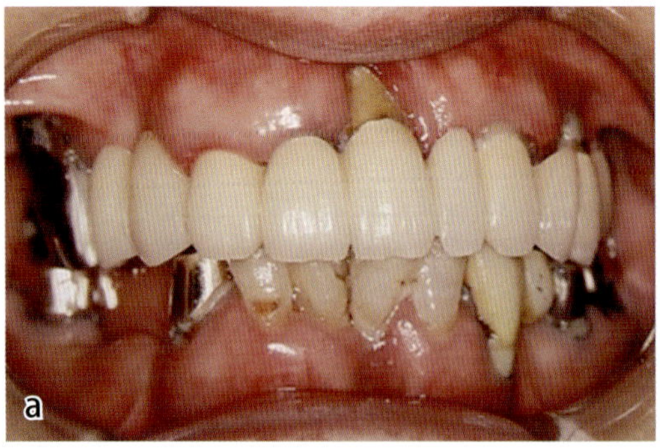

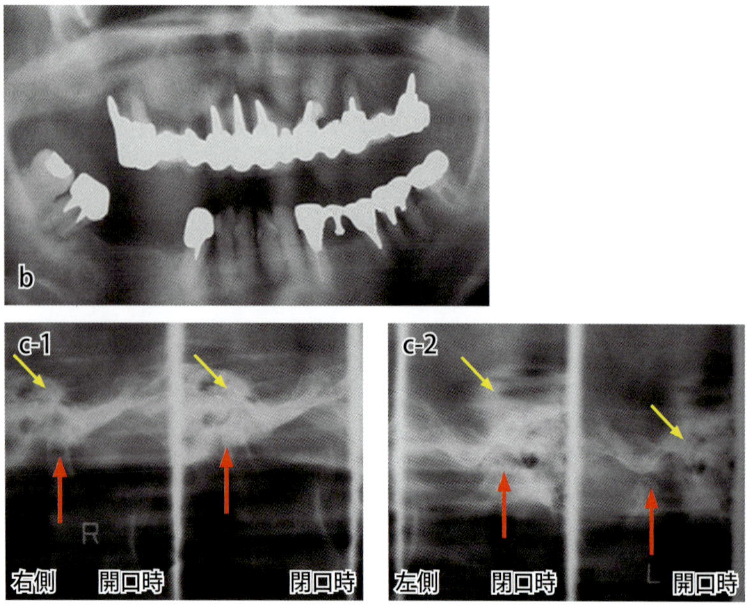

図 1　a：術前口腔内写真　b：パノラマエックス線画像　c：顎関節エックス線画像

Ⅱ．使用機器

表１　PRP/PRF 調製法条件

	採血針	チューブ（該当する場合）	採血管	遠心機と遠心条件	ピペット（該当する場合）	ピペットチップ（該当する場合）	総合的スキル評価
メーカー	Nipro		TERUMO	TOMY			-
型番	REF364342		VP-H070K	LT-105			-
品名	単回使用一般静脈用翼付針		ベノジェクトII真空採血管（滅菌品）	卓上低速遠心機			
太さ（径）	23 G	mm	-	-	-	-	-
長さ	19 mm	mm	-	-	-	-	-
材質			プラスチック管	-	-		-
抗凝固剤	-	-	シリカ微粒子・トロンビン	-	-	-	-
採血本数			4本	-			
ロータータイプ	-	-	-	アングル	-	-	-
回転数（時間）	-	-	-	2900 rpm-870*g*（10 min）	-	-	-
作業者のスキル	-	-	-	-	-	-	中

Ⅲ．顎骨造成にかかわるPRP療法およびPRF療法を使用して

患者の血液成分を使用することで、インプラント手術による創傷治癒を早くし、顎骨や歯周組織の再生・回復を促進することを目的とする治療法。インプラント埋入手術に際しては、顎骨の不足・骨質の脆弱等がある場合、埋入するインプラントの定着を促進させるために、顎骨造成などにより骨の増強を行うことがある。その顎骨造成にかかわる療法が、PRP 療法および PRF（CGF）療法（**図２**）である。

自己血中に含まれる血小板および成長因子を含む血漿を遠心分離により採取するもので、この成長因子の働きにより血小板が骨芽細胞を多数作り、骨増生が促進される。

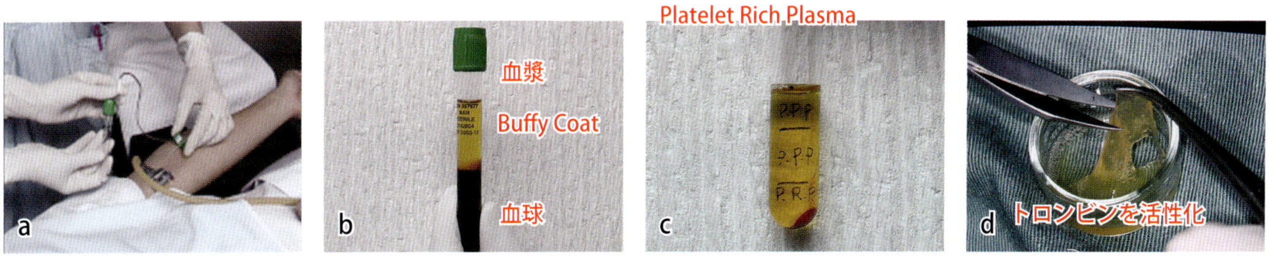

図２　a：採血　b：１回目の分離　c：２回目の分離　d：PPP を活性化

１．初診時から抜歯治療まで

プラークコントロール後、全顎スケーリング。上顎全歯牙、下顎前歯保存不可と診断。一度に総義歯になるのは不安なため、上顎前歯２本を残し審美を優先した暫間義歯を制作。

２．不良補綴物除去から GBR まで

2 1| は暫間義歯の鉤歯とするため抜歯はせず、フルブリッジを切断して一時的に保存した。抜歯後は十分な掻爬の後、骨鋭利端は生理食塩水注水下にラウンドバーを用いて歯槽骨整形を行った。抜歯窩の骨吸収を防ぐため PRP[2] 併用の GBR[3] を行う。骨補塡材料は、バイオス Bio-Oss、オステオグラフト Osteograft（JMM)、オステオゲン OsteoGen（Nonn-Ceramimic Natural Bone）を使用した。抜歯窩に PRP（多血小板血漿）を混和した人工骨を塡入し、吸収性のメンブレン[4] と PPP で被覆した。減張切開と水平マットレス縫合によって無理な張力が加わらないよう縫合した（**図３**)。

３．抜歯と同日に装着した局部義歯

抜歯と同時に上顎に骨増生を施術し、前歯右側２本を残存させたパノラマエックス線画像。線上に囲まれた部位が上部真ん中の口腔内写真 GBR を施術している部位（**図４b**)。

４．診断用ワックスアップとプロビジョナルレストレーションを用いたステント製作まで

ステントを使用した CT による診断、骨の厚みが１～２ mm 程度であったことから両側のサイナスリフトが必要と診断した（**図５**)。

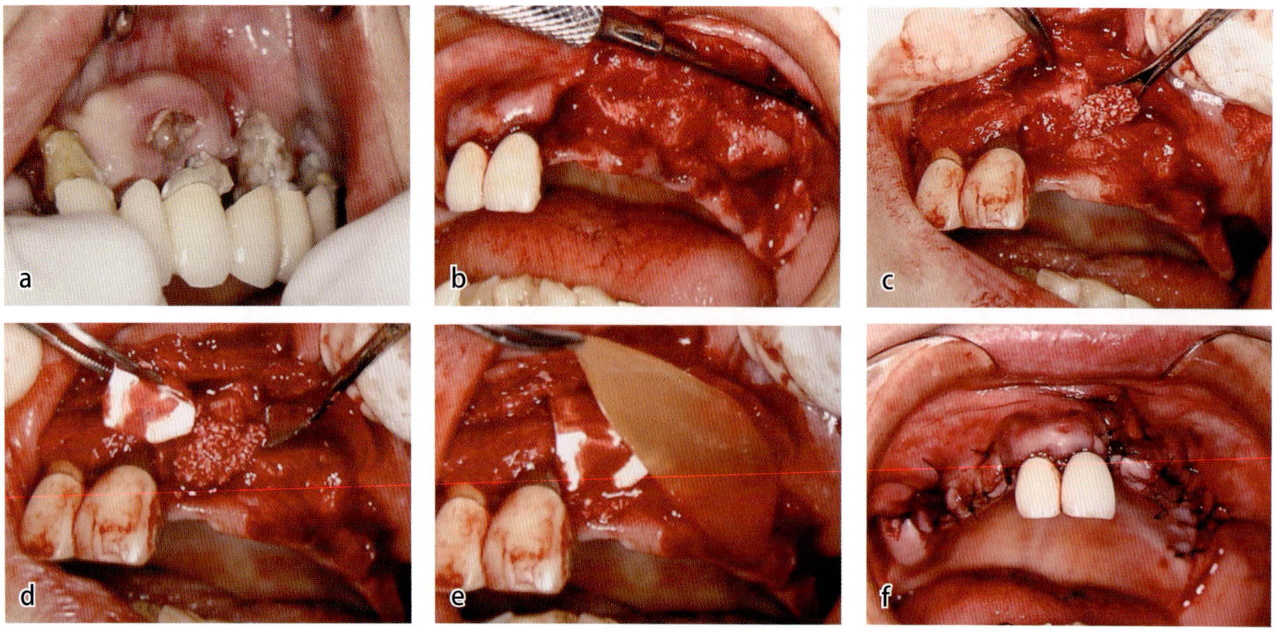

図 3　a：不良補綴物除去　b、c：抜歯窩に PRP 人工骨を塡入　d、e：吸収性のメンブレンと PRP で被覆　f：縫合

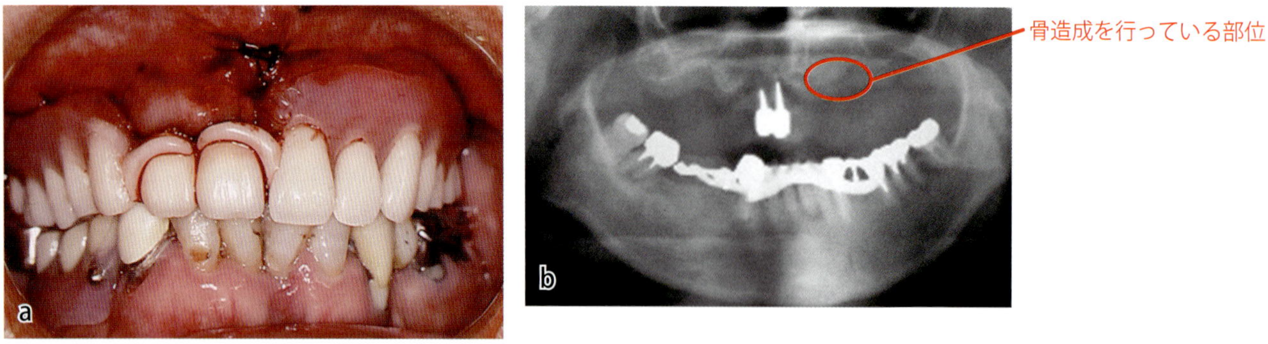

図 4　抜歯と同日に装着した局部床義歯とパノラマエックス線画像

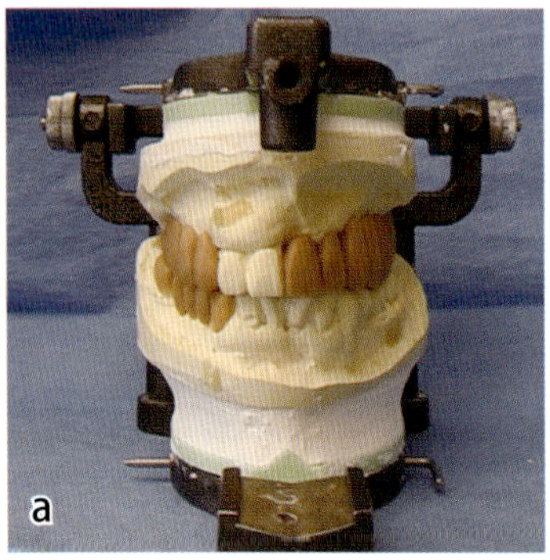

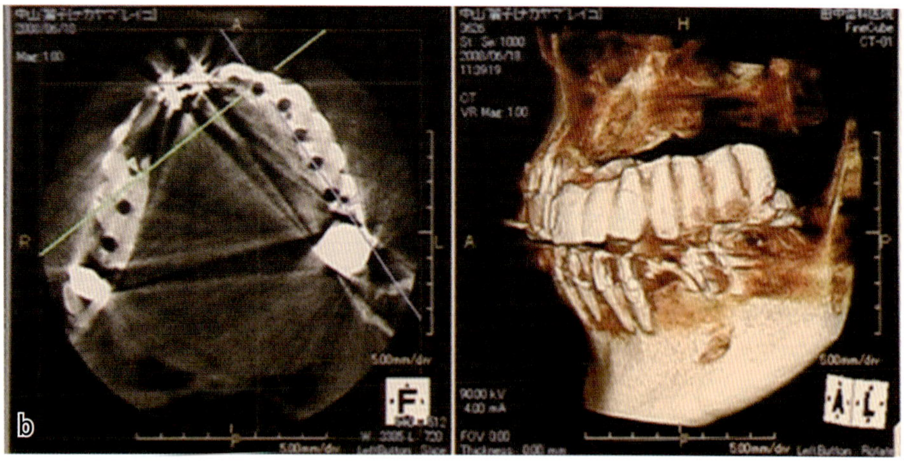

図 5　a：診断用ワックスアップ
b：作製までステントを使用した CT による診断像

5. ステントを使用して GBR を併用したインプラント埋入まで

CT 画像撮影の後、上顎洞底上顎ステントを使用して左右サイナスリフトを行った。骨窓形成には上顎洞粘膜の巻き込み防止のため、生理食塩水を注水下にダイヤモンドラウンドバーを用い、上顎洞粘膜の剥離には STOMA のサイナスリフティングエレベーターを用いた。PRP（多血小板血漿）を混和した人工骨を塡入し、吸収性のメンブレンと PPP で被覆した。開窓部においては吸収性メンブレンで被覆した（**図 6**）。

両側とも頰舌的には 15 mm、歯槽骨頂より 16 mm、上顎底骨より 12 mm、インプラント先端より 4 mm、CT 上で確認することができた（**図 7**）。

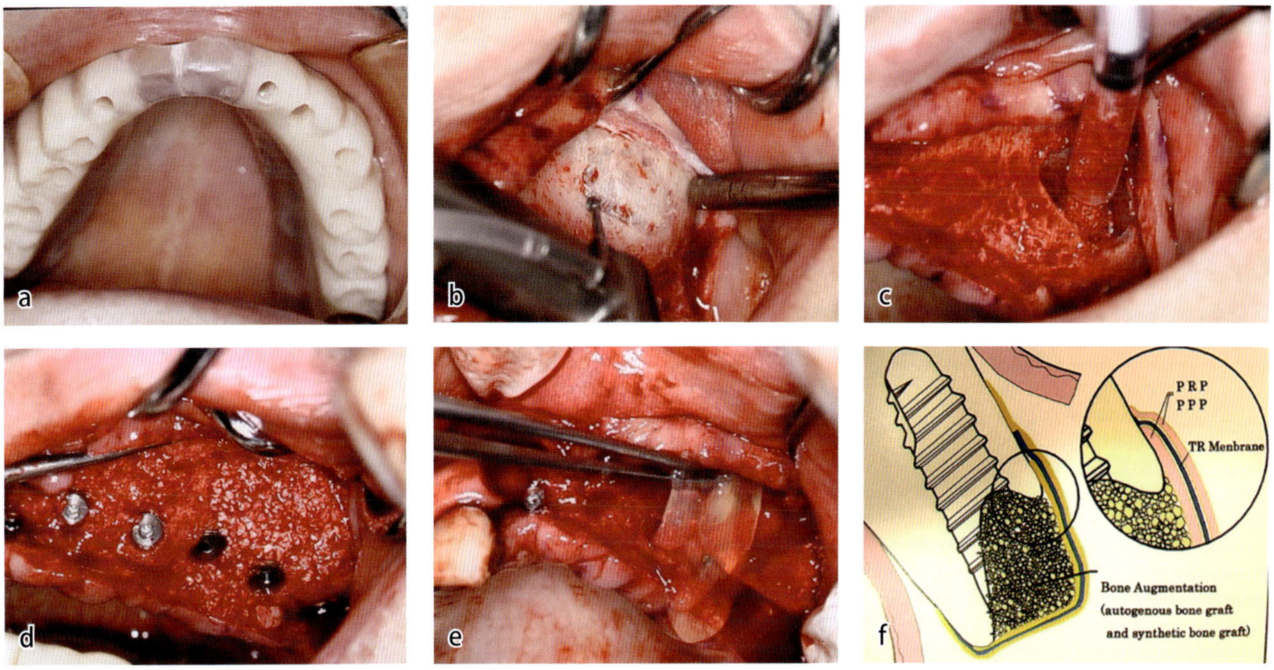

図6　a：ステントを装着した口腔内写真　b：頬骨弓下稜をラウンドバーで開孔　c：ボーンタイトにて補填材の挿入　d：PRF と骨補填混合した骨増生　e：PRP およびメンブレム挿入　f：図式化した写真

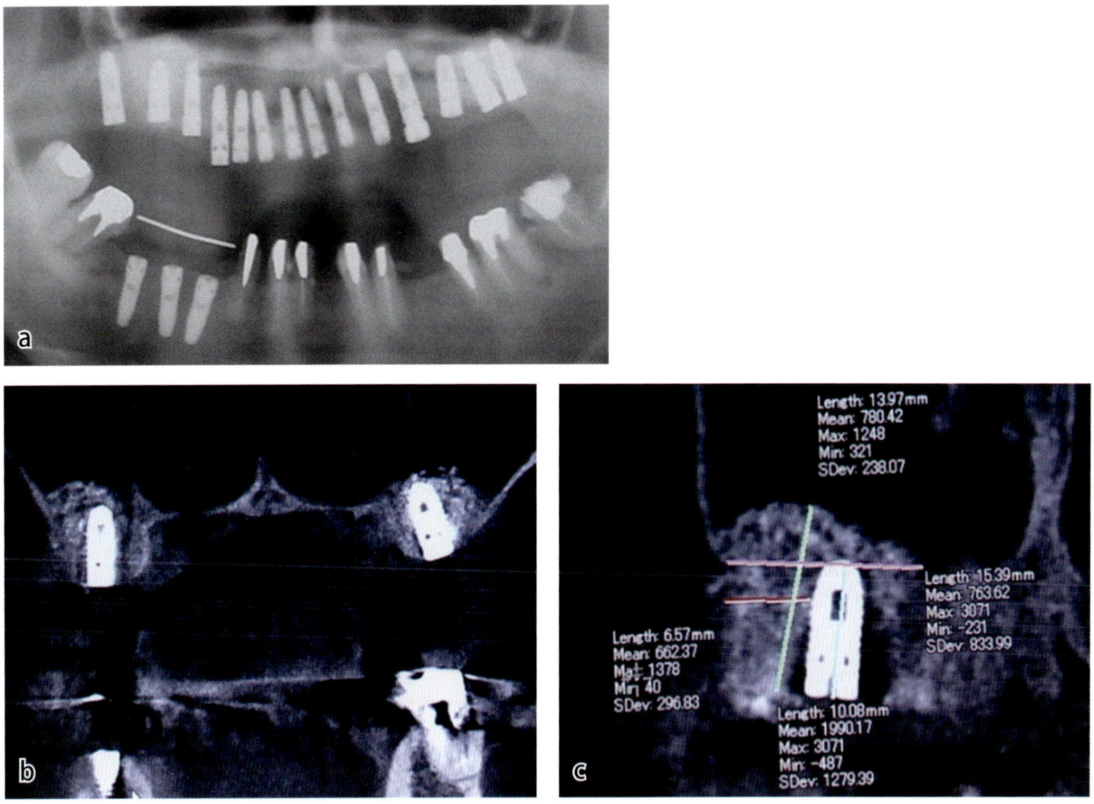

図7　a：上顎洞挙上後のパノラマエックス線画像　b、c：PRP を混和した人工骨の填入 CT 画像

6．前歯抜歯とインプラント埋入、デンチャー装着、病理組織標本作製、最終補綴物まで

インプラント埋入後４ヵ月、残存２歯の抜歯と、同日に良好な初期固定の得られた両側上顎犬歯部のインプラントにボールアタッチメントを装着しオーバーデンチャーの総義歯Ｏリングを装着した。上顎の総義歯の支持を得ることで、2 1|のGBRを併用した即時インプラントの際に粘膜への負担を軽減することができた。

このときGBRを施術したフィクスチャーカバーキャップ上および周囲の骨を採取し、HE染色による病理組織標本を作製した。GBRを行った周囲の同部位の骨組織には線維芽細胞増生を伴う膠原主体の線維性結合織[5]が観察された。また辺縁に類骨形成[6]をみない新生骨梁が観察され骨細胞を含有し、新生骨梁辺縁には骨芽細胞[7]の配列を認める（**図8**）。

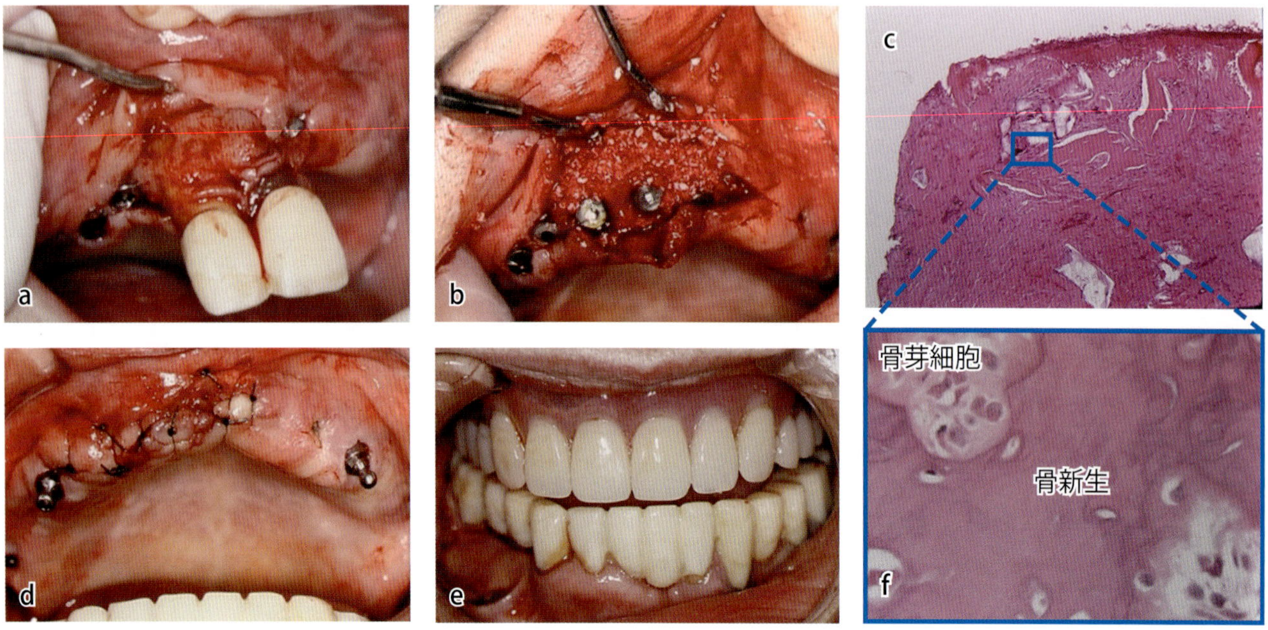

図8　a：残存２歯の抜歯　b：同日インプラント埋入　c、f：HE染色　d：ボールアタッチメント　e：上顎仮装着義歯

7．下顎の形成から補綴物の作成まで

サイナス施術から７ヵ月後、初診から11ヵ月経過後、プロビジョナルの経過が良好であった下顎の形成の後、個歯トレーを作成し、シリコーンラバー系印象材による精密印象を行った。フェイスボウを使用し、エイブ98[8]の咬合器を用い矢状顆路角、側方顆路角を求めることによって、口腔内の顎運動を咬合器に再現した。

作業用模型にはガム模型材Gi-Maskを用いて周囲歯肉の形態を再現し、補綴物のカウントゥア・歯肉縁マージンの位置を確認した上で補綴物の作成を行った。また同様にして上顎の形成から最終補綴まで行った（**図9**）。

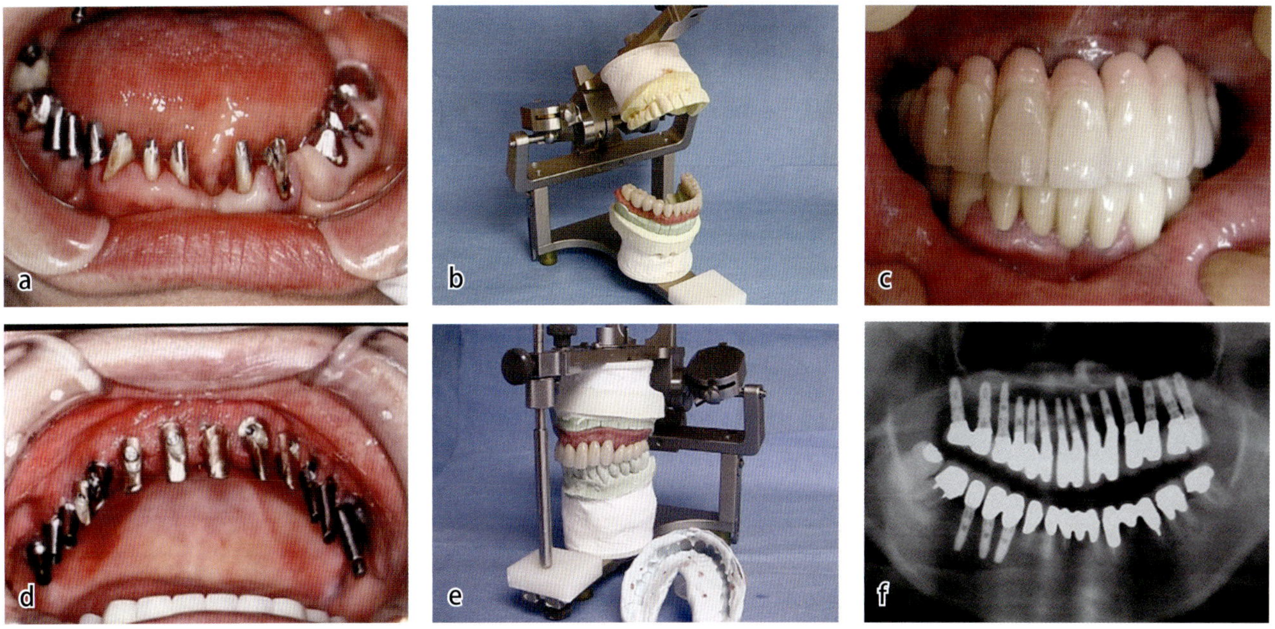

図９　a：下顎の形成　b：エイブ 98 の咬合器　c：最終補綴　d：上顎の形成　e：エイブ 98 の咬合器　f：最終補綴パノラマエックス線画像

Ⅳ．考察

人工骨には、生体親和性が高く安全性が認められているというメリットがあるものの、個人により吸収量に違いがあり、他の治療方法と比べて感染症リスクが高いというデメリットがある。これに対し、PRP・CGF（もしくは PRF）療法は、他の治療方法と比べ、感染症リスクもコストも低く、国内外を問わず安全性の高い療法であると思われる。

インプラント治療において適応症か否かを判断するポイントは、「骨がない」と言う理由だけでは非適応症とならない。解剖顎形態、全身状態であり、解剖学的骨形態によっては、GBR や PRP を併用した施術が病理組織標本により骨組織には線維芽細胞増生を伴う膠原主体の線維性結合織が観察された。また辺縁に類骨形成をみない新生骨梁が観察され骨細胞を含有し、新生骨梁辺縁には骨芽細胞の配列を認めた。

今回のケースは、GBR、PRP、サイナスリフトを併用したインプラントを施術することによりオーラルフェイシャルコントロール[9,10]にからむ一症例を発表できたものと思う。

参考文献

1）西村一郎：Guided bone regeneration（GBR）．歯科基礎医学会雑誌 44（5）：440，2002.
2）大久保厚司：PRPの臨床的確認と歯根端切除術への応用．東京：クインテッセンス出版；2004，81-86.
3）下御領良二：PRPと自家骨併用によるGBRについての組織学的研究．日歯先技研誌 2004；10：71-73.
4）大久保厚司：歯内療法外科処置におけるPRPの応用．再生歯誌 2004；2（1）：29-39.
5）下野正基：歯の臨床バイオメカニクス一骨．東京：医歯薬出版；2006，69-76.
6）野口俊英：骨形成過程に関する病理組織学的研究．日本歯周病学会会誌；39（1）：46-63.
7）渋川義宏：骨再生誘導法による骨形成過程に関する病理組織学的研究．日本歯周病学会会誌 1997；39（1）：46-63.
8）安倍晴彦他：機能・審美的な咀嚼器構築の臨床．東京：クインテッセンス出版；1999.
9）奥寺　元：PRPの臨床応用研究「軟組織および硬組織への臨床効果」．日美外会誌第 2006；43（4）．
10）奥寺　元：顎骨再生と保全を身座した顎顔面美容口腔外科治療．京都：永末書店；2012.

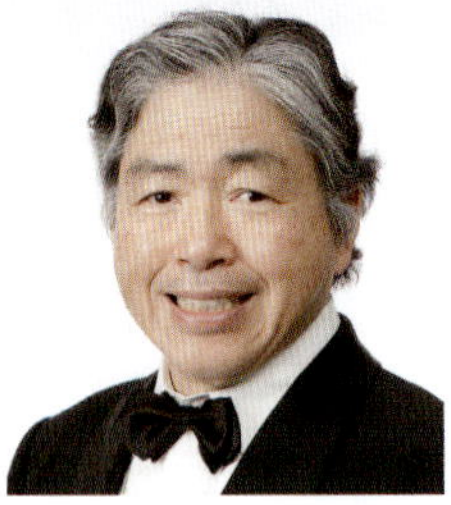

PRPを応用した骨再生における、臨床的評価としてのCT値（Hounsfield Unit）

CT value as clinical evaluation in PRP-applied bone regeneration（Hounsfield Unit）

奥寺　元　王子歯科美容外科クリニック（東京）

Key words： CT 値（Hounsfield Unit）、サイナリフト、SmartPReP、再石灰化、顎骨延長術

Ⅰ．緒言

CT の画像においては、三次元は立方体の「ボクセル」から成り立っている。ピクセルやボクセルには白黒の濃淡値（画像濃度値）が与えられ CT 画像を表現している。この画像濃度値のことを CT では「CT 値：Hounsfield Unit」と呼んでいる[1]。

このことを踏まえて、インプラント患者から得た CT 画像を後ろ向き研究において Kirkos と Misch は CT 値と外科処置時の骨密度との間に相関を認めており[2,3] この理論から PRP を使用した場合としない場合の CT 値および PRP を使用して経年的 CT 値の変化を観察した症例を報告する。

Ⅱ．材料および方法

対象症例は多種多様で、サイナスリフトにおいて、何もない空洞において PRP と骨補塡材の術後 HF 値また左右における PRP を使用したものとしないものを比較検討したものや、GBR の経年的変化などの患者の承諾を得た 8 症例をもって行った。骨質の評価として、CT 値（Hounsfield Unit）は FC80HELCAL CT 撮影後、SinPlant 社にてデータ解析を行い、主に術前術後の比較検討において骨質が改変されていると思われる症例についてデータをもって比較検討したものである。なお、この症例に使用した PRP は Terumo BCT 社製 SmartPReP2 のマシンを通法どおりに使用して、採血した新鮮血液 60cc をもって安全で高濃度な PRP を精製した。同時に再生のスキャフォードとして各種骨補塡材を使用した。

表 1　PRP/PRF 調製法条件

	採血針	チューブ（該当する場合）	採血管	遠心機と遠心条件	ピペット（該当する場合）	ピペットチップ（該当する場合）	総合的スキル評価
メーカー	Harvest	Harvest	Harvest	Terumo BCT SmartPReP2	Harvest	Harvest	-
型番				Dule Spin			-
品名	翼状針カテーテル		BloodDraw SryngeAss				
太さ（径）	18G	mm	-	-	16 G	16 G	-
長さ	mm	100 mm	-	-	80 mm	80 mm	-
材質	ステンレス	シリコン	PET	-	ステンレス	ステンレス	-
抗凝固剤	-	-	ACD-A	-	-	-	-
採血本数			20cc 60cc	各ICUP			
ロータータイプ	-	-		スイング	-	-	-
回転数（時間）	-	-	-	3,600rpm 230g(8mim) 3 min stay 3,000 rpm 155g(7 min)	-	-	-
作業者のスキル	-	-	-	-	-	-	高・中・初心者

Ⅲ. 症例

症例 1

インプラント直立を希望した 44 歳の男性で、全身的既往歴の特記事項なし（**図 1**）。

上顎の歯は 7 本（3 2 1|1 3 と 7|7）、下顎では 7|7 のみ残存で他は欠損。左側にサイナスリフトと各部位にインプラント埋入（**図 2 〜 6**）。

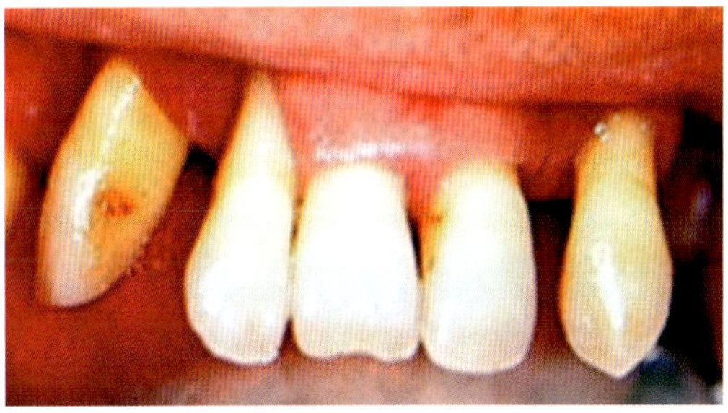

図 1　術前口腔内

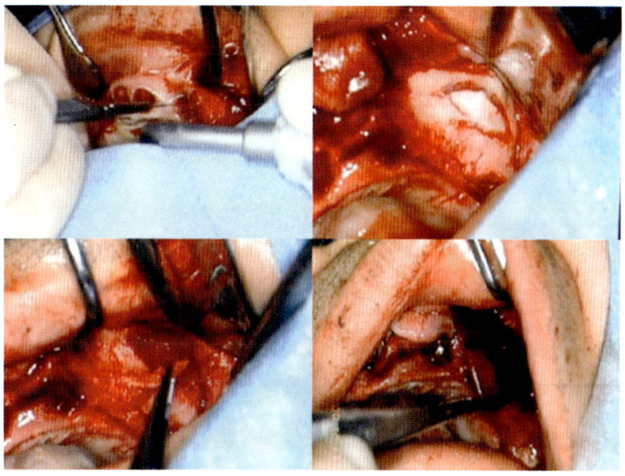

図 2　抜歯。サイナスリフトの術中

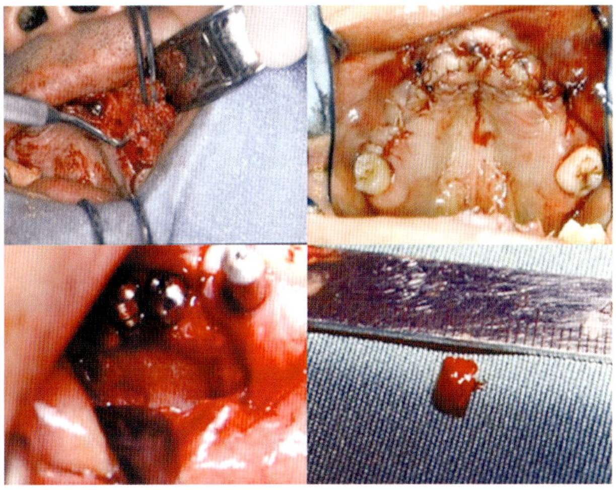

図 3　左上は PRP 含入骨補填材を上顎洞に埋入。約 12 ヵ月後に埋入時に骨ブロックを採取

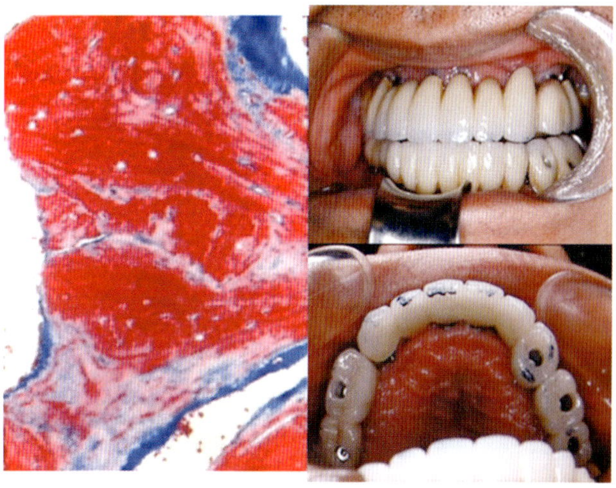

図 4　新生骨の組織像良好な骨象が観察（右図は上部構造装着）

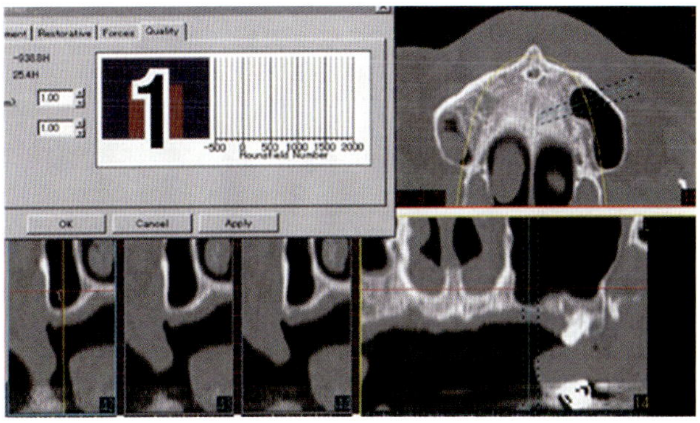

図 5　当然ながら空洞のサイナスリフト部位の HF 値はマイナスである。

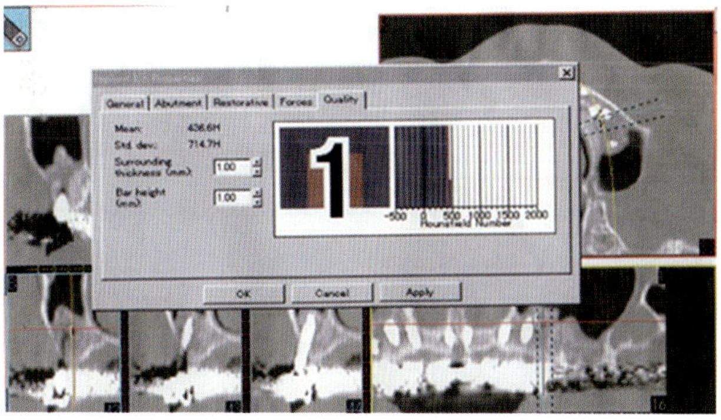

図 6　12 ヵ月後の HF 値は 437 と海綿骨以上の石灰化を示した。

結果

PRP 使用の骨組織は良好な骨像を示し、HF 値 437 と海綿骨同等以上の値があった。

症例 2

歯周炎のある 42 歳男性患者の症例。

⌊6 の上顎洞の骨造成のため、サイナスリフトを行った（**図 7**）。PRP を使わずに骨材料を注入し、⌊6 と ⌊7 に 3 本の Integral Implant（4 mm × 10 mm）を埋入。

治療開始から 4 ヵ月後に 6⌋と ⌊6 の CT 値を比較した。PRP を使わなかった左の値は HF280 だが、PRP 使用した右側は HF400 と、大きな差が出た（**図 8、9**）。

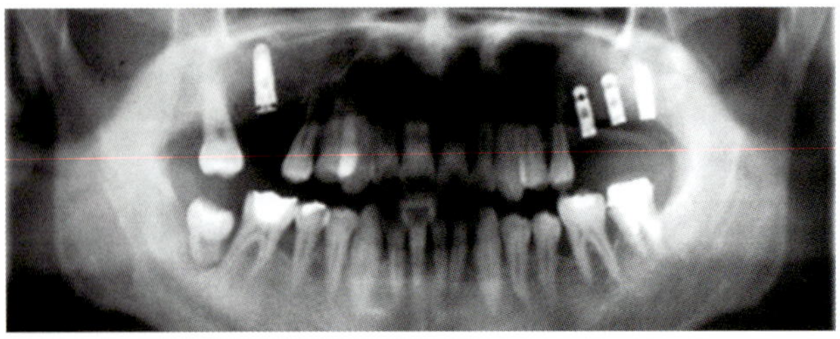

図 7　上顎両側にサイナスリフトを同時埋入

結果

単純に PRP を使用したものと使用しないものとの HF 値差が著明に表れた症例である。ゆえに、HF 値が石灰化、成熟化と考えれば、PRP 値がより良好と考えられる。

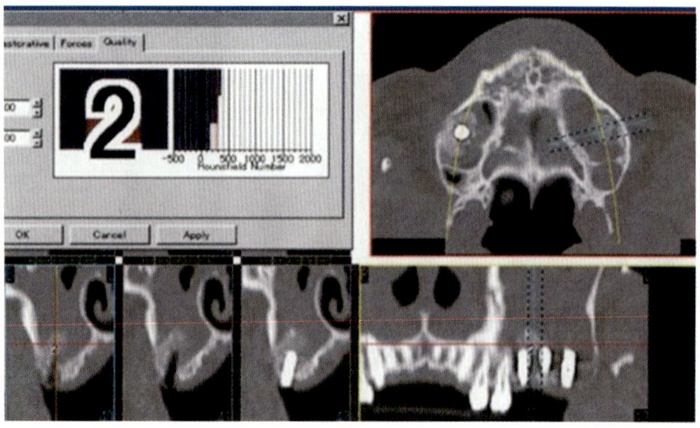

図 8　左図の値は HF280

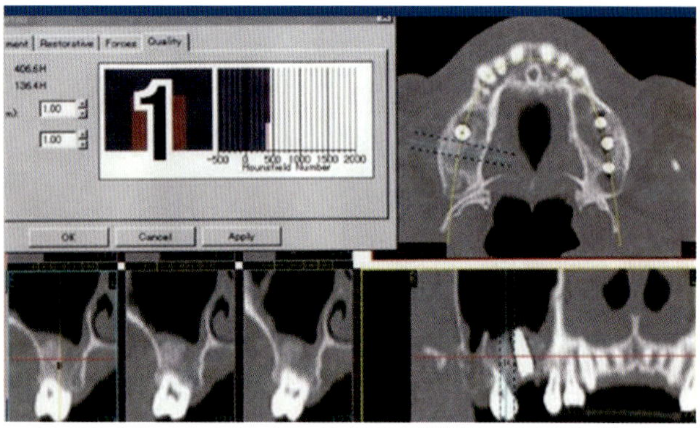

図 9　PRP 使用した右側は HF400

症例 3

42 歳の男性で、全身的既往歴の特記事項なし。

歯周炎のため抜歯し、PRP を注入（**図 10、11**）。その後 HF 値を測定したところ、HF453 から HF539 に経時的に増えた（**図 12 ～ 14**）。

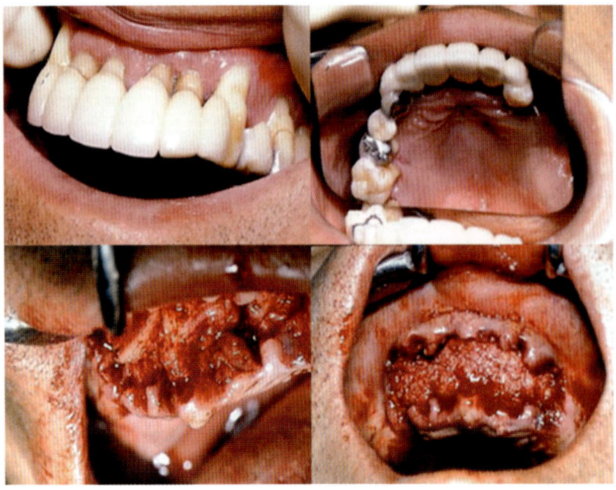

図 10　抜歯 PRP と 骨補填材埋入

結果

PRP を使用して経時的観察であり、4 ヵ月後の脆弱な状況の海綿骨より、より CT 値が上がっていた。

1 年後の CT 値は 539 と高い値となっている。

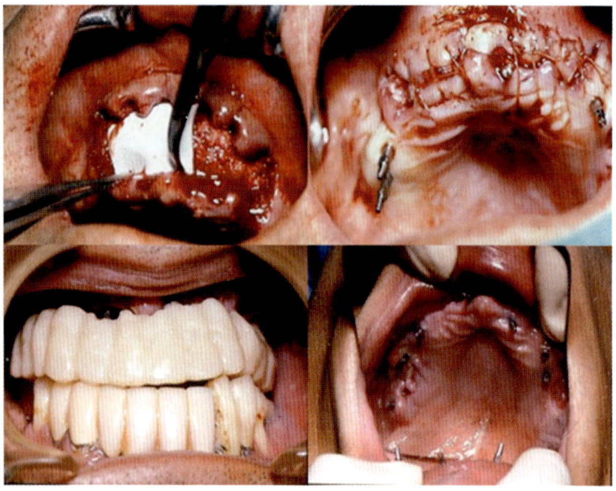

図 11　吸収性メンブレンを置き縫合、ミニインプラント暫間クラウンを装着

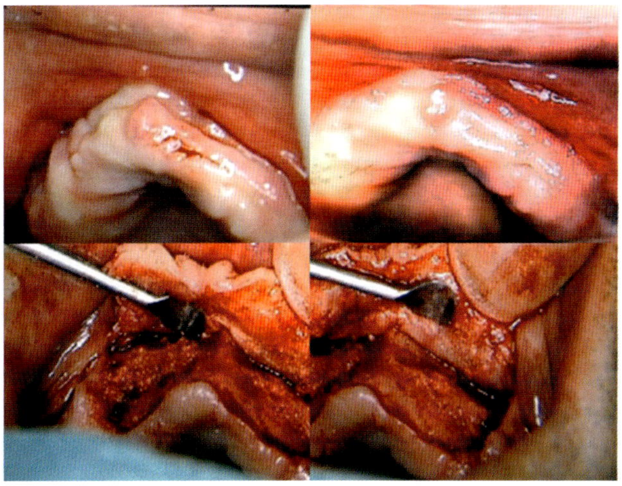

図 12　ほぼ 4 ヵ月後。十分な骨再生が伺える。

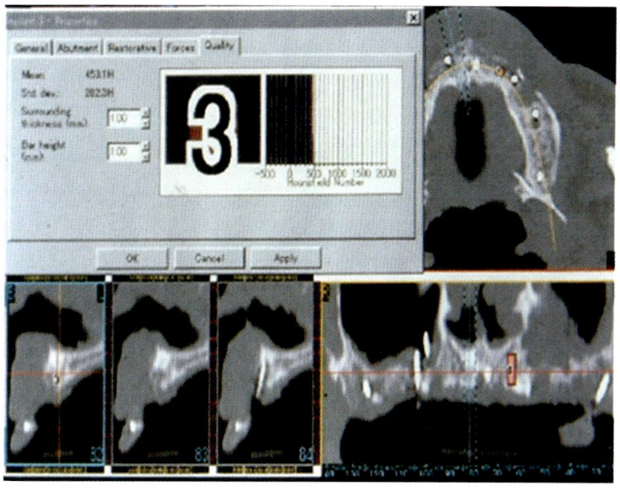

図 13　術前の CT 値 453

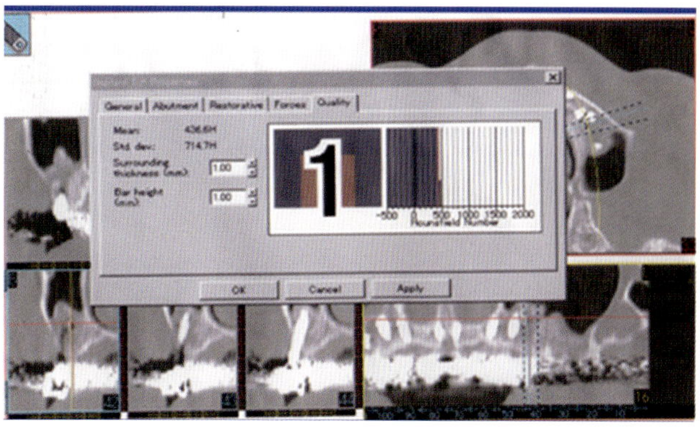

図 14　インプラント埋入から 12 ヵ月の CT 値 539

症例 4

39 歳の女性で膠原病の既往があり、上部の歯周病の進行が著しく進んでいた。その骨の状況は吸収が著しい。そこで抜歯とともに PRP を併用した補填剤にて骨再生を試みた（**図 15**）。4 ヵ月後に HA coated インプラントを埋入（**図 16、17**）。再度不足分を補填材で補強し（**図 18、19**）6 ヵ月後に CT にて HF 値を測定した。術前は海綿骨が HF187 だったが、PRP を併用した GBR は 6 ヵ月で HF500、12 ヵ月後には HF790.3 の経時的変化が観察された（**図 20 〜 22**）。

結果

既存の海綿骨より再石灰化の骨質が良くなり、さらに 6 ヵ月後および 12 ヵ月後はインプラントによる咀嚼の回復により CT 値が上がったことから、いわゆる骨のさらなる成熟が進んだことが考えられる。筆者がすでに発表したこととともに特に経年的に HF 値が 790 と変化したことは驚異であった。裏づける結果となった[4)]。

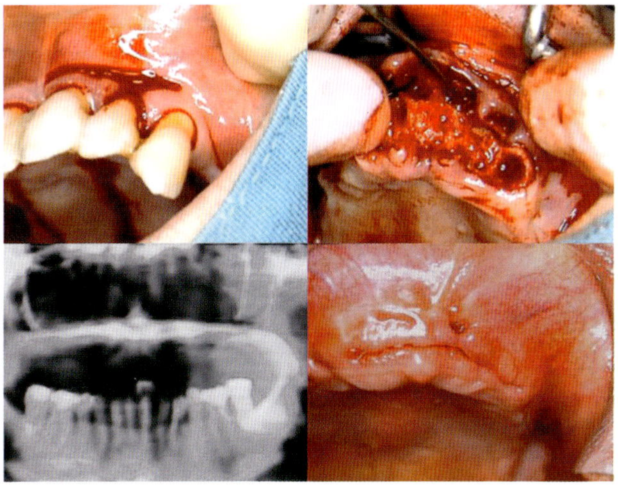

図 15　抜歯後 PRP と補填材を埋入

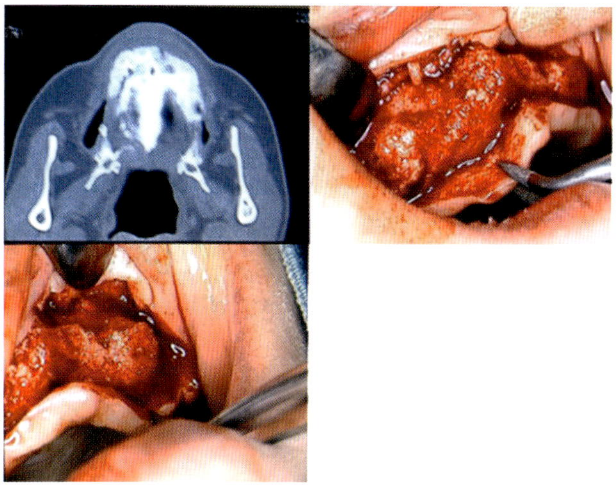

図 16　CT 画像・肉眼的供覧においても新生骨が観察される。

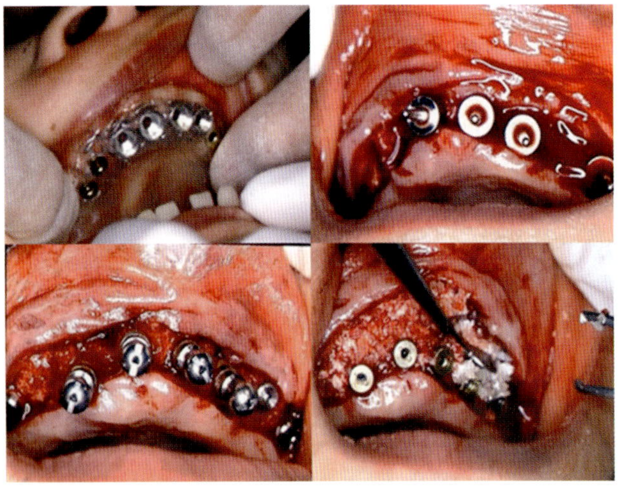

図 17　インプラント埋入にてみられる骨質

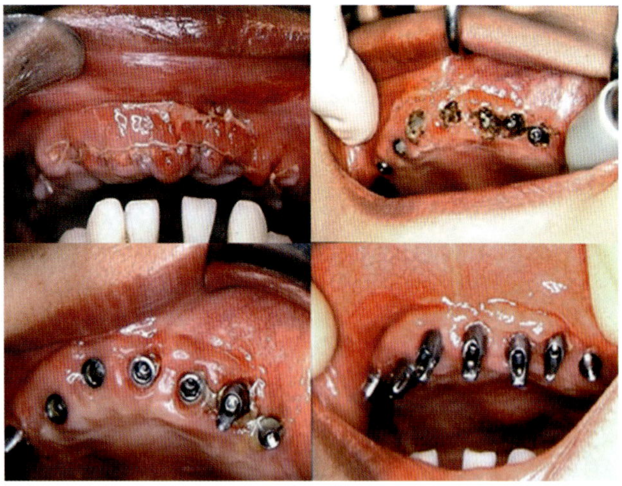

図 18　二次 OPE 時およびアバットメント装着時

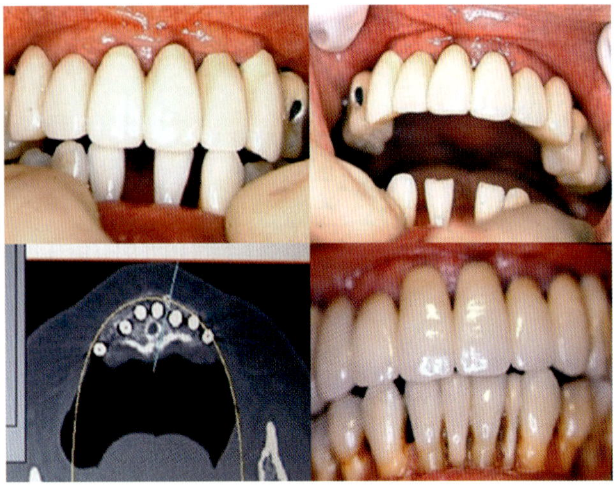

図 19　終末処置時の上部構造

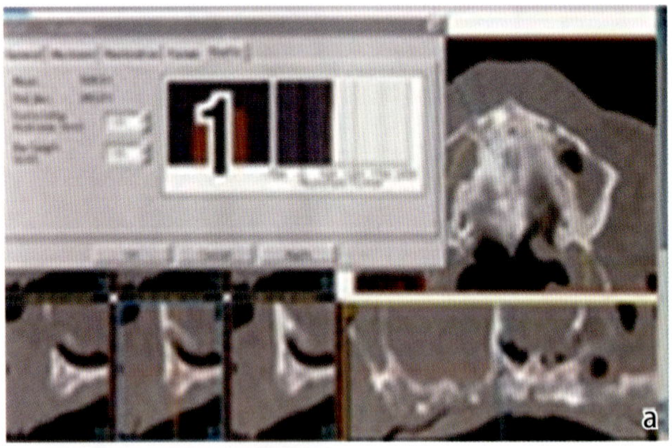

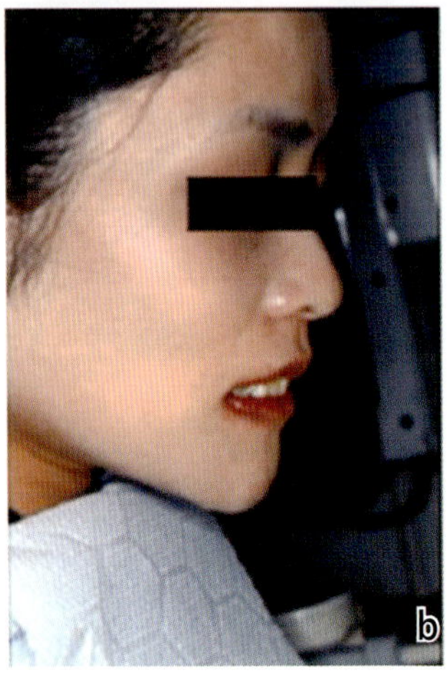

図 20　経時の CT と HF 値
術前：187 と顔貌変化

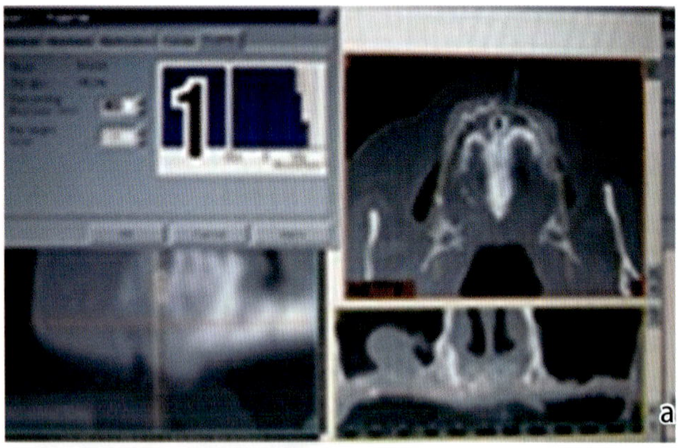

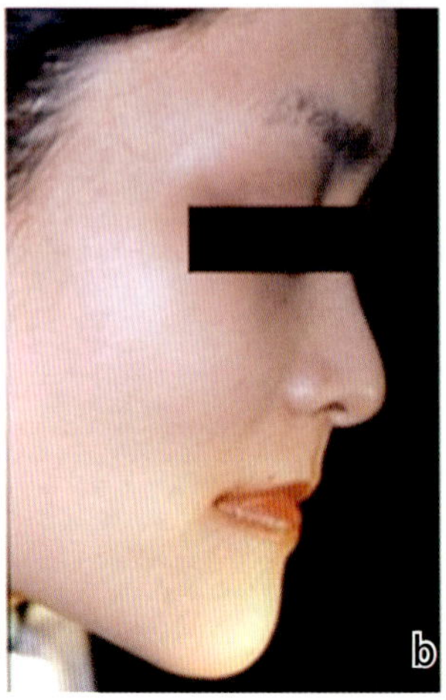

図 21　経時の CT と HF 値
術後 6 ヵ月：506 と顔貌変化

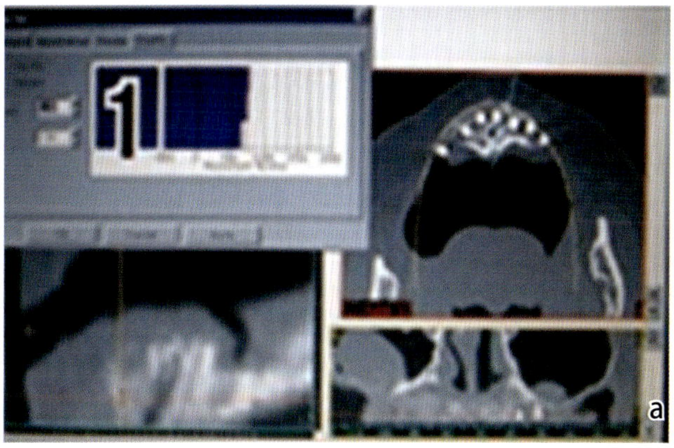

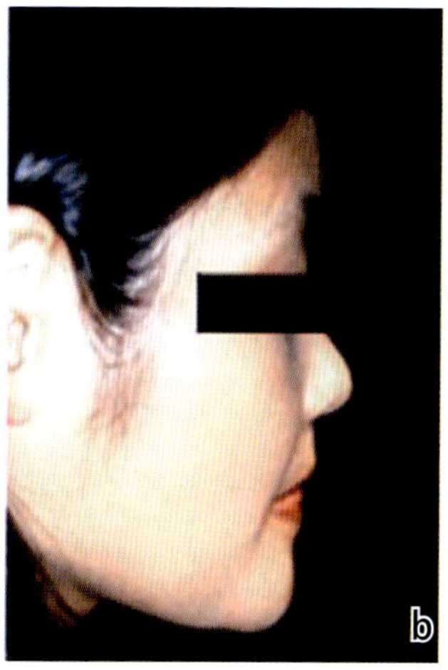

図 22　経時の CT と HF 値
術後 12 ヵ月：790 と顔貌変化

症例 5

下顎骨 Distraction おける PRP を使用した症例。

下顎ロングスパンにおける骨吸収部位は歯を失うことにより、加速度的に骨が吸収されていく[5]。このような吸収されている顎骨の回復方法のひとつとして、Distraction があげられる（**図 23、24**）[5]。

患者：61 歳女性。

術前：仮骨周辺の骨は、X-Ray & Simplant。CT 値は 388.4 H であった。

図 25 は器具取り付けと延長後の状況を示す。

この段階では幼弱な骨状況であった。

結果

術後：HA Coated Implant。1 年後 CT 値は 591.3H となり、仮骨された、Hounsfield Score はまったくなかった部位は、周辺骨より高い 591.3 H（**図 26 ～ 29**）となり再石灰化や骨の代謝の成熟が伺えた。

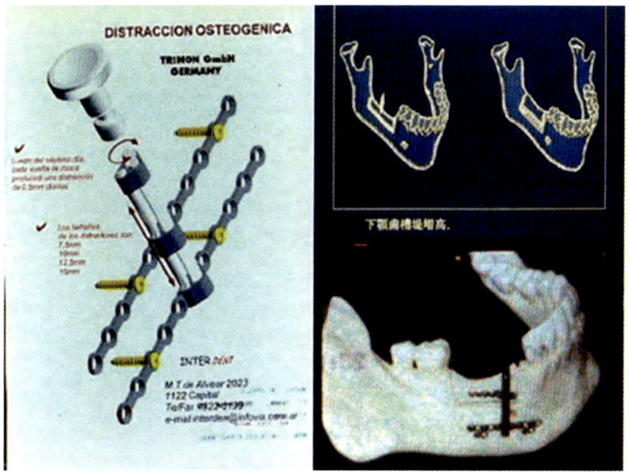

図 23　顎骨延長術用のデバイス[5]

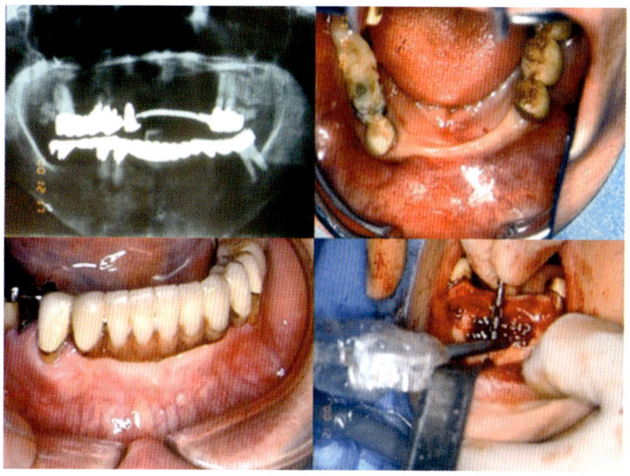

図 24　3┼4 まで（ロングスパンの補綴物、骨吸収は D3-h）

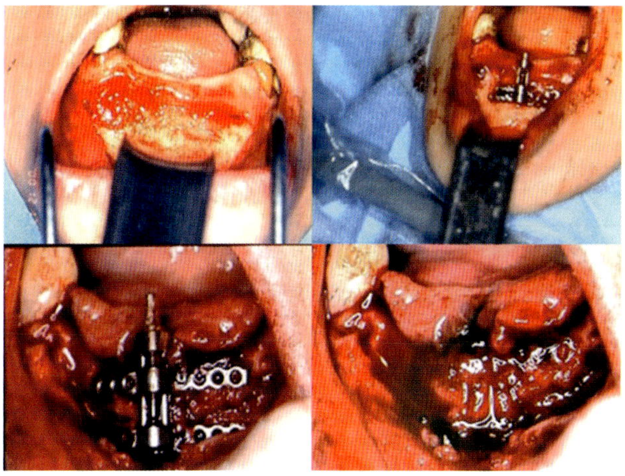

図 25　切断前。切断後器具の取り付け（仮骨延長後の口腔内観）

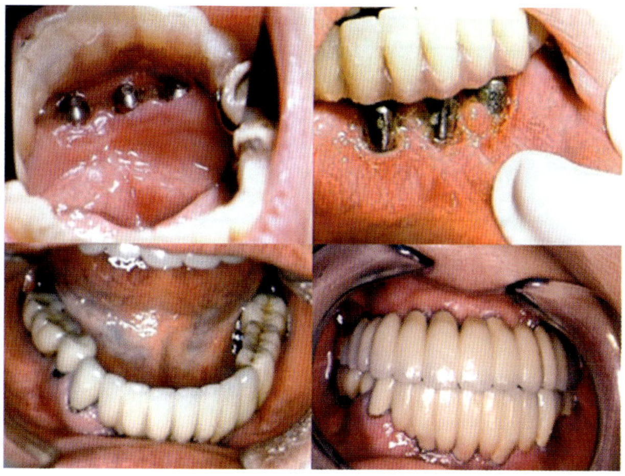

図 26　上図は化骨中の仮 Bridge の装着中、下図は最終補綴後

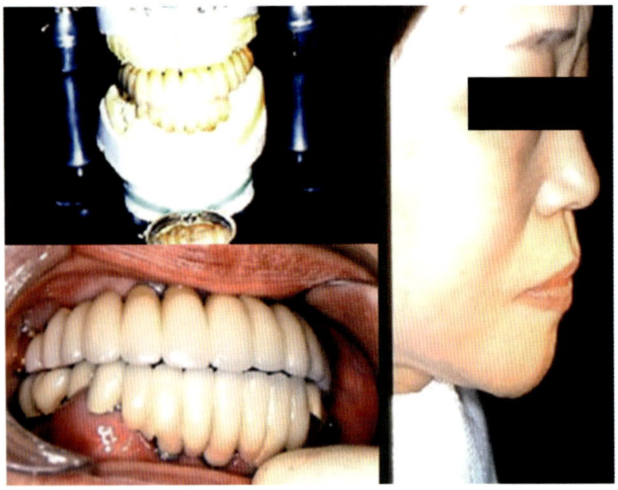

図 27　最終補綴後と顔貌

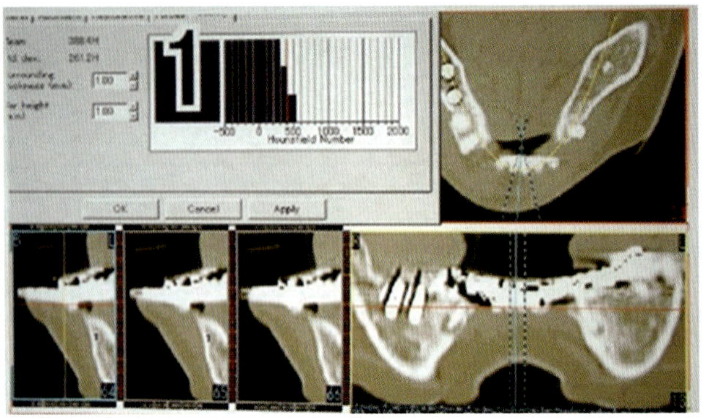

図 28　術前 Distraction 前の CT 値 388.4

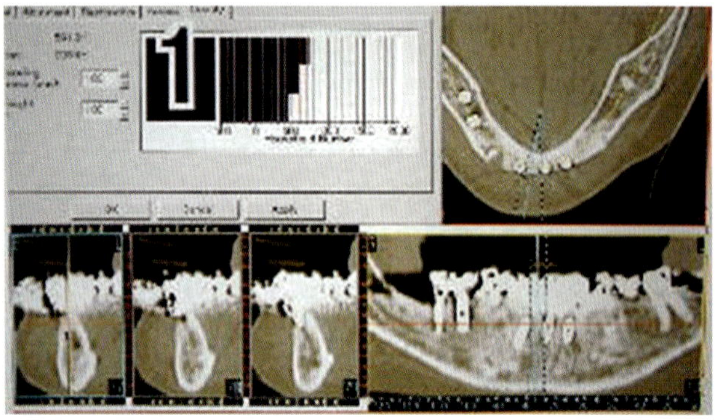

図 29　術後：HA Coated Implant。１年後 CT 値：591.3H。新生骨は機能とともに HF 値は上がっている。このケースは術後の皮下出血はあるものの感染および腫脹はなく順調に回復できた。

表 2　データの集計（８症例の部位を示す）

Case

Case 1	Mele 36y	Upper Left 25 26	Sinus Lift & HA Coated Implant
Case 2	Male 44y	Upper Right 16・left 26	Sinus Lift & HA Coated Implant
Case 3	Male 42y	Upper Right 13	GBR
Case 4	Female 39y	Upper Right 13～Left 23	GBR
Case 5	Female 69y	Upper Left 26	GBR
Case 6	Female 39y	Upper 15 14 13 12 11 21 22 23 24 25	GBR＋　HA Coated Implant
Case 7	Female 61y	Low 42 41 31 32	Distortion HA Coated Implant
Case 8	Male 58y	Upper	Bone Harbest from The Tebias for Sinus Lifting & PRP

Dembone＋OsteoGen＋Bone

表 3　各種日に方法における比較検討の Hounsfield Score

Hounsfield Number

Case 1	＊　→ 437	Upper Left 25
Case 2	280 → 407	Upper Right 16（without PRP）？ Upper left 26（with PRP）
Case 3	453 → 539	Upper Right 13（with PRP）　1 Month → 13 Months
Case 4	187.2 → 500 → 790.3	Upper Left 12 without PRP → Upper Left 12 With PRP
Case 5	284 → 431	Upper Left 26 without PRP → Upper Left 22 With PRP
Case 6	530 → 712	Upper with PRP → 3 Months with Implant and PRP
Case 7	388.4 → 591.3	Pre Operation → One Year After with PRP
Case 8	＊→ 365.1	Upper Pre Operation → 3 Weeks with PRP

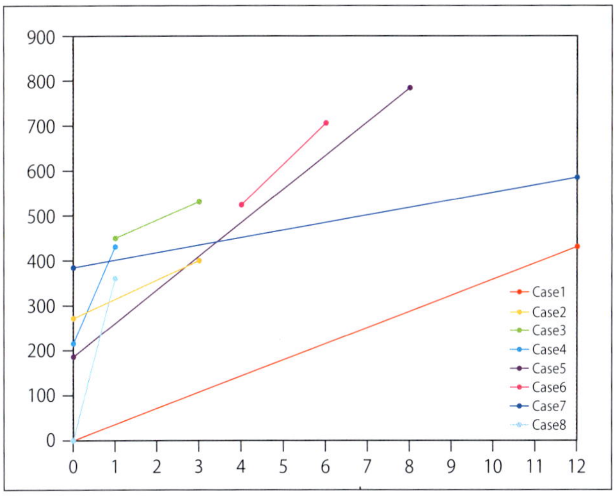

図 30　ヒフトグラフでの変化

Ⅳ. まとめ

各症例は種々の症例をもって HF 値を比較検討したものであるが（**表 2、3、図 30**）、画像濃度値において骨補填材の成分をそのまま測定すると、当然ながら高い HF 値になる。それを避ける意味で三次元は立方体の「ボクセル」の平均値で評価し誤差を排除している。

各分野において HF 値は対象側や術前術後に骨質を表す数値が有意に高い値を示した。特に PRP を使用したものとしないものとでは、有意に変化値を認めた。このことから、実験動物においての PRP 使用における、血管増殖と新生骨の増加の違いを報告しており[7)]、この CT 値との関連性を裏づける結果と思われた。

痛みや手術損傷をもたらし、患者の恐怖心が歯科診療において、足かせになっていることを考えれば、PRP が持つ安全で迅速な治癒促進組織再生では意義深いものがある。

最後に PRP を使用して重篤な感染症には、いたっていなかったことを付け加えたい。

参考文献
1）笠井俊文，小川敬壽：診療画像機器学．東京：オーム社；2006.
2）Kirkos＆ Misch：Diagnostic　imaging and techniques. Misch CE（ed）, CONTEMPORARY IMPLANT DENTISTRY, 2nd ED, Saint Louis：MOSBY；1999.
3）前田芳信，奥寺　元（監訳）：MISCH 成功するインプラント補綴の条件．京都：永末書店.
4）木下三博，奥寺　元：下顎骨海面の骨質に及ぼすインプラントの影響．日本口腔インプラント学会会誌　2007；20（4）.
5）伊藤学而，高戸　毅：顎骨延長術の臨床応用．東京：クイテッセンス出版；1999.
6）奥寺　元：歯科インプラントの重要性と患者のQOL．京都：永末書店；2012.
7）奥寺俊允，松尾雅斗：多血小板血漿を用いた骨再生療法時の歯槽骨と微細血管構造に関する形態学研究．日本口腔インプラント学会誌 2010；23（3）：442-449.

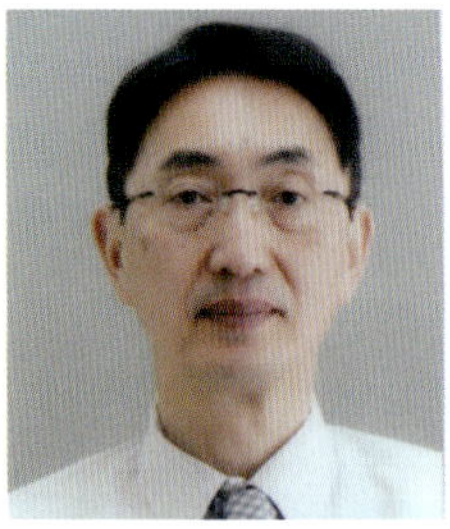

多血小板血漿（PRP）および自己トロンビン・塩化カルシウムを用いた方法の口腔への応用
ー歯根嚢胞に起因した大きな骨吸収欠損歯槽部の歯槽骨再生ー

Case report on a bone regeneration with dental implants ,using PRP・$CaCl_2$・autologous thorombin and β-TCP in an alveolar bone defect caused by a cyst

岩渕　良幸　東日本インプラント研修所（福島）

Key words： PRP、WZ（残留歯根嚢胞）、顎骨吸収、自己トロンビン、組織像

Ⅰ．緒言

日本人は、インプラント手術を希望する時期になると１壁～３壁性の骨吸収が多く見受けられ、インプラントを植立するためには、骨欠損部の修復が不可欠である場合が多い。Robert E Marx DDS [1)] や Arun Garg DMD[2,3)] や奥寺 元らが口腔内へのPRP[4,5)] の応用を紹介するまでは、GBR 法は骨欠損部を単に人工骨で填塞するだけの方法で、術後の骨補填材への感染や縫合部分の裂開による補填材の流出、炎症性の治癒など多くの問題を抱えていた。しかし PRP の導入により、GBR における軟組織や硬組織の治癒促進は血小板の成長因子の働きを活性化することにより創傷部の治癒促進をもたらし、術後の問題は大きく改善された。ここでは、大きな骨欠損への PRP を使用した GBR とインプラント植立を同時に行った症例を紹介する。

Ⅱ．材料および方法

患者：70 歳、女性。

主訴：⌊4 の動揺と咬合痛、歯肉の腫脹。

初診日：2008 年 7 月 7 日

現病歴：

数年前に他医院で⌊5 を抜歯、⌊4 の歯内療法、⌊④ 5 ⑥ の全部鋳造被覆冠ブリッジで補綴処置を受けた。1 週間前から⌊4 の咬合痛、歯肉部の発赤、腫脹があり当医院を受診（**図 1**）。

診断：

デンタルエックス線画像で⌊4 の垂直的な歯根破折ならびに⌊5 6 歯槽骨部に⌊5 抜歯後の大きな骨欠損透過像を認める（**図 2**）。残留歯根嚢胞（WZ）が疑われる。

全身状態：高血圧（降圧剤服用中）。

処置方針：

⌊4 6 の抜歯と WZ 摘出手術後、欠損部への GBR と 4 本のインプラント植立手術。

処置および経過：

7 月 7 日、問診とエックス線撮影、治療説明をして同意書を頂く。7 月 9 日、⌊4 の抜歯と同時に WZ 摘出手術後、骨欠損部が大きいためガーゼドレーンを挿入し、14 日間洗浄とガーゼの交換を繰り返し開放創にして治癒を待った。8 月 2 日に⌊6 の抜歯を行った。

8 月 26 日に問診、印象採得、CT 撮影、血液検査、治療説明、同意書記入。

10 月 10 日に GBR と 1 回目インプラント 3 本を植立。

浸潤麻酔下にて PRP 作製後、β -TCP と Bone Collecter やオステオグリッターなどを使用し採取した自家骨を PRP と混合

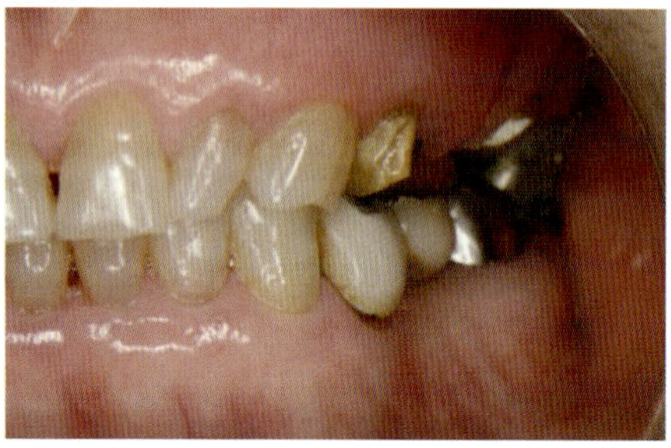

図 1　口腔内左側面観

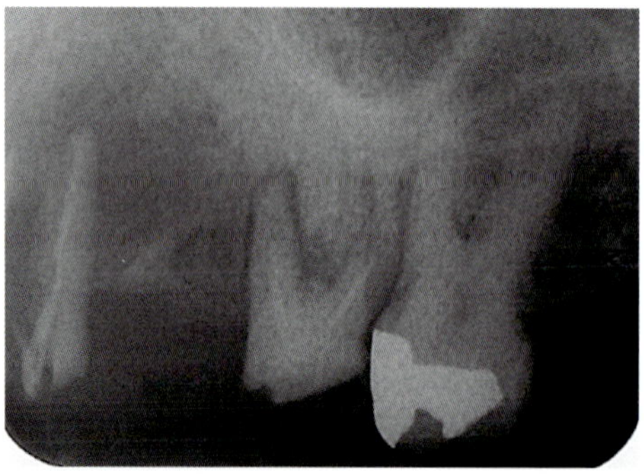

図 2　初診時の⌊4 5 6 7 部のデンタルエックス線画像

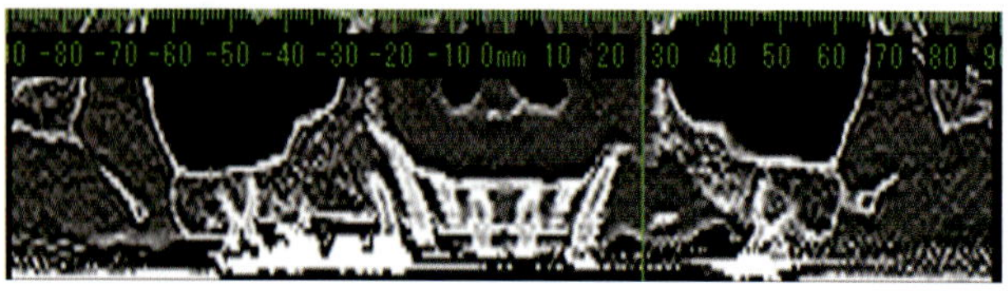

図 3　CT パノラマ用断層画像診断結果。左側⌊4 5 6 部に大きな骨欠損の透過像を認める。

して GBR と 1 回目インプラント 3 本の植立手術を行った。

PRP 製作方法[6)]

① 採血

手術を行う 1 時間前に、A 採血管 2 本と B 採血管 1 本に 3 本採血する。

A：PRP 精製用採血管

抗血液凝固剤クエン酸入りガラス製採血管（10 mL）2 本

B：トロンビン作製用採血管

血清分離剤のオレフィン系高分子化合物と二酸化珪素入りガラス製採血管（5 mL）1 本

②採血管の遠心分離

採血後 A 採血管 2 本を 15 分間 3,144 rpm で遠心分離を行う。15 分後、血漿（黄）と血球部分（赤）に 2 層に分離される。2mL・18 G の注射器を用いて、血漿と血球部分の境目から下 3 mm まで吸引して採取して別の抗凝固剤なしの 1 本の採血管に移し替え 2 回目の遠心分離を規定の回転数で 15 分間行う。

遠心分離後の A 採血管から PRP の含まれている血漿（黄）とバフィーコート部（境界部から 3 mm 下まで）2 mL・18 G の注射器を吸引して採取し 1 本の採血管 5 mL に移し替える（**図 4**）。

③アクチベーター（自己トロンビン）の作製

B 採血管を 30 分間静置した後、15 分間規定の回転数で遠心分離し、上澄み（黄色の血清）と塩化カルシウム（コンクライト C3）と 3：1 の割合で混和し、アクチベーター（自己トロンビン）を作製する（**図 5 〜 7**）。

④ PRP と人工骨・アクチベーターの混和

⑤ Ti-Mesh を用いた GBR 法（図 8 〜 9）

表 1　PRP/PRF 調製法条件

	採血針	チューブ（該当する場合）	採血管	遠心機と遠心条件	ピペット（該当する場合）	ピペットチップ（該当する場合）	総合的スキル評価
メーカー	Nipro	-	SALIVIN	SALIVIN	-	-	-
型番	4521	-	-	-	-	-	-
品名	-	-	-	-	-	-	-
太さ（径）	21 G×1 1/2	-	-	-	-	-	-
長さ	38 mm R.B GA	-	-	-	-	-	-
材質	-	-	-	-	-	-	-
抗凝固剤	-	-	-	-	-	-	-
採血本数	-	-	-	-	-	-	-
ロータータイプ	-	-	-	スイング	-	-	-
回転数（時間）	-	-	-	3,144 rpm 1回目：15 min 2回目：15 min	-	-	-
作業者のスキル	-	-	-	-	-	-	高

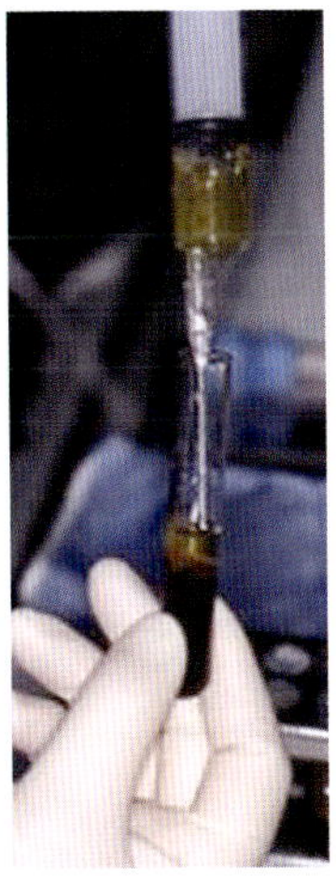

図 4　血漿と血球部分の境目から下 3 ㎜（バフィーコート部）まで吸引して採取する。1 本の採血管 5mL に移し替える。

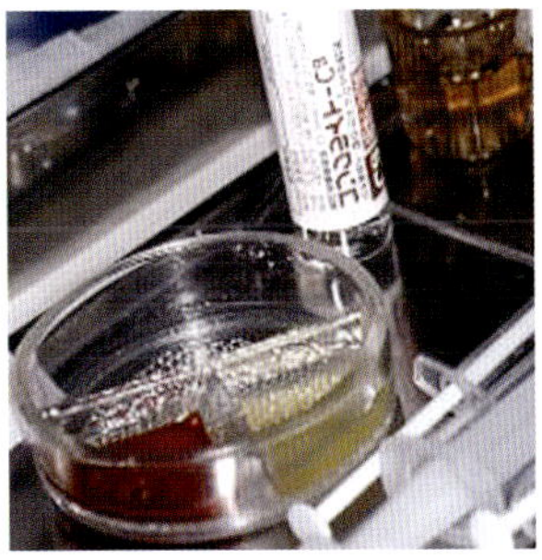

図 5　30 分間静置した B 採血管を 15 分間遠心分離する。でき上がった上澄み（血清）を塩化カルシウムで 3：1 の割合で混和し自己トロンビンとして使用する。

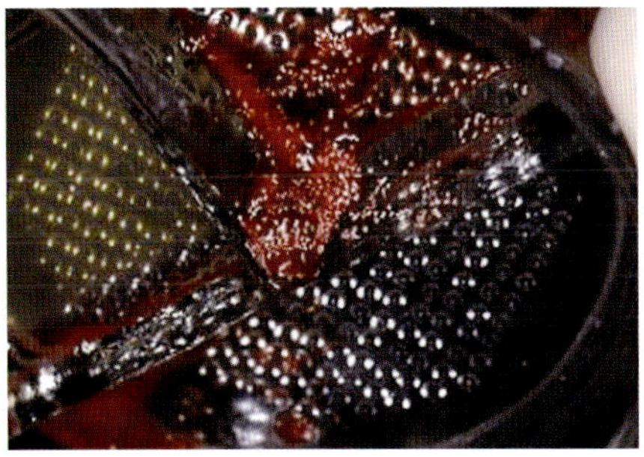

図 6　Bone Harvester や Bone Collecter やオステオグリッターなどを使用し、周囲の自家骨を採取し β-TCP と PPP と PRP/ アクチベーターをシャーレに移し混和する。

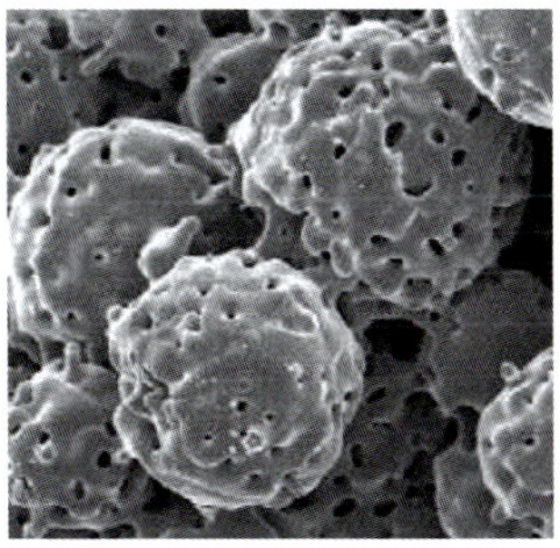

図 7　β-TCP の選択（Arrow Bone）
賦形成・親水性・骨置換性にすぐれており、3 次元マイクロ多孔質構造となっている。球状粒子で毛細血管が侵入しやすく数十 μm の間隙を持っている。ミクロ上ではコラーゲンの付着を促進する（多孔質構造　× 500）。

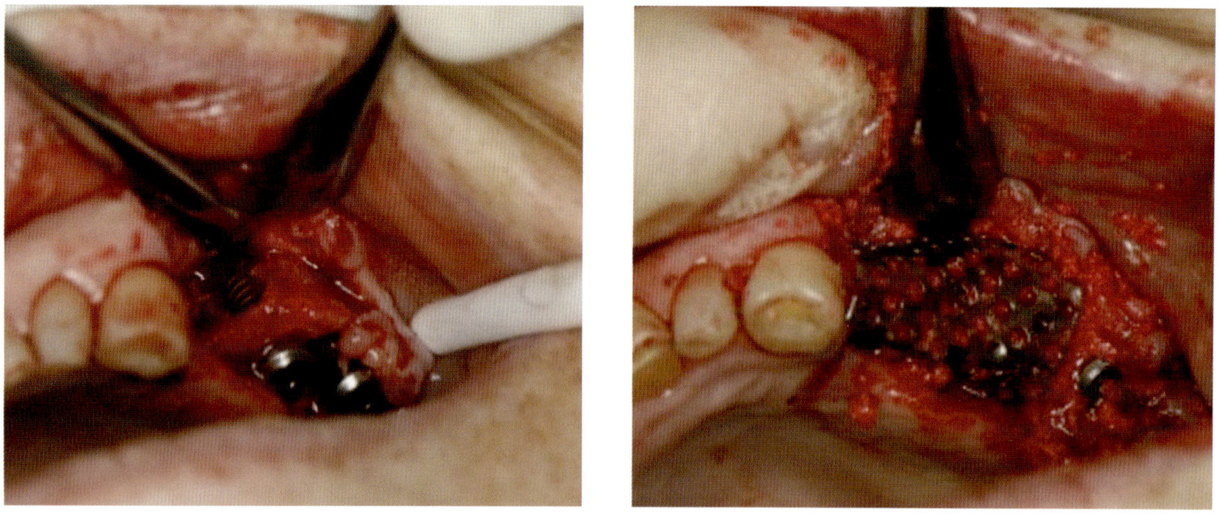

図 8　Ti-Mesh の形態修正賦形後大きな ⌊5 6 部の大きな骨欠損部に対して PRP・β -TCP・自家骨を混和したものを十分に填入した後に
⌊5：直径 3.3 mm、長さ 14 mmITI インプラント
⌊6 近心部：直径 4.0 mm、長さ 10 mmArrow B type インプラント
⌊6 遠心部：直径 4.0mm、長さ 10 mmArrow B type インプラントを 4 本植立。
GBR 部とインプラント植立部をチタンメッシュによりカバーし、歯肉減張切開後術野の縫合を行った※1。

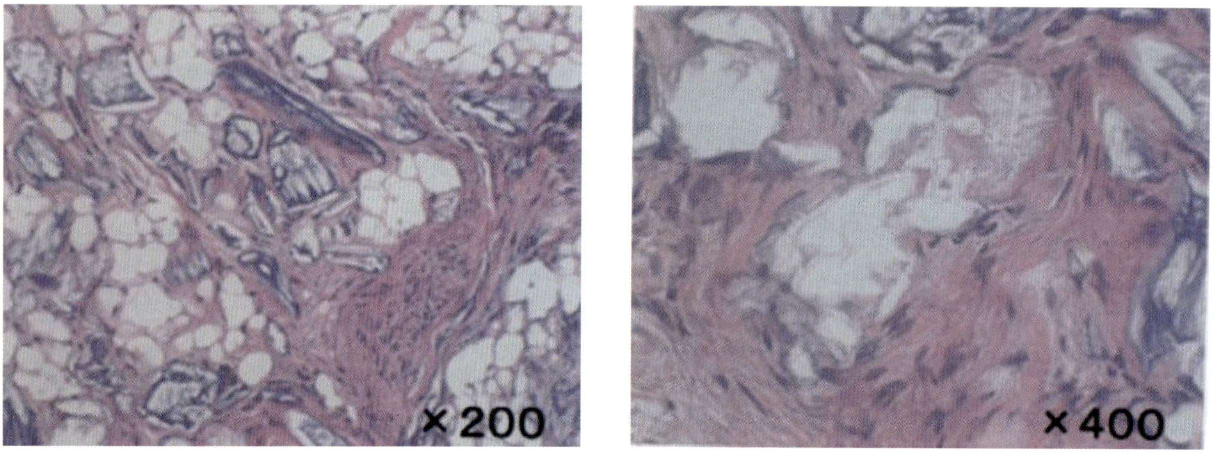

図 9　2 ヵ月後、GBR で使用した Ti Mesh を除去し、組織切片の採取、病理組織検査を行った。組織検査の結果：骨補填材周囲に線維性結合組織と補填材に接して好酸性の骨様組織が認められる※2。

※ 1　現在は Ti-Mesh ではなくハニカムメンブレンを使用をしている。
※ 2　Ti-Mesh は月日を置くと、網部に軟組織が迷入して除去困難になるために 2 ヵ月で除去した。ハニカムメンブレンに変更後は除去が容易なため 6 ヵ月後にメンブレンを除去にしている。

施術方法

GBR と 2 回目インプラント 1 本の植立。

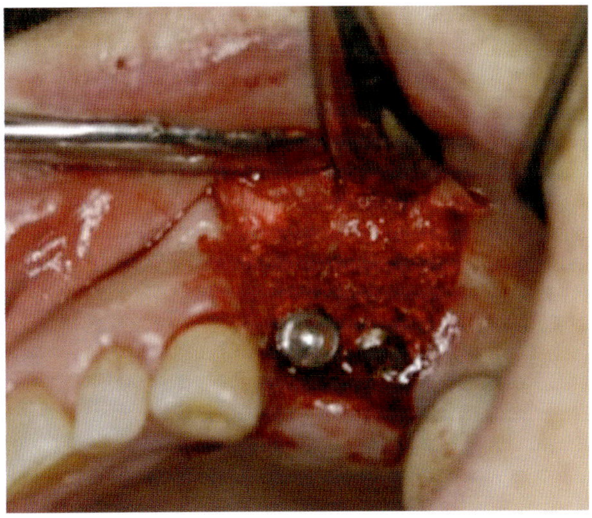

図 10　1 月 9 日、⌊4 に Arrow B type 直径 3.3 mm 長さ 12 mm の 2 回目インプラント植立と β -TCP と PRP の必要な部分の GBR による欠損部補塡を行った。

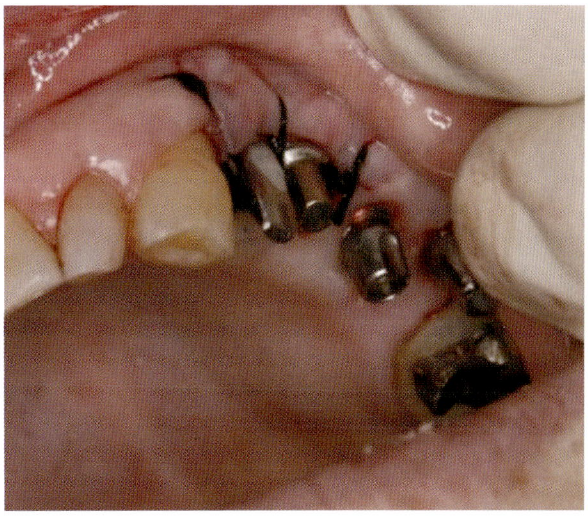

図 11　3 月 11 日、浸潤麻酔下で⌊456 部 AB を 4 本装着した後、暫間レジン被覆冠装着した。

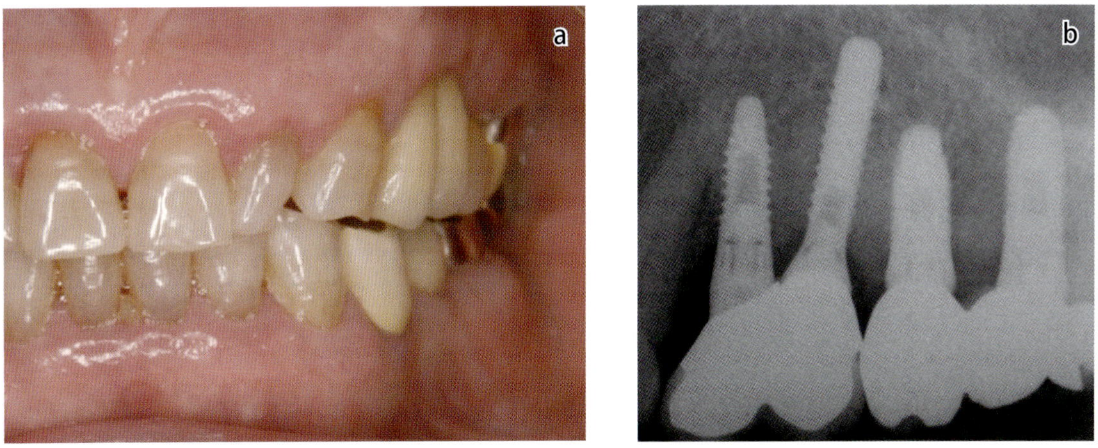

図 12　5 月 1 日
上顎左側⌊456 部陶材焼き付け金属冠を被覆した。
a：左側面観
b：デンタルエックス線画像

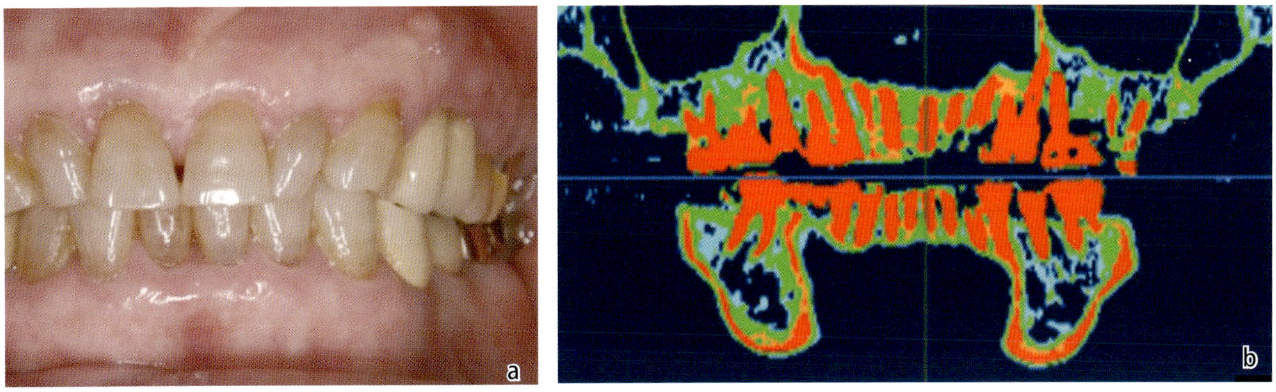

図 13　2015 年 11 月 30 日
a：左側面観
b：CT パノラマ写真（CT ハンスフィールド写真、術後約 10 年）

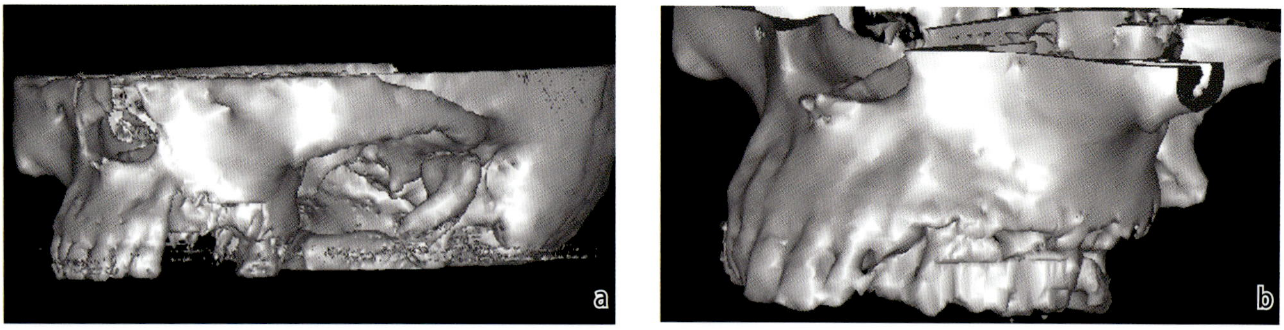

図 14
a：術前の 3D 画像。　b：9 年後の 3D 画像

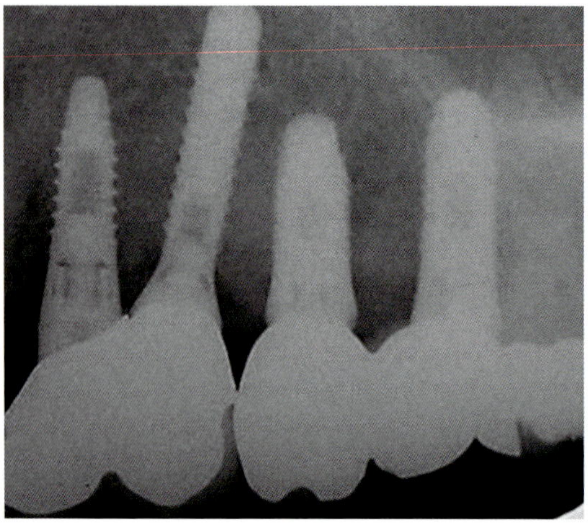

図 15　術後 2 年

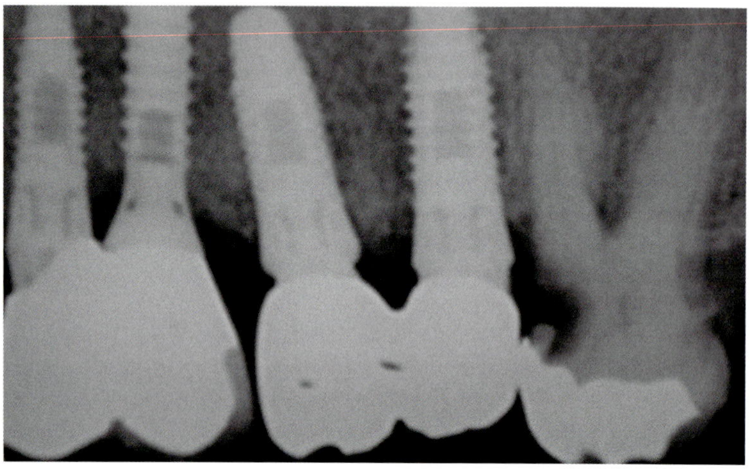

図 16　術後 7 年

Ⅲ. 考察

この症例は大きい 3 壁性の歯槽骨欠損に、GBR と|4 5 6のインプラント間隔を取るためにインプラントの 4 本の植立を 2 回に分けて行った。

インプラント体を骨内に定着させるには、嚢胞の完全な除去、周囲壁の骨伝導能の確保、人工骨の吸収置換、自家骨の採集など多くの課題があり、それらを解決する目的で GBR に PRP を導入しインプラントを植立した。

GBR の結果は患者の全身栄養状態・術前後の協力や骨造成部の既存骨の状態や、骨伝導能の確保、人工骨の吸収置換や軟組織の治癒の速さが重要であり、それらの働きを促進する意味でも PRP が果たす役割は大きく、本症例は術後間もなく縫合部が裂開し粘膜部から Ti メッシュが一部分露出したにもかかわらず、2 ヵ月後 Ti メッシュを除去した際の電顕組織写真では β -TCP の周囲には骨様組織の形成が認められた。術後 7 年目のエックス線画像上での経過観察では確実な β -TCP から骨への置換が認められ自家骨との判別がつかないほどの画像になった。

通常の GBR 法では縫合創の裂開がある場合は、人工骨の流出が多く認められ、裂開部に食片の圧入や口腔内の細菌感染の危険性にさらされるために 70 %の人工骨が自家骨へ置換できず、GBR 法が失敗したという報告もある。そのために早い軟組織の治癒による縫合部の閉鎖が求められる。PRP や PPP は軟組織の治癒を促進し縫合部の閉鎖を早めるとともに、人工骨に PRP を混和した場合は明らかに自家骨へと置換する速度が早く、人工骨間への炎症性線維性結合組織の迷入の割合が少ない。

Ⅳ. 結論

口腔内の複数歯の根尖病巣の集合体でできた残留嚢胞による抜歯後の大きな骨欠損部への複数インプラント植立するための GBR に PRP を導入し骨欠損部を修復した症例を数年後の CT の画像で確認した結果、PRP は軟組織の治癒促進や骨造成部の周囲骨との糊的な働きをすることにより骨伝導能の確保、自家骨から毛細血管がブドウの房状に人工骨に血管の枝が伸びて人工骨の吸収置換の速度を早めることにより確実な骨形成に大きな役割を果たすことがみとめられた。

参考文献
1) Marx RE：Platelet-rich Plasma Growth　factor enhancement for bone grafts. ORAL AND MAXILLOF FACICAL SURGERY　85（6），1998.
2) Marks RE，Garg AK（原著），香月　武（翻訳）：多血少板血漿（PRP）の口腔への応用．東京：クインテッセンス出版，2006.
3) Garg AK，Okudera H，et al：プラティカル　インプラントロジー．東京：ゼニス出版，2002.
4) 奥寺　元：PRPの臨床応用研究「軟組織および硬組織への臨床効果」．日美外会誌第 43（4），2006.
5) 蘇　正堯：特集号「再生医療の血液生体材料の現状と将来」．東京形成歯科研究会　2015年会報誌．奥寺俊充：「PRP・PRFを応用した再生療法の最適化」．東京形成歯科研究会　2015年会報誌.
6) 糸瀬正通・山道信之他編：増殖因子としてのPRPの有効性活用法．インプラントイマジネーション−映像で見るさらなる適応症拡大への技−．東京：クインテッセンス出版，2005.

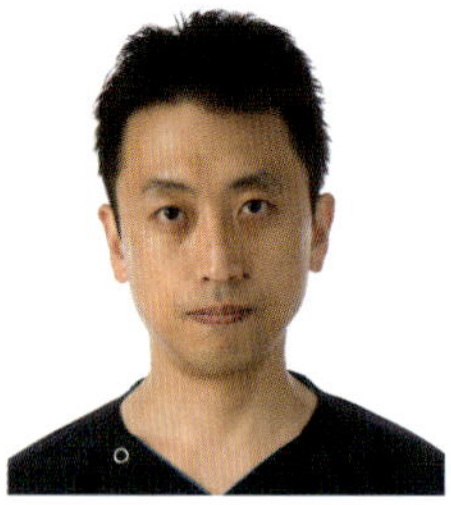

インプラント周囲付着歯肉獲得のための PRF（CGF）の臨床応用とその効果

A clinical case report: positive effects of PRF（CGF）on attachment gain around the implant

礒邉　和重　いそべ歯科医院（山口）

Key words： PRF（CGF）、血小板濃縮材料、再生医療、血管新生、Fibrin、足場、止血、疼痛緩和

Ⅰ．緒言

インプラント治療において付着歯肉の喪失は、インプラント周囲炎などを生じやすい状態であるとされ、口蓋粘膜を用いた遊離歯肉移植などをし、付着歯肉獲得が行われてきた。

しかし供給側、受容側の２カ所に創面ができ、移植片を採取する部位の止血と患者の疼痛などの不快症状がある。また供給床の創面は治癒するまでの期間、刺激物などに対し、疼痛を伴ってきた。

Platelet-rich plasma（PRP）は、血小板中に含まれる増殖因子による創傷治癒促進作用で骨や歯肉再生治療に幅広く用いられており、良好な成績であることが報告されてきた[1]。

また Choukroun らは、抗凝固剤が入っていないガラス採血管を使うことで activator を必要としない自然凝固する自己血液製剤 PRF を発表した。その後、Kobayashi らが platelet-rich fibrin（PRF）にも PRP と同様に血管再生力があることや、Masuki らが PRF にも PRP と同様またはそれ以上の増殖因子が含まれて入ることを報告している[2, 3]。

そこで、血液濃縮材料による創傷治癒促進効果と治癒期間短縮による患者の不快症状の軽減を目的とし自己血由来の PRF（CGF）を供給側と受容側に使用したところ良好な組織治癒ができたので報告する。

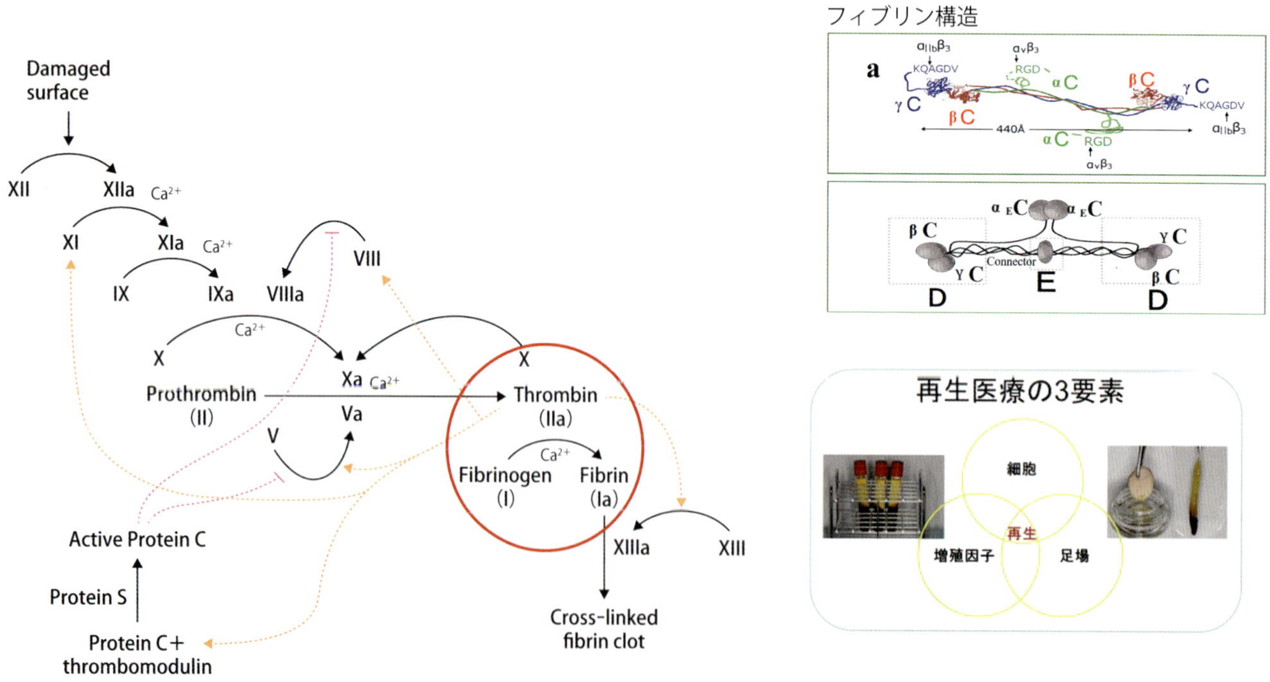

図１　血液が固まる機序、いわゆる血液凝固カスケードを示す。この中で Ca が不足すると、血液凝固カスケードが流れていかない。トロンビンが活性化し３本鎖で２連体の Fibrinogen を Fibrin にし、そのカスケード反応が終結する。最後に第 XIII（13）因子の作用で Fibrin は架橋されフィブリンクロットとなる。このフィブリンは不溶性で接着因子を含んでいるので『足場』として有効と言える。

Ⅱ. 使用機器

表 1　PRP/PRF 調製法条件

	採血針	チューブ（該当する場合）	採血管	遠心機と遠心条件	ピペット（該当する場合）	ピペットチップ（該当する場合）	総合的スキル評価
メーカー	TERUMO	NIPRO	TERUMO	Silfradent			-
型番	SR−FS2225		VP−P0707	MF　200　100			-
品名	サーフローフラッシュ	ルアーアダプター	ベノジェクトII 真空採血管（プレイン）	メディフュージ			
太さ（径）	25 G	-	-	-	-	-	-
長さ	22 mm	-	-	-	-	-	-
材質				-	-		-
抗凝固剤	-	-		-	-	-	-
採血本数							
ロータータイプ	-	-	-	アングル	-	-	-
回転数（時間）	-	-	-	2,700 rpm(2 min) 2,400 rpm(4 min) 2,700 rpm(4 min) 3,000 rom(4 min)	-	-	-
作業者のスキル	-	-	-	-	-	-	高・中・初心者

Ⅲ. 症例

表 2　PRF（CGF）・AFG の軟組織への活用法

おもな活用法	利点
① 自己由来の吸収生体膜としてPRF（CGF）メンブレンを使用	CBRのメンブレン、その他骨移植後の被服用メンブレン、Attached G獲得部の被覆などにも使うことができる。
② 抜歯窩にPRF（CGF）を填入	抜歯窩にPRF（CGF）を填入することで術後の疼痛を大きく和らげることができ、翌日からの鎮痛剤服用を必要としない。ドライソケットの防止、治療に役立つ。
③ CTG後のドナーサイトにPRF（CGF）を填入	止血、疼痛緩和効果を得ることができる。

① 自己由来の吸収生体膜として PRF（CGF）メンブレンを使用

PRF（CGF）の調製方法：患者：50 歳、女性

初診：2013 年 1 月

主訴：前歯が折れた（2016 年 1 月）

既往歴：3 年前に臼歯部インプラント経験あり

家族歴：特記事項なし

現症／全身所見：身長 155cm、体重 46kg、喫煙歴なし

口腔外所見：特記事項なし

口腔内所見：特記事項なし

エックス線所見：全顎的に若干の歯槽骨の吸収はあるものの問題なし（**図 2**）

現病歴：⌈5 6 にインプラント埋入手術を行い、上部構造を装着し、定期的に検診に来院している。

今回、前歯破折により生じた欠損部にインプラント埋入手術を行った。一次オペ時にインプラント埋入と同時に唇側へ Bone graft し、それを被覆するために減張切開を行い、唇側歯肉粘膜を口蓋側に縫合した。そのため二次オペ時には同部に、ほとんど付着歯肉は認めなかった（**図 3**）。

診断：付着歯肉不足

将来的に前歯部の付着歯肉喪失に伴う周囲骨の吸収や周囲の炎症、インプラント周囲炎になることが予測された。そのため同部唇側部の付着歯肉獲得が必要であると判断した。

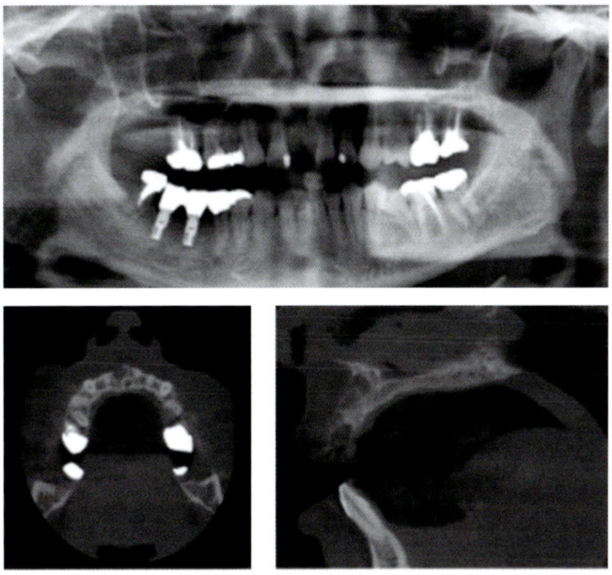

図 2　術前エックス線画像

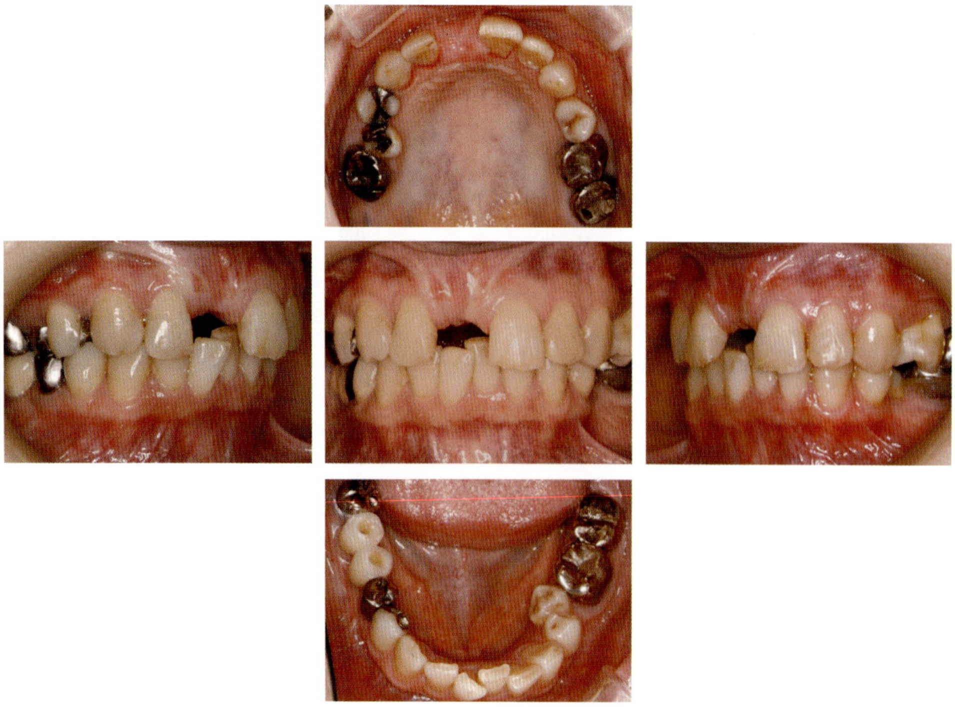

図3　二次手術前（可動粘膜が高位に付着して付着歯肉が不足）

PRF（CGF）使用にあたり患者の同意を得た後、当院にて自己血を採血した。ガラス採血管（Becton、Dickinson and Company、Franklin Lakes、NJ、USA）に1本当たり10 mL採血しメディフュージュのオートマティックに設定された遠心分離システム（Santa Sofia、Italy）を使って13分間遠心分離しPRF（CGF）を作成する（**図4**）。

これまでの研究によりPRFとCGFは同じような太さのフィブリン線維および架橋密度から構成され機械的性質および分解性の点においてもほぼ同一の性状をしていることが知られている[4)]（後述解説）。

採取した血液から、メーカーが推奨する方法でPRF（CGF）を作製した。すなわち患者から20 mL採血し10 mLずつ2本の試験管に分注後、遠心分離器にて、CGFを作成した。

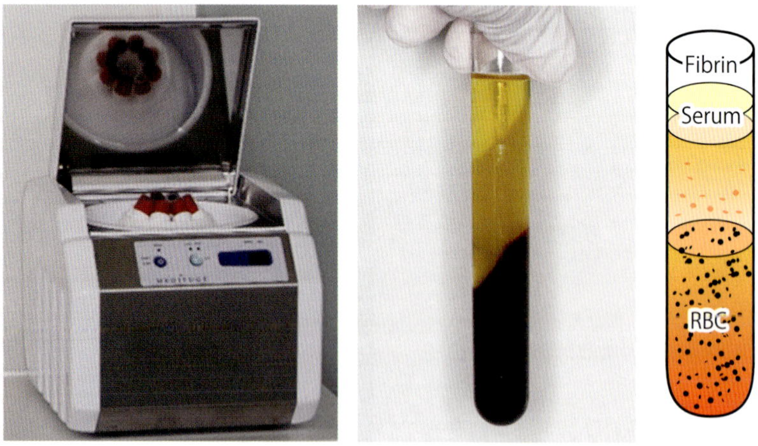

図4　PRF（CGF）調製

処置：

術前の付着歯肉の幅は0～1 mmであった。そこで可動粘膜が高位付着している狭い付着歯肉の幅を増す必要があった（**図5**）。

口蓋粘膜は豊富な血管と神経があるために、術後に出血とかなりの痛みが出る。MISで安定した処置を行う点においては問題であった。残存する付着歯肉は残し歯槽粘膜のみを剥離し非可動性の均一な薄い骨膜結合組織を形成した。剥離した歯槽粘膜をしっかりと縫合した。圧延器を用いて約1 mmの均一な厚さにしたPRF（CGF）メンブレンを作成し、露出した受容床に適合する大きさに調整し、PRF（CGF）メンブレンを縫合した（**図6、7**）。

その後、止血を確認し治癒の経過を観察した。なお感染予防目的で7日間抗生物質の投与を行った。

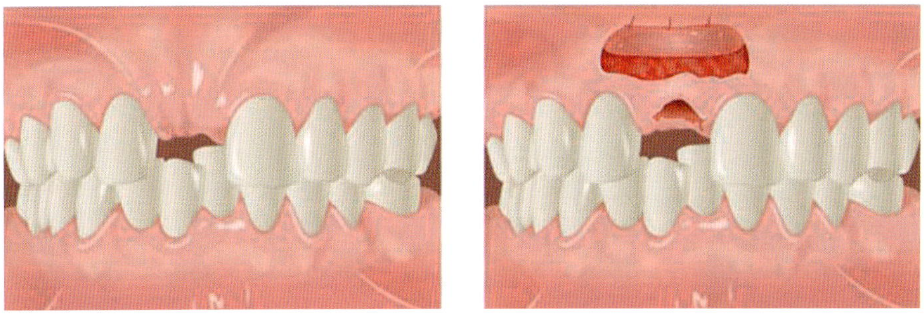

図5　付着歯肉獲得のイラスト

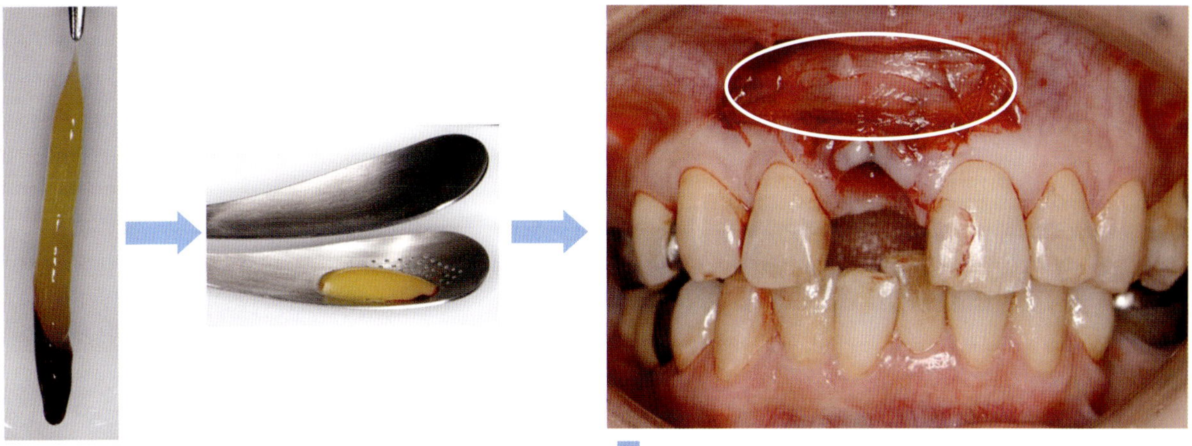

図6　唇側に付着歯肉を獲得するために、PRF（CGF）メンブレンを縫合

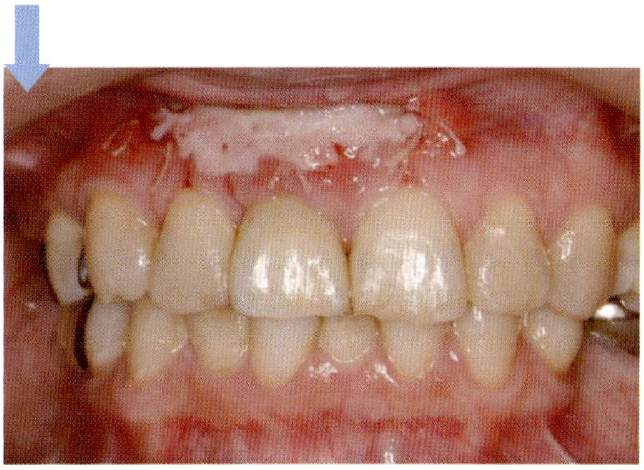

図7　CGF 縫合後1 週間後

経過：

術後7日目に抜糸を行った。PRF（CGF）メンブレンは問題なく受容床に生着していたが全体に白色を帯びていた（図8～10）。

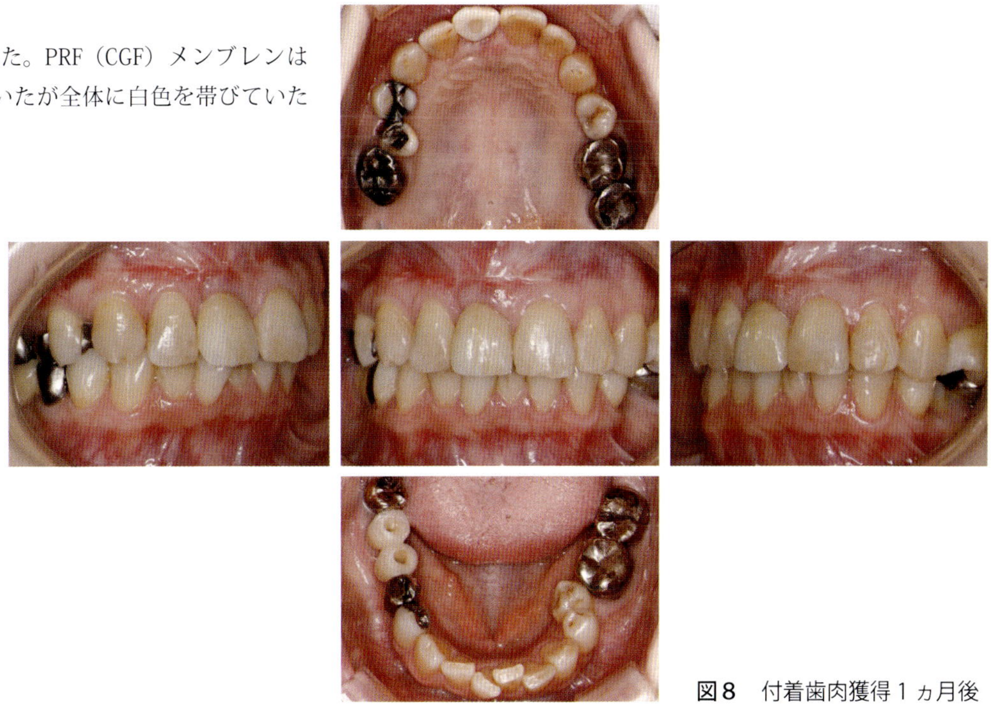

図8　付着歯肉獲得1ヵ月後

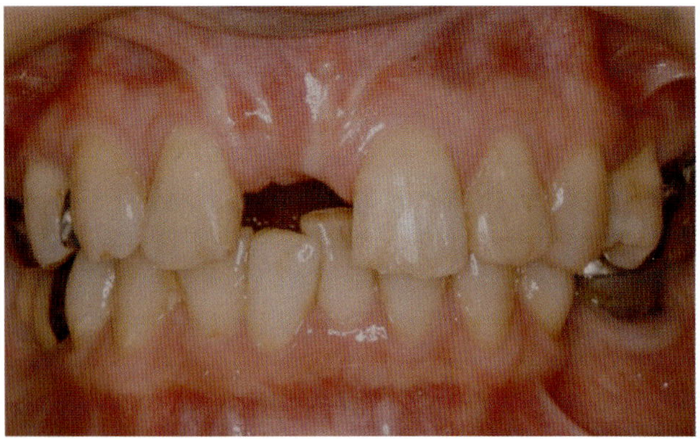

図 9　術前の口腔内写真

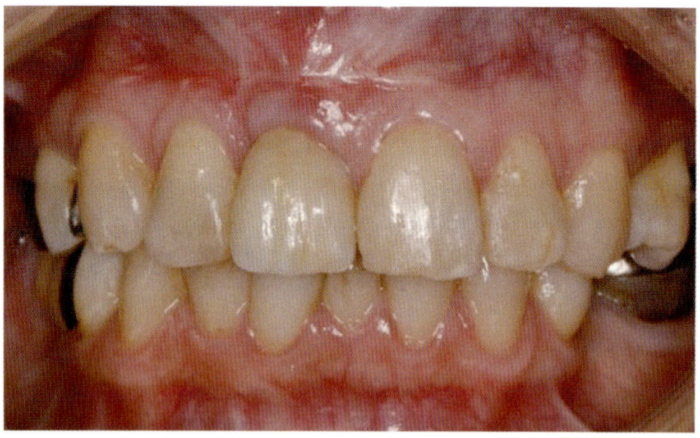

図 10　術後の口腔内写真。術前は 0 ～ 1mm であった付着歯肉の幅は 7mm になった。

PRF・CGF の臨床的意義

・PRF の成長因子は血管新生を促進し、血管網の構築により移植材の生着に必要な細胞の移動を容易にし、軟組織と骨の治癒に寄与している。
・Fibrin は足場として働き、また PRF メンブレンは膜状形態により骨移植材を維持、骨造成に有用である。

また別のケースになるが、歯肉のボリューム不足を解決するために口蓋側より connective tissue graft を行う場合がある。そのように供給側の不快症状軽減のため PRF（CGF）を用いることも有効と思われる（**図 11 ～ 14**）。

② 抜歯窩に PRF（CGF）を填入

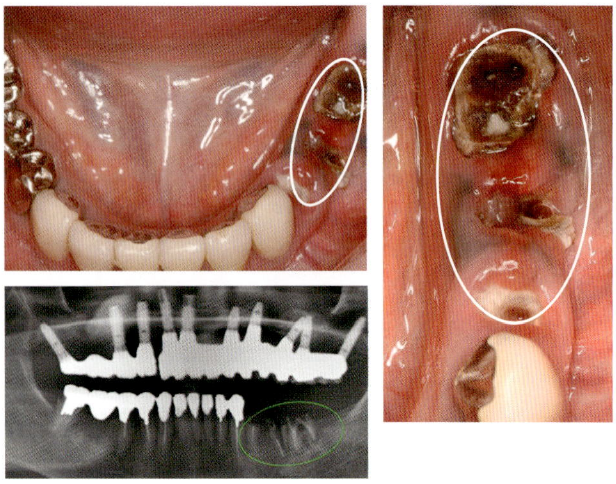

図 11　症例 2

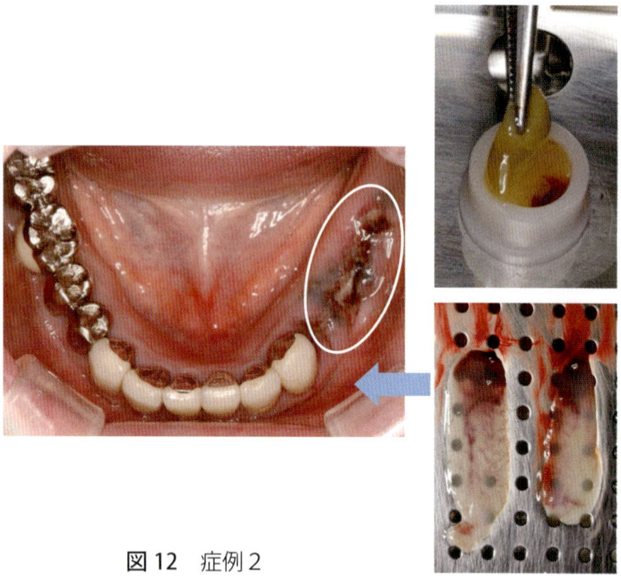

図 12　症例 2

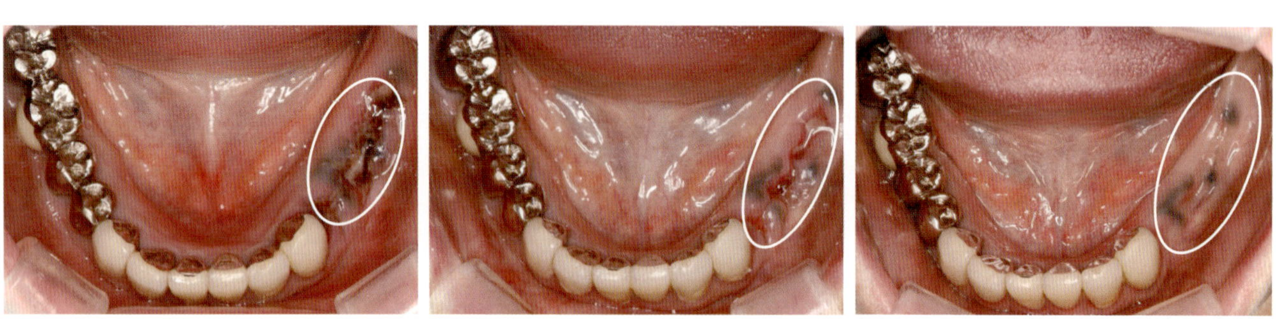

翌日　10 日後　30 日後

図 13　症例 2

③ CTG 後のドナーサイトに PRF（CGF）を塡入

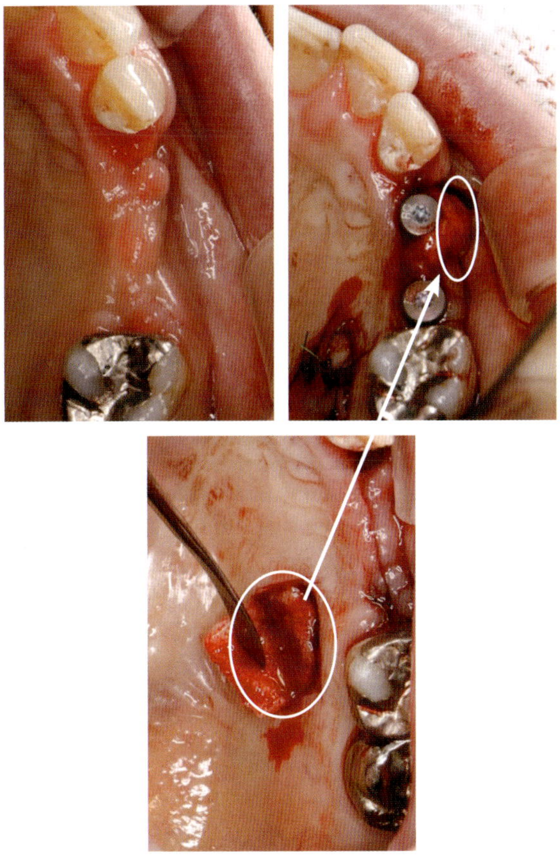

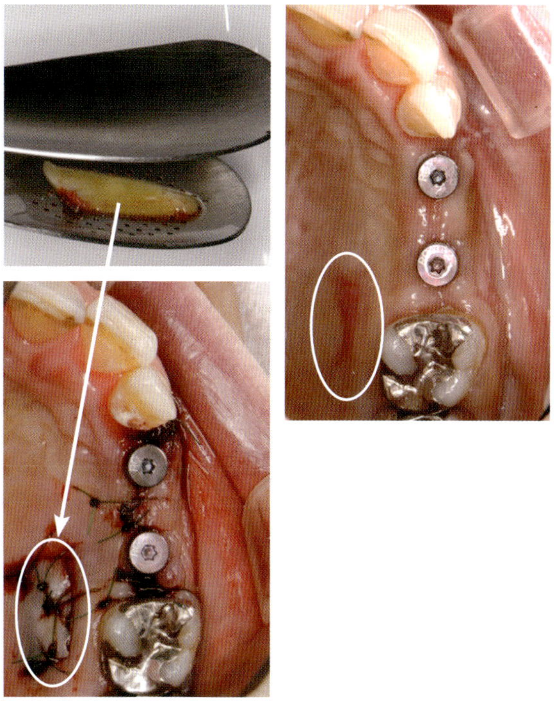

図 14　症例 3

Ⅳ. 考察

インプラントを長期にわたり安定維持させるためにはインプラント治療の外科・補綴処置はもちろんのこと、メインテナンスが重要であることはいうまでもない。インプラント周囲骨が吸収した場合、再生させることは非常に困難である。そのため、付着歯肉不足で炎症がインプラント周囲に波及した場合、骨吸収をきたして回復困難となり、予後に問題が生じる可能性が高くなると考えられる。

Lang らは、付着歯肉の欠如による遊離歯肉の動きがプラークの停滞やポンピング作用で歯肉溝への細菌の侵入を助長する可能性があると述べている[5]。よって付着歯肉の欠如は長期にわたる歯周組織の健康維持を困難にする可能性があり、このような場合は遊離歯肉移植術などにより付着歯肉を獲得するのが望ましいと考える。

Marx が血小板濃縮液である PRP の臨床応用を報告して以来、さまざまな臨床応用がされてきた[1]。血小板は血管新生を促進する多数の成長因子を含んでいる。これらの血小板から放出される成長因子は、主に血管形成を促進すると報告されている[6]。その後、ヒト歯根膜および歯肉線維芽細胞の培養時に PRP を添加することで各細胞が分化、増殖したこと、また、PRP による歯肉線維芽細胞、歯根膜線維芽細胞の増殖活性の促進が Okuda によって報告された[7]。そして PRF にも PRP と同様に血管再生力があることや、PRF が PRP と同様またはそれ以上の増殖因子が含まれて入ること、PRF と CGF メンブレンは少なくとも機械的性質と分解性という点において、ほぼ同一の性状をもつことなどが報告されている[2〜4]。

一般的には口腔粘膜の露出創部被覆は術後 7 ～ 14 日後、上皮の角化完了は 4 ～ 6 週間後といわれている。当該症例では PRF（CGF）を使用した供給側創面も術後 7 日目に抜糸を行った。PRF（CGF）メンブレンは問題なく受容床に生着していたが全体に白色を帯びていた。約 10 日後に部分的な上皮化を含めた肉芽形成を認めた。これらのことから PRF（CGF）を用いたことによって豊富な増殖因子が血管新生を促進し、創傷治癒促進効果が得られた。また、完全な上皮化までの約 3 週間、痛みや腫れのような不快症状や合併症を認めなかったことから、患者の疼痛軽減にも役立っていると示唆された。

V. 結論

インプラント周囲組織の付着歯肉獲得のためにPRF（CGF）を使用したところ、豊富な増殖因子で創傷治癒促進効果により治癒期間の短縮と疼痛の軽減ができ、良好な予後が得られた。したがって、付着歯肉獲得術にPRF（CGF）を使用することは有用であることが示唆された。

本論文に関して、開示すべき利益相反状態はない。

参考文献

1）Marx RE, Carlson ER, Eichstaedt RM, et al：Growth factor enhancement for bone grafts.

2）Choukroun J, Diss A, Simonpieri A, et al：Platelet-rich fibrin（PRF）：a second-generation platelet concentrate. Part V：histologic evaluations of PRF effects on bone allograft maturation in sinus lift. Oral Surg Oral Med Oral Pathol Oral Radiol Endod 101：299-303, 2006.

3）Kobayashi M, Kawase T, Okuda K, et al：In vitro immunological and biological evaluations of the angiogenic potential of platelet-rich fibrin preparations：a standardized comparison with PRP preparations. International Journal of Implant Dentistry 1：31, 2015.

4）Masuki H, Okudera T, Watanebe T, et al：Growth factor and pro-inflammatory cytokine contents in platelet-rich plasma（PRP）, plasma rich in growth factors（PRGF）, advanced platelet-rich fibrin（A-PRF）, and concentrated growth factors（CGF）. International Journal of Implant Dentistry 2：19, 2016.

5）Isobe K, Watanebe T, Kawabata H, et al. Mechanical and degradation properties of advanced platelet-rich fibrin（A-PRF）, concentrated growth factors（CGF）, and platelet-poorplasma-derived fibrin（PPTF）. International Journal of Implant Dentistry 2017 3:17.

6）Lang NP, Löe H. The rerationship between the width of keratinized gingiva and gingival health. J Periodontol. 43：623-627, 1972.
7）Bennett SP, Griffiths GD, Schor AM, et al. Growth factors in the treatment of diabetic foot ulcers. Br J Surg. 2003 Feb；90（2）：133-46.

7）Okuda K, Kawase T, Momose M, et al：Platelet-rich plasma contains high levels of platelet-derived growth factor and transforming growth factor-β and modulates the proliferation of periodontally related cells in vitro. Journal of Periodontology 74：849-857, 2003.

文献５の論文解説

PRF/CGF メンブレンは、バリアメンブレンとしての働き、細胞の足場材料としての働き、また成長因子のキャリアとしての働きなどを期待されて臨床で幅広く用いられている。そこで機械的強度と分解性に焦点を当てて、A-PRF と CGF のメンブレンを比較検討した。

引張り試験にはほぼ同等のサイズのメンブレンを用い、その強度に統計学的な差は認められない。血清保持能力についても、A-PRF と CGF に有意な差は認められない（**表３**）。

それぞれをメンブレン状にして、フィブリン線維の形態を示す（**図 16**）。その太さは、A-PRF と CGF において太く同程度である。

また、機械的性質はヤング率・破断歪み・最大応力においての比較でも、いずれの指標においても、A-PRF メンブレンと CGF メンブレンとの間に有意差は認められなかった（**図 17**）。

生分解性については、それぞれのメンブレンをトリプシン＋EDTA に浸漬し、放出されるタンパク量を経時的に測定して分解性を評価。A-PRF と CGF の間に有意な差はない（**図 18**）。

これらのことより、

・A-PRF メンブレンは、CGF メンブレンよりもわずかに高い可塑性やわずかに低い分解性を示したものの、統計学的な有意差は認められない。

・A-PRF および CGF メンブレンはともに、似たように太さのフィブリン線維および架橋密度から構成されていることが判明。したがって A-PRF と CGF メンブレンは、少なくとも機械的性質と分解性という点において、ほぼ同一の性状をもつと評価することができた。TTPF メンブレンは、早く分解されることから、移植部位において A-PRF および CGF メンブレンよりも速く分解され、増殖因子の徐放性という点で劣ることが示唆された。

表３　Size and Water content

	Size （W×L mm）	Stretching （times longer）	N
A-PRF	8.6±1.2×27.5±3.5	2 - 4	9
CGF	8.4±0.8×27.6±2.5	2 - 4	9
PPTF	8.3±1.2×31.8±2.1	2 - 4	3

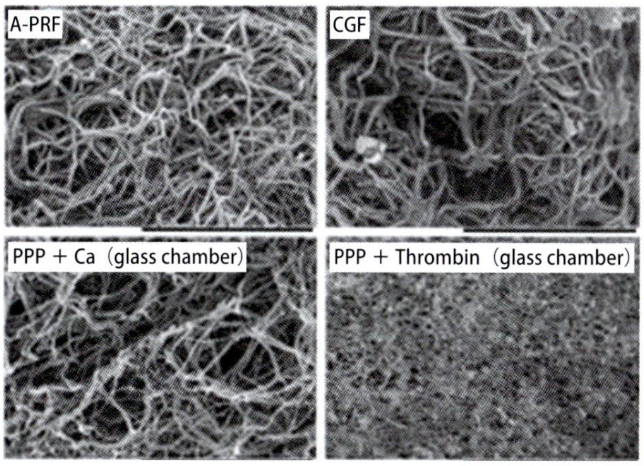

図 16　Morphology of fibruin fibers

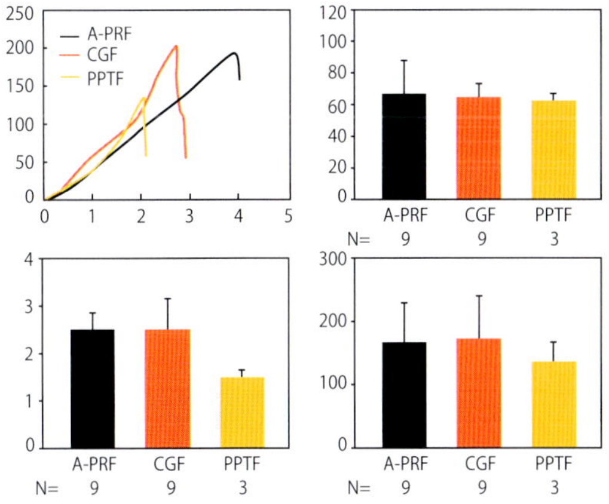

図 17　Mechanical properties

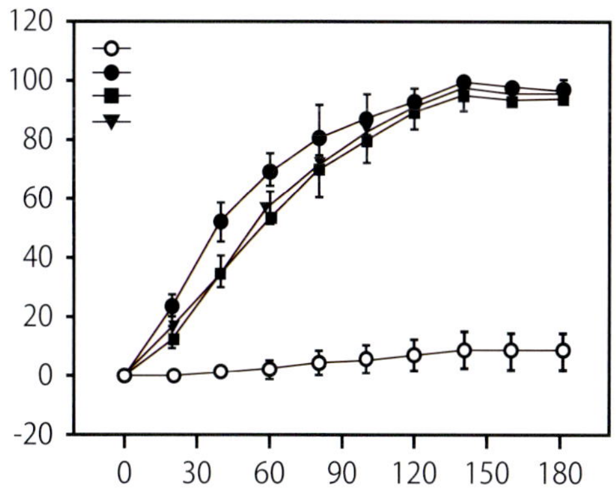

図 18　Degradation（enzymatic digestion）

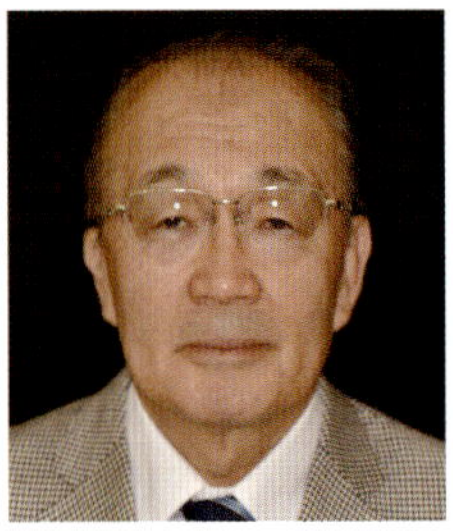

歯周病およびインプラント臨床における多血小板血漿（PRP）療法を応用した症例

Application of platelet-rich plasma（PRP）in treatment for periodontal defects and implants

佐々木脩浩　佐々木紀子　広瀬立剛　広瀬邦子　勝田台歯科医院（千葉）

Key words： Sinus Lift（上顎洞底挙上術）、GBR：Guided Bone Regeneration、Bio-Oss、PRP（多血小板血漿）

Ⅰ．緒言

歯科[1,2]、皮膚科[3]、眼科（点眼薬）[4]、整形外科（変形性膝関節症）[5]等の領域で多血小板血漿（PRP）を用いた再生療法は急速に世界中に浸透している。今回、侵襲性歯周炎やインプラント治療に PRP と骨補填材を応用し、機能回復を行った症例を報告する。

Ⅱ．症例

表 1　PRP/PRF 調製法条件

	採血針	チューブ（該当する場合）	採血管	遠心機と遠心条件	ピペット（該当する場合）	ピペットチップ（該当する場合）	総合的スキル評価
メーカー	Nipro	-	TERUMO	KUBOTA	GILSON	Greiner bio-one	-
型番	4521	-	VJ-P100A001	4000	F144801	739290	-
品名	セーフタッチ PSV21G3/4ハード	-	ベノジェクトII真空採血管（プレイン）	テーブルトップ遠心機	PIPETMAN CLASSIC P2	Universal	-
太さ（径）	21 G	-	-	-	-	-	-
長さ	19 mm	-	-	-	-	-	-
材質		-	PET	-	-	PP	-
抗凝固剤	-	-	ACD-A	-	-	-	-
採血本数	-	-	6本		-	-	-
ロータータイプ	-	-	-	スイング	-	-	-
回転数（時間）	-	-	-	1,700 rpm(7 min) 3,200 rpm(5 min)	-	-	-
作業者のスキル	-	-	-	-	-	-	高

症例 1

患者：38 歳、女性（侵襲性歯周炎）

初診：2007 年 7 月

既往歴：約 10 年間の喫煙歴あり、現在、禁煙中。

主訴は、6|の咬合痛および咀嚼障害で、歯周治療のため、他院より紹介され来院した（**図 1**）。エックス線所見では、全顎的に顕著な骨吸収が認められた（**図 2**）。歯周基本治療・再評価後、全部位に対し歯肉剥離掻爬手術を行い、321|123 部位にはオスフェリオン（直径 0.5 ～ 1.5 mm、オリンパス テルモ バイオマテリアル社、東京、日本）＋多血小板血漿（PRP）療法（**図 3**）[1]を行い、その後、歯周補綴を行い、SPT に移行した。治療により口腔内の腫脹やポケットの減少、歯周組織の検査時の出血が観察されることなく、ことに、現在、全顎的に下顎の歯根の周囲の骨再生が観察され、良好に経過している（**図 4**）。

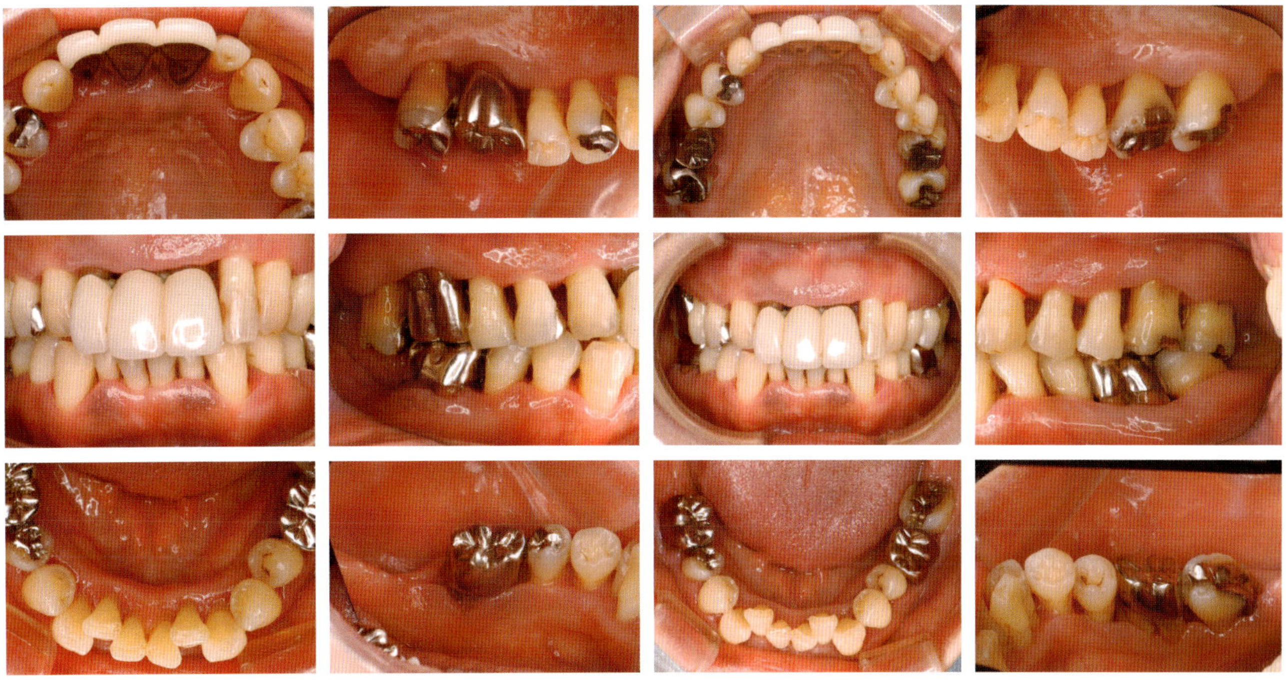

図1　初診時の口腔内写真（2007 年 7 月 3 日）：侵襲性歯周炎、38 歳、女性

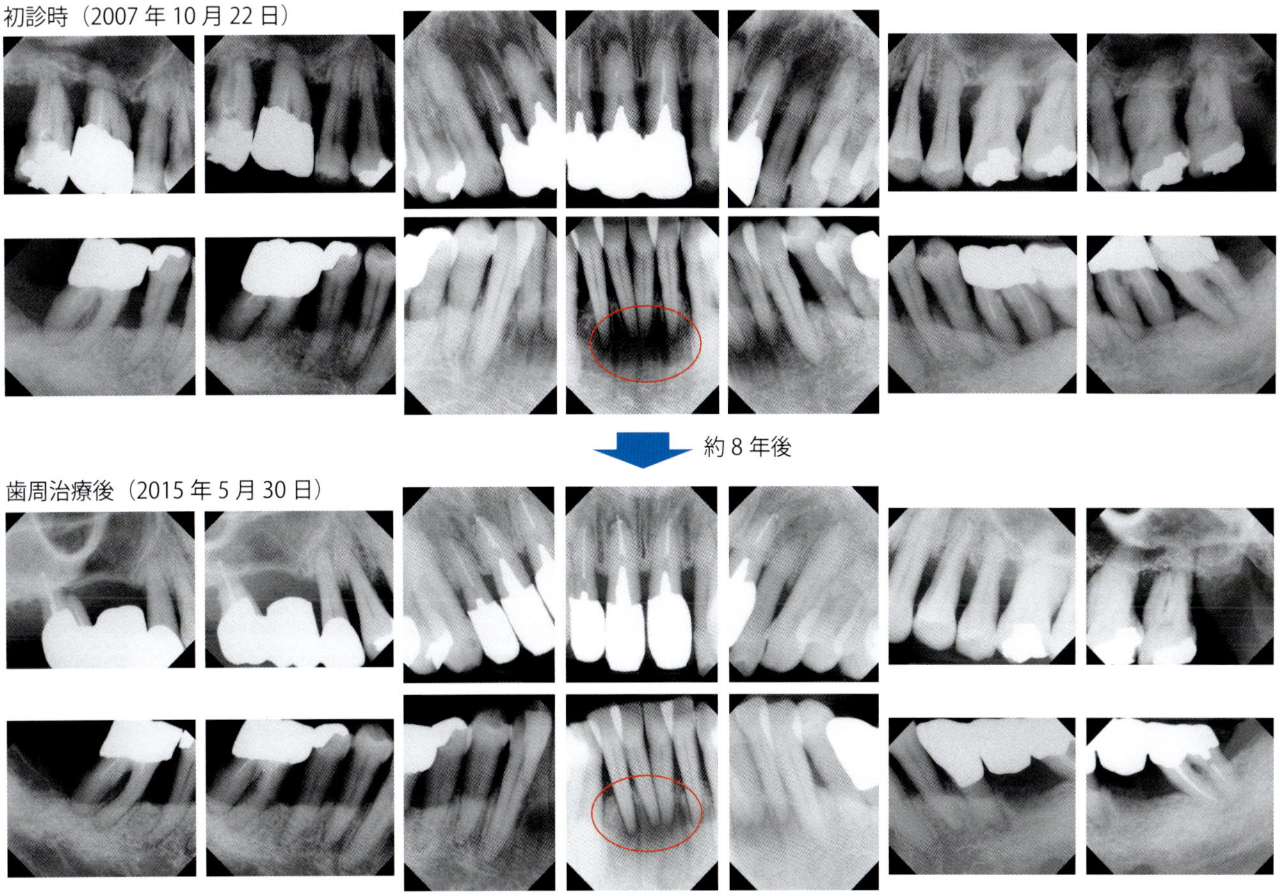

図2　初診時と歯周治療後のデンタル写真の比較

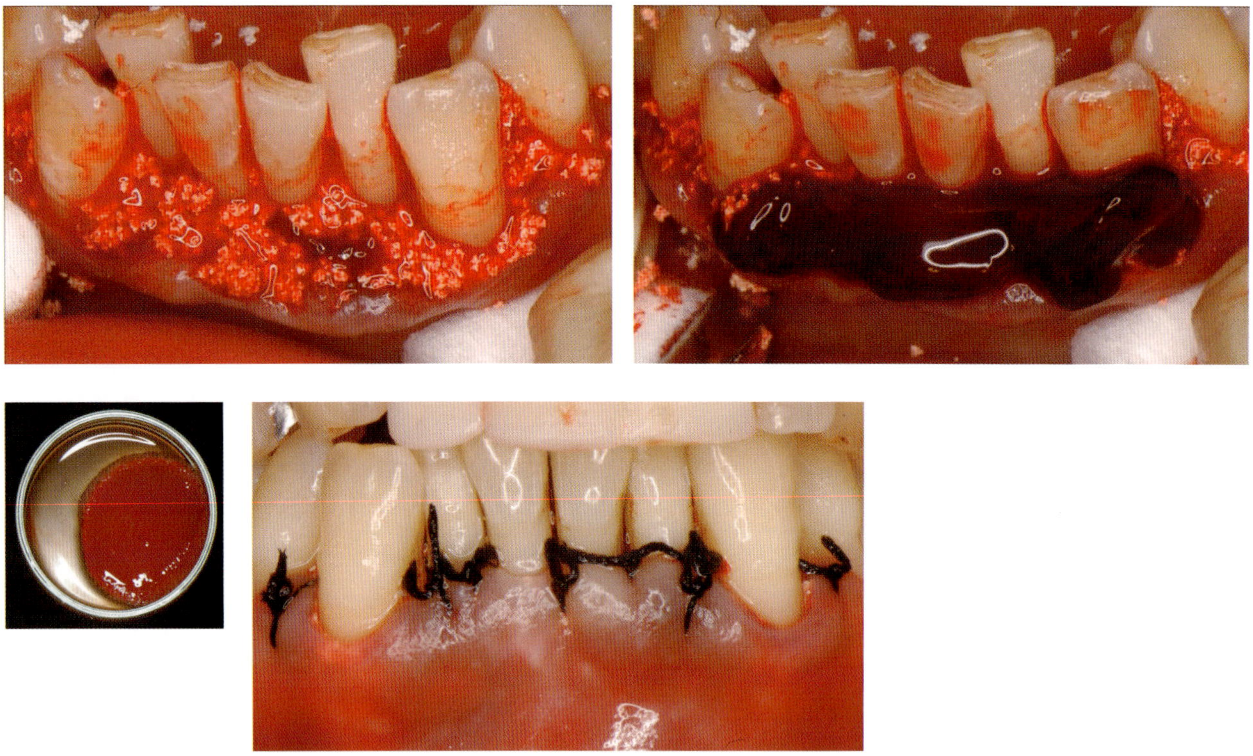

図 3　歯肉剥離掻爬手術（PRP＋β-TCP）

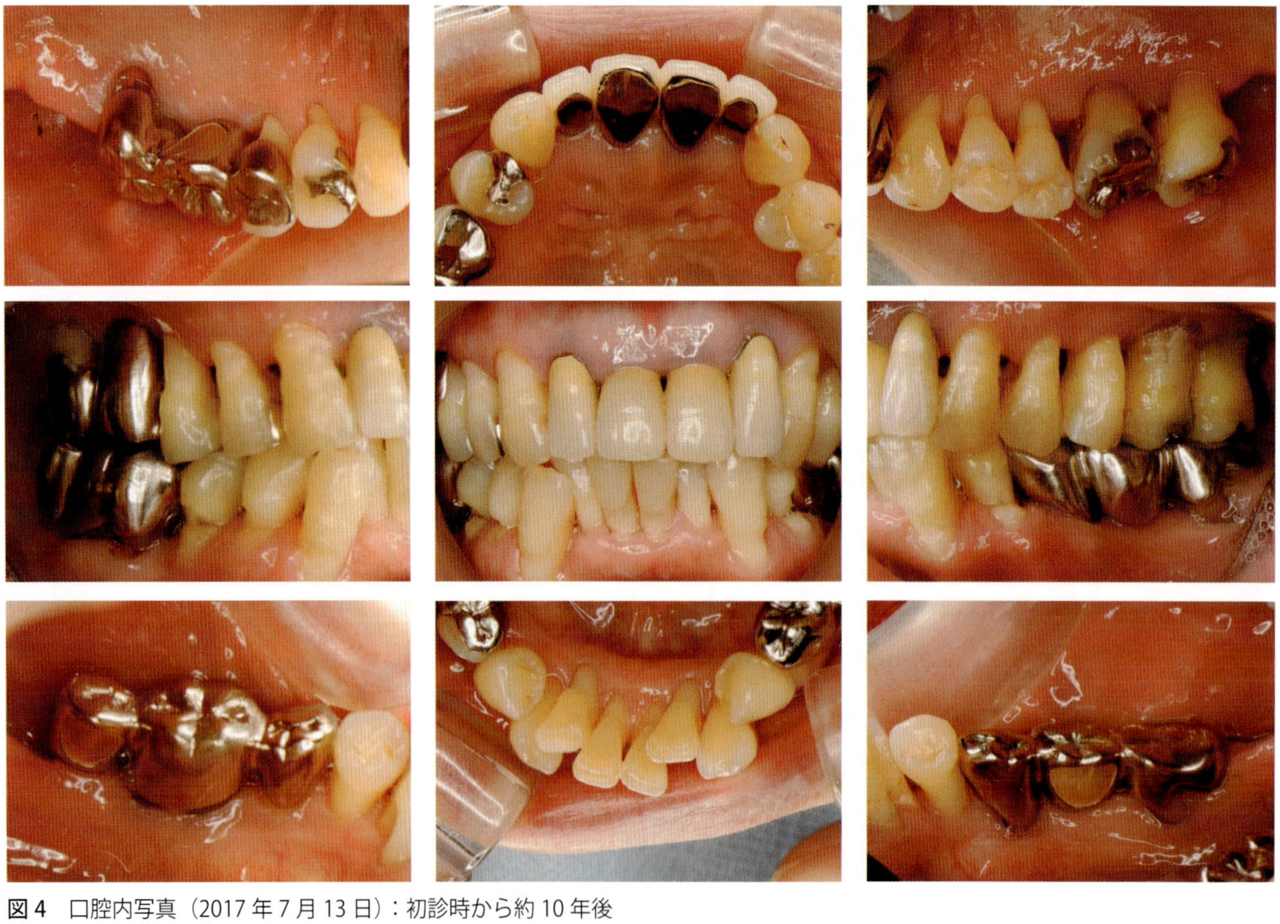

図 4　口腔内写真（2017 年 7 月 13 日）：初診時から約 10 年後

症例 2

患者：72 歳、女性。

初診：2009 年 10 月

既往歴・家族歴：特記事項なし。

⌊5 の歯根破折が認められ、咀嚼障害を主訴に来院され、インプラントを強く希望された。植立部位の CT 検査により上顎洞までの距離は約 16 mm であることを確認した（**図 5**）。抜歯後、AQB インプラント®（T4MM、アドバンス社、東京、日本）インプラント窩を 12 mm 形成し、抜歯窩根尖部の頬側骨の喪失を認めたため、インプラント窩に PPP（低濃度多血小板血漿）を挿入し、即時植立し、その後、インプラントに PRP を被覆し即時植立した。植立後 PPP、骨補填材（オスフェリオン）を挿入し、最後に PPP、PRP で被覆し、KOKEN TISSUE GUIDE（オリンパス テルモ バイオマテリアル社、東京、日本）を挿入後、縫合した（**図 6**）。植立から約 2 ヵ月後に上部構造を装着した。インプラント植立時、⌊5 根尖部頬側骨の喪失が認められていたが、PRP 療法、インプラント植立から約 2 年 2 ヵ月後、フラップ手術の際に患者の許可を得て、頬側骨の再生を明視下にて確認でき、現在、良好に経過している（**図 7**）。

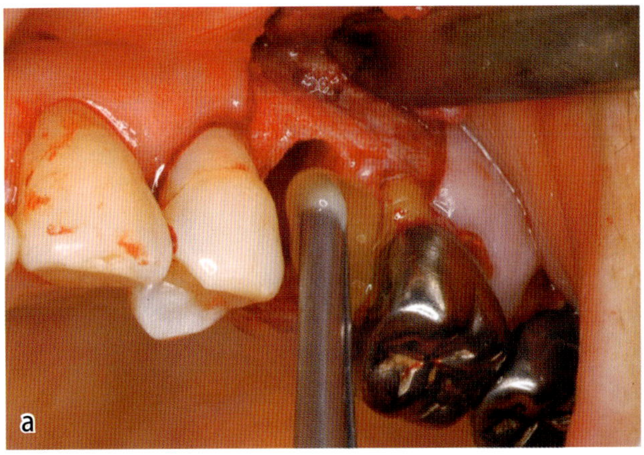

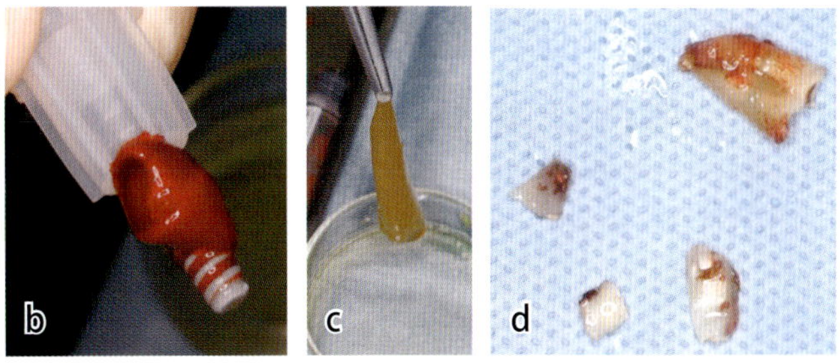

図 5　インプラント埋入手術中（2009 年 10 月 31 日）
a：インプラント窩形成後（深さ 11.5 mm）PPP を挿入
b：インプラント体（T4MM）の HA 部に PRP を被覆
c：PPP　d：歯根破折

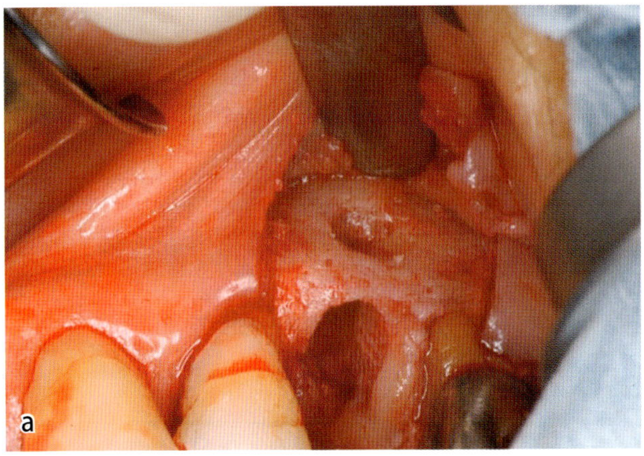

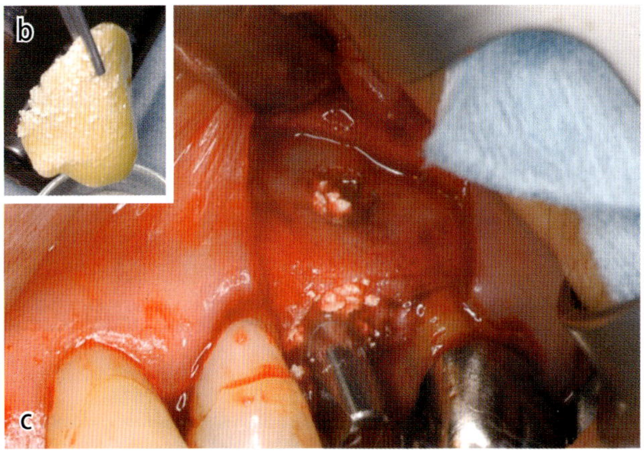

図 6　インプラント埋入手術中（2009 年 10 月 31 日）　a：生用材料を使用する前
b：PPP+β-TCP（オスフェリオンφ0.5 ～ 1.5 mm）　c：インプラント体を埋入後、PPP+β-TCP（オスフェリオン）を挿入

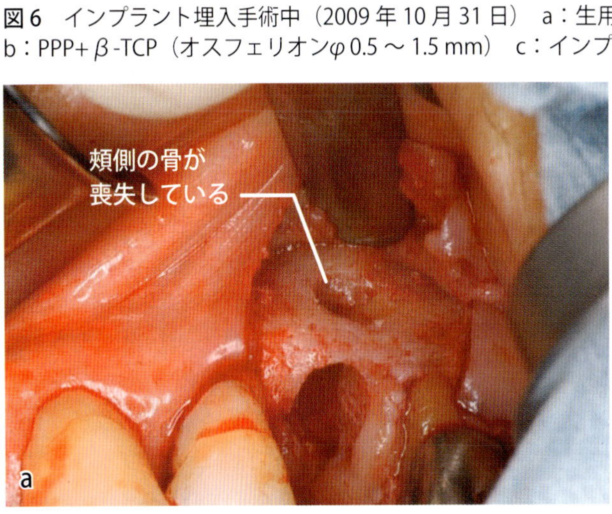

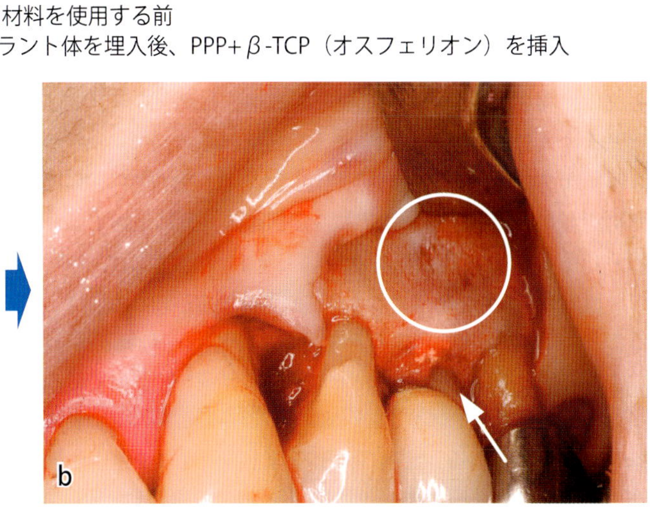

図 7　抜歯、インプラント埋入後約 2 年 2 ヵ月（2011 年 1 月 17 日）
a：抜歯後（インプラント埋入手術中、2009 年 10 月 31 日）
b：骨の再生が認められる。歯頸部付近には骨補填材の残留が認められた（矢印）

症例３

患者：64 歳、女性。
初診：2011 年８月
既往歴：慢性膵炎。

6|のインプラント（AQB インプラント®：T4SM）の動揺で来院した。インプラント歯周炎のため、動揺が激しかったので除去した。インプラント除去後、上顎洞粘膜挙上術前のエックス線写真を**図８**に示した。6|の残存骨の高さは 3.5 mm で、挙上を行うには十分の骨量がないことを患者に十分説明したが、再び、インプラント治療を強く希望した。挙上後は約２年ほど経過したのちに、上部構造をセットすることを提案した。事前に上顎洞粘膜を挙上し、その中に PRP とオスフェリオン（直径 0.5 ～ 1.5 mm）を混合したものを填入し、最後にインプラント窩の部分はオスフェリオンを少量填入し単純縫合した（**図9**）。**図９**および**図 10** にみられるようにインプラントの周囲（NobelReplace®，Tapered Groovy，RP4.3 × 10 mm）にドーム型の粘膜の挙上がみられる。約２年後にエックス線撮影し、インプラントの周囲にしっかりとした骨の新生がみられたので、上部構造を装着した。現在、エックス線写真もインプラントの周囲の炎症もなく、安定している様子がうかがえる。

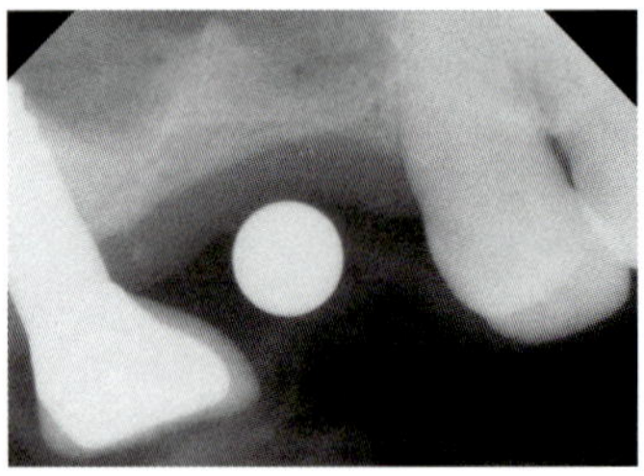

図８　インプラントメンテナンス（2011 年９月 13 日）

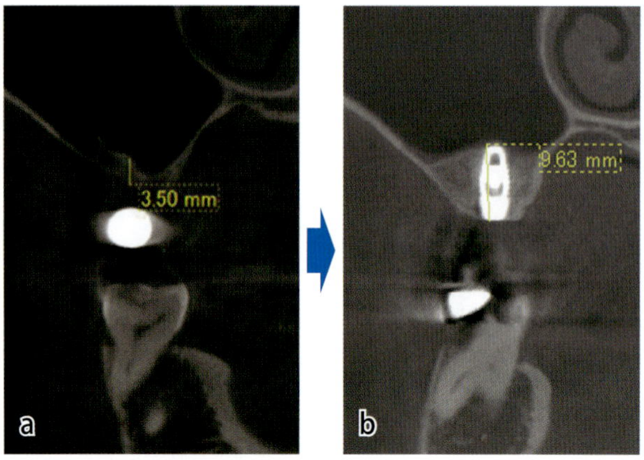

図９　Computed Tomography（CT）
Compare for before and after soket Grafting
a：Before implant placement
b：After one year of implant placement

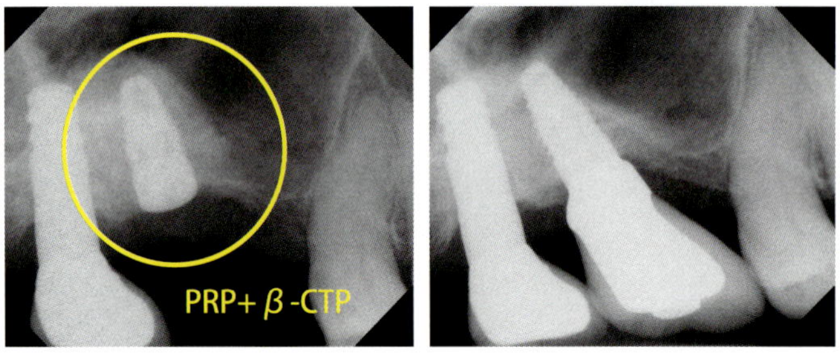

図 10　Implant placement
The method for Socket Grafting（replacement）

Ⅲ．考察

症例１では、PRP ＋オスフェリオンを用いた重度な侵襲性歯周炎の例では、Okuda[1] らと同様に骨再生が観察され、動揺も軽度になり、臨床パラメーターも改善された。症例２では、PRP ＋オスフェリオン＋ PPP ＋上顎臼歯部のインプラント埋入手術は、頬側の喪失部の骨再生は認められ、歯頸部付近には骨補填材の残留物を認めた。この症例から、骨補填材および PRP の使用による、骨の再生を確認することができたが、同時に骨補填材の完全溶解にはかなりの時間を要することも確認することができた。年齢による上顎洞の含気化（pneumatization）および骨質の不良から術者にとって難易度が高いのが常である。インプラントのオッセオインテグレーションの成功は常に骨の量と質に左右される。症例３のような上顎洞底まで距離が極端に少ない場合、約２年の免荷期間を経て二次手術を実施したところ、良好な結果を得た。今後も長期的に経過を観察する必要があり、組織学的検査を行うなど、さらなる検討を加える必要がある。

なお、症例１にように侵襲性歯周炎は再発性で付着と歯槽骨の破壊をともなう突発性疾患として知られている。一般に、インプラント治療の成功の鍵は辺縁骨の安定と健康の維持であるが、患者の全身状態と歯周疾患に罹患しやすいかどうかといった要素も長期の安定に影響を与える。慢性または侵襲性歯周炎の既往がある患者に埋入されたインプラントの粘膜炎とインプラント周囲炎の高い発症率とインプラント生存率の低さから、多くの研究が歯周病とその治療の既往が負の影響を与えている。最近の Swierkot らの報告では経過観察期間が５～ 16 年の前向き研究において、侵襲性歯周炎患者はインプラント失敗のリスクが５倍になり、粘膜炎は３倍、インプラント周囲炎は 14 倍になると報告している。このことから、侵襲性歯周炎患者のインプラント治療は慎重にすべきである。

Ⅳ. 結論

PRP および骨補填材を用いた喪失部の骨再生は、侵襲性歯周炎および上顎洞底挙上手術の症例等への PRP 使用において、安全迅速に組織回復ができて、そのことは、骨造成を伴う歯周治療およびインプラント治療を行う一手段となり得る。

本報告に関して、開示すべき利益相反はない。

参考文献

1) Okuda K, Tai H, Tanabe K, Suzuki H, et al：Platelet-rich plasma combined with a porous hydroxyapatite graft for the treatment of intrabony periodontal defects in humans；a comparative controlled clinical study. J Periodontol 2005；76：890-898.

2) 佐々木脩浩：顎骨再生と保全を目指いた顎顔面美容口腔外科治療：各種骨補材（ α -TCP、 β -TCP）と濃縮血小板（PRP，PRPF，CGF）を用いた抜歯窩の経年変化．奥寺　元監著，東京形成歯科研究会編，京都：永末書店；2012，80-81.

3) Elghblawi E：Platelet-rich plasma, the ultimate secret for youthful skin Elixir and hair growth triggering. J Cosmet Dermatol 2017；Sep 8. doi：10. 1111/jocd. 12404.

4) Alio JL, Rodriguez AE, Ferreira-Oliveira R, Wróbel-Dudzińska D, Abdelghany AA：Treatment of Dry Eye Disease with Autologous Platelet-Rich Plasma：A Prospective, Interventional, Non-RandomizedStudy, OphthalmolTher. Augdoi　2017；10. 1007/s40123-017-0100-z.

5) Liu Z, Zhu Y, Ge R, Zhu J, He X, Yuan X, Liu X：Combination of bone marrow mesenchymal stem cells sheet and platelet rich plasma for posterolateral lumbar fusion. Oncotarget 2017；8（37）：62298-62311.

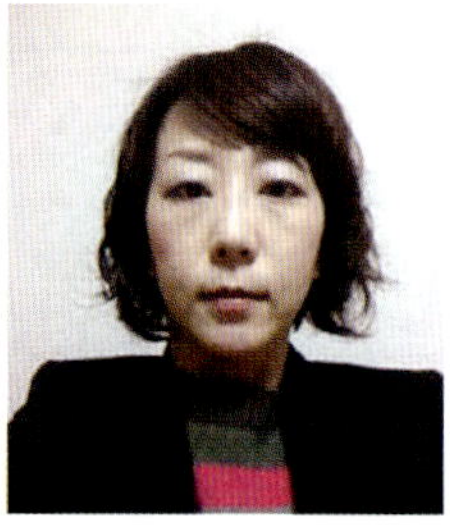

PRFの固定に（シアノアクリレート系）外科用接着剤を応用した症例　－GBRとメラニン色素除去後の創面への適用－

A case of the application of a surgical adhesive (cyanoacrylate) to the fixation of PRF-application to the emergence after the removal of GBR and melanin dyes

鳥村　亜矢　テルミナ歯科クリニック（愛知）
奥寺　元　王子歯科美容外科クリニック（東京）

Key words： Platelet - rich fibrin（PRF）、審美障害、メラニン色素、粘膜外科用接着剤、新生肉芽組織、Custom Endosteal Implant（CEI）

Ⅰ．緒言

インプラント治療において、硬・軟組織の迅速な治癒経過や健康的で厚みのある角化歯肉は、インプラントの予後に大きな影響をもたらす[1]。私どもは、歯槽骨および歯肉形態修正において自己血由来の多血小板血漿（PRP）、また多血小板フィブリン（PRF）がもつ特徴をふまえ、治癒促進や審美を求めた形態再生の効果と、歯肉軟組織の審美障害をもたらすメラニン色素沈着の除去に応用し[2,3]、粘膜上皮の治癒効果を発表してきた。

今回、軟組織の治癒促進に的を絞り、粘膜における粘膜外科用接着剤の固定を併用して軟・硬組織の回復や、患者の痛みの緩和治癒促進を求めたので、その粘膜外科用接着剤使用症例を紹介する。

Ⅱ．使用機器

表1　PRP/PRF 調製法条件

	採血針	チューブ（該当する場合）	採血管	遠心機と遠心条件	ピペット（該当する場合）	ピペットチップ（該当する場合）	総合的スキル評価
メーカー	TERUMO	TERUMO	ガラスコーティング	Choukroun式全自動			
型番			DUO	DUO			
品名	翼状針						
太さ（径）	18 G	18 G					
長さ	20 mm	30 mm					
材質	ステンレス	PP					
抗凝固剤							
採血本数	2～6		2～6				
ロータータイプ				アングル			
回転数（時間）				1,300rpm 198g（8min）			
作業者のスキル							中

Ⅱ．材料および方法

東京形成倫理委員会承認番号（005）をもとに、患者の同意を受けた症例を対象とした。症例は、抜歯後骨補填材を填入し、同時に上唇小帯切除後、粘膜骨膜剥離部をPRFでカバーし、その上に粘膜外科用接着剤（エチル2-シアノアクリケート）[4]の塗布を行った（**図1**）。また、メラニン沈着歯肉部に対して審美的な回復を行った症例で、おのおのにPRFの経過を肉眼的に観察し、3ヵ月後にBIOPSYを行い組織の観察を行った。

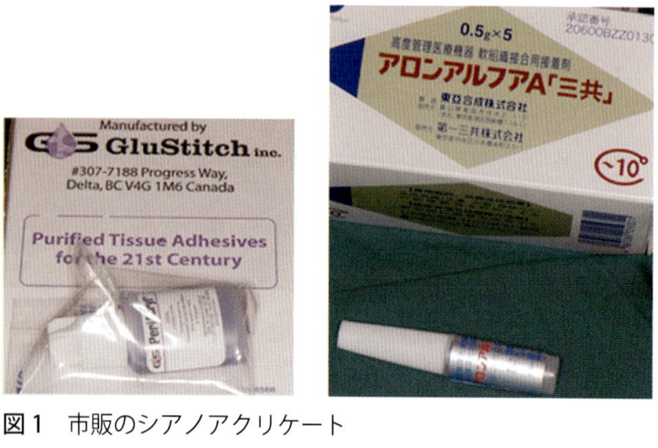

図1　市販のシアノアクリケート

1．PRF を応用した Custom Endosteal Implant（CEI）症例

PRF を**表 1** による調整基準で作成し、新型骨膜下インプラント（CEI）に PRF および補填材をサンドイッチにして埋入した。数ヵ月後、骨膜下インプラントのフレーム上に新生骨ができ、骨再生とバイオインテグレイションを起こし、同時に歯肉の厚みを確保することができた(**図 2a ～ d**)。裂開もなくフレーム上の骨再生と十分な粘膜の厚さを確保。

2．PRF を応用した GBR 症例

抜歯窩に骨補填材を填入して PRF でカバーし、エチル 2 - シアノアクリケートで固定した（**図 3a ～ c**)。軟組織の治癒経過として、3 ヵ月後の埋入部位の骨を採取し、組織標本で検査を行った結果、軟組織の治癒が認められ、硬組織も回復していることが確認できた（**図 4**)。順調に軟組織が治癒していく過程が認められた。

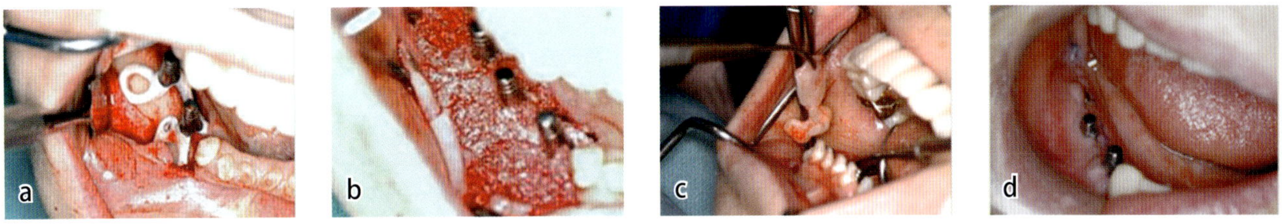

図 2　a：CE1 インプラント（HA 骨膜下インプラント）　b：補填材と PRP　c：粘膜回復のための PRF をサンドイッチし、シアノアクリケート使用　d：術後 1 ヵ月（十分な粘膜を確保）

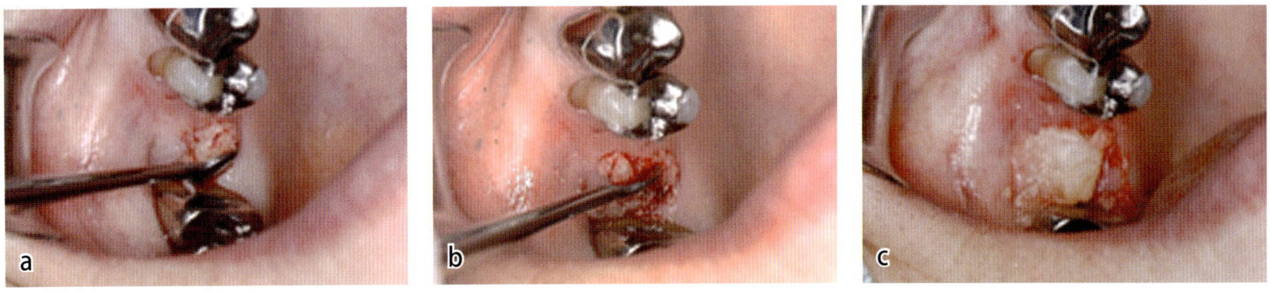

図 3　a：抜歯窩に PRP 入の補填材を挿入　b：PRF 膜を抜歯窩に蓋をするように押し入れる　c：シアノアクリケートで接着

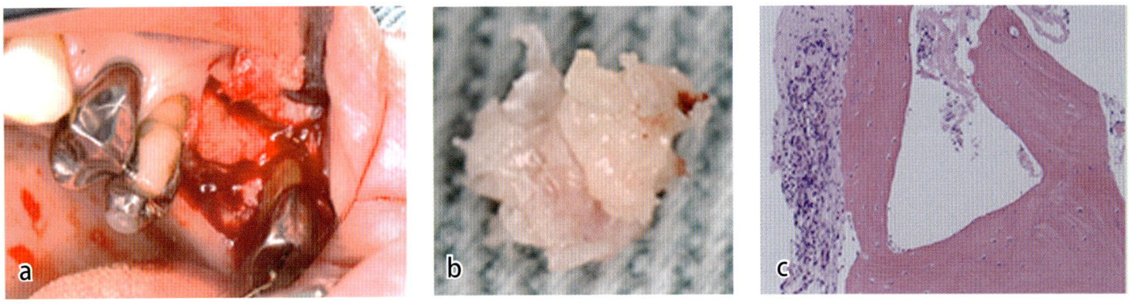

図 4　a：4 ヵ月後の骨再生部　b：ドリリングからの採取骨　c：組織像

3．PRF を応用した抜歯粉砕歯牙填入とメラニン除去症例

歯肉のメラニン色素の沈着と、保存不可能な上顎前歯を抜歯した後の骨欠損の状態を**図 5a** に示す。また、歯肉部のメラニンはレーザーで除去し、抜歯窩に歯根を粉砕した。骨補填材と PRF を混入して填入し、縫合後 PRF を粘膜上に置き、エチル 2 - シアノアクリケートでカバーして固定した（**図 6a** は粉砕歯牙填入、**b** は PRF をシアノアクリケートで固定。**7a** は 1 日後、**7b** は 3 日後)。

術後 1 日目から 3 日で PRF の変化が起こり 1 週間でほぼ吸収された。その間、PRF のカバーにより歯肉部の刺激や炎症もほとんどなく、1 ヵ月後には完全な軟組織の治癒が観察された（**図 8 ～ 9** は 3 ヵ月後の組織像で正常な回復がうかがえる)。

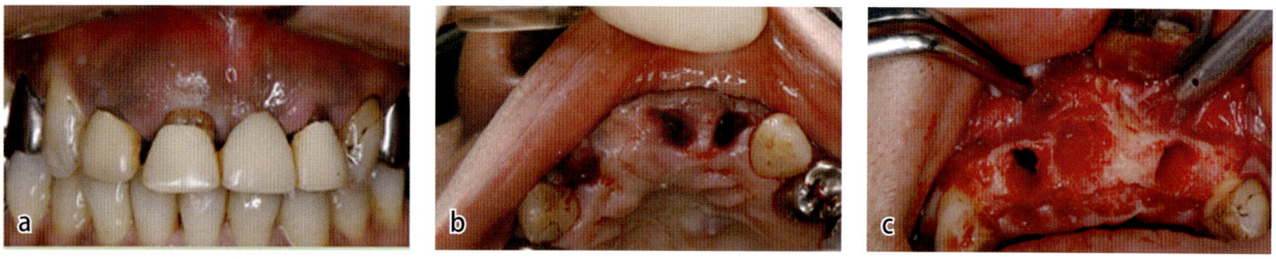

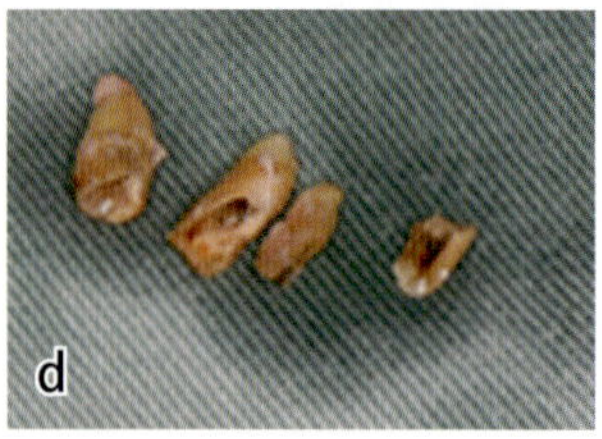

図5　a：メラニン沈着の歯肉と保存不良な歯牙　b：抜歯後　c：骨欠損の萎縮骨　d：抜歯した上顎前歯（これを粉砕し、骨補塡材に使用）

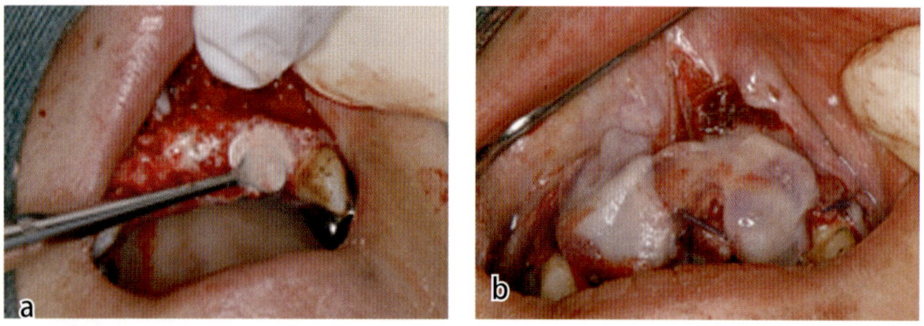

図6　a：メラニン除去後、減張切開を併用、その上にPRFと骨補塡剤を混入して塡入　b：エチル2-シアノアクリケートでカバー

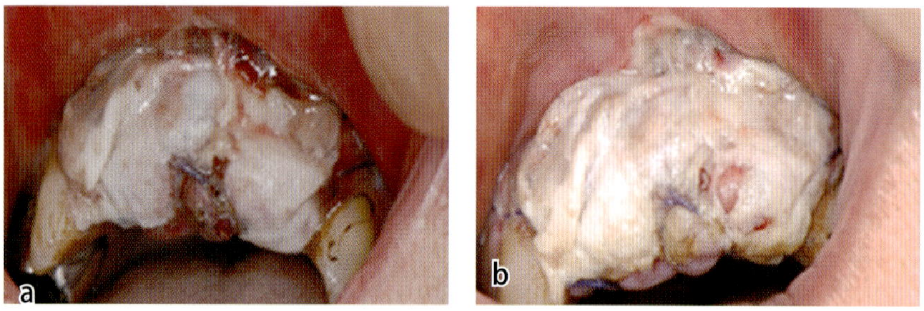

図7　a：術後1日目　b：術後3日目

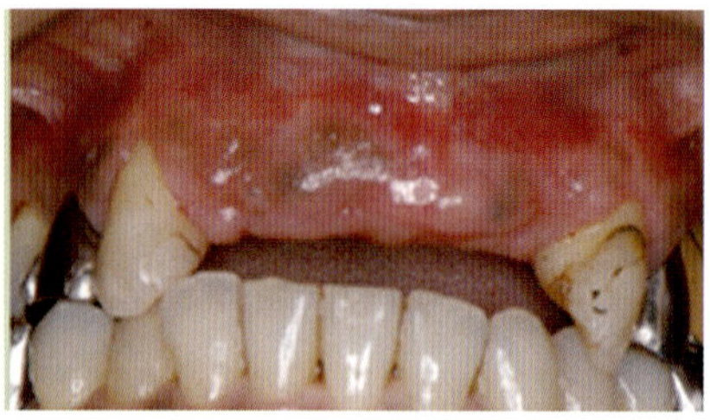

図8　術後1ヵ月

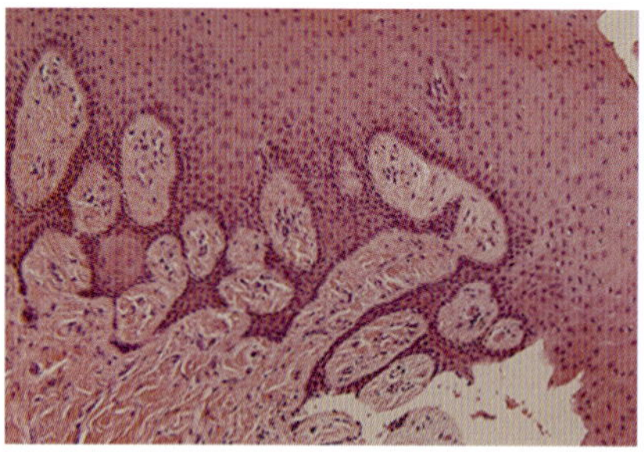

図9　3ヵ月後の歯肉の組織像

4. PRFを応用したメラニン歯肉除去症例

メラニン沈着が著明なケースに同様の処置を行った（**図10**）。レーザーでピーリング（粘膜下のメラニンを削除）した後、創部にPRFを置き、エチル2-シアノアクリケートでカバーした（**図11a**はメラニン除去後、**b**は削除した粘膜をPRFで被覆しシアノアクリケートで固定、**図12**は1日後と3日後）。1週間後にはPRFはほぼ吸収し、10日後には治癒傾向が観察された。この間に歯肉刺激等の違和感の訴えはなかった（**図13**）。

1ヵ月後、メラニンの除去がされ歯肉部の良好な歯肉色が観察された（**図14**）。このケースでは縫合できない表層のPRFの被覆にエチル2-シアノアクリケートを使用することで、固定の効力を発揮した。

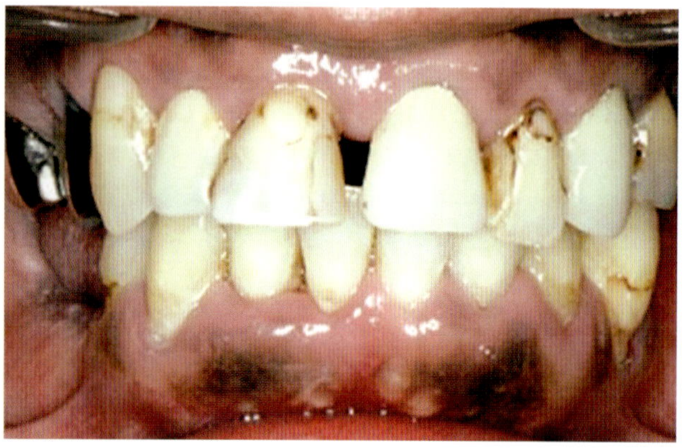

図10　メラニン沈着が著明なケース

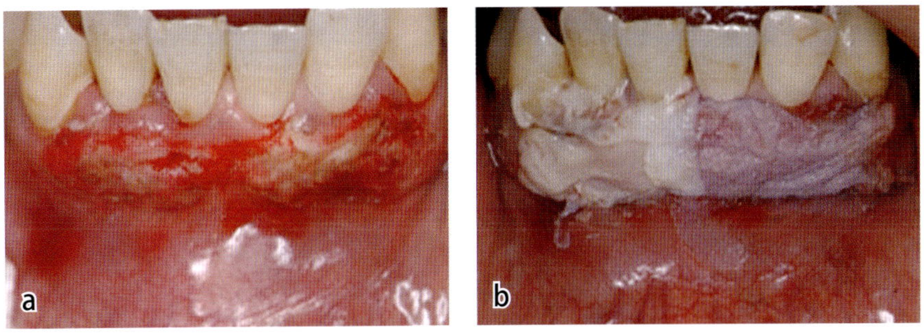

図 11　a：レーザーでピーリング　b：創をPRF で覆う

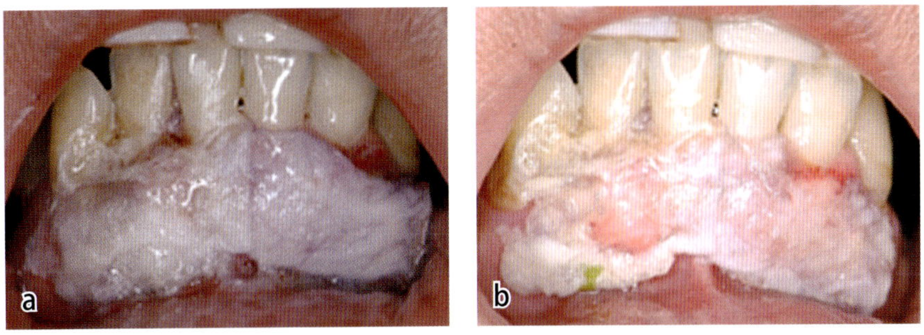

図 12　a：術後 1 日目　b：術後 3 日目

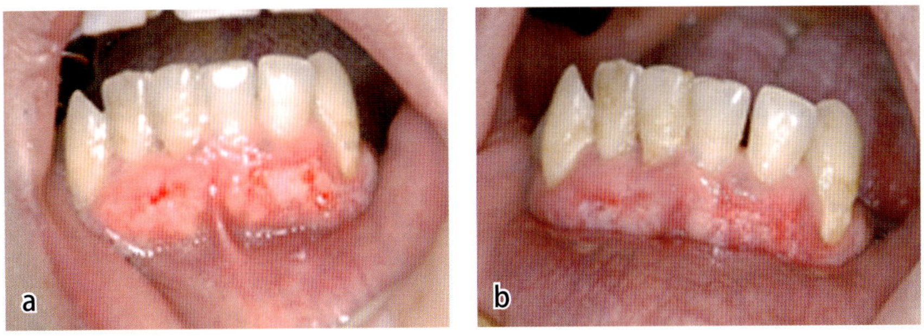

図 13　a：術後 7 日目　b：術後 10 日

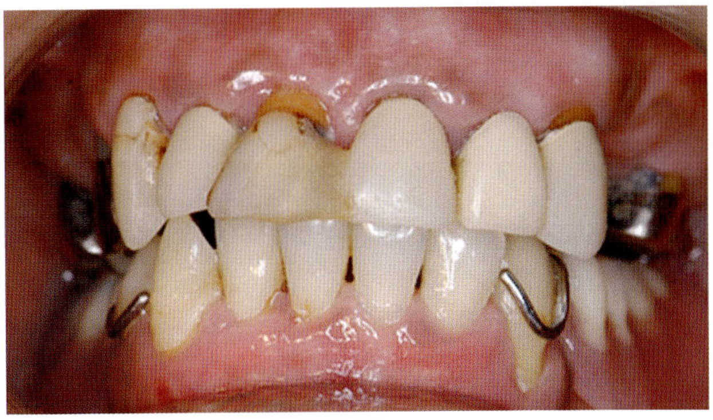

図 14　術後 1 ヵ月

Ⅲ. 結果

粘膜外科用接着材で固定されつつ、PRF が速やかに吸収されていくことが継時的に観察され、治癒がほぼ 3 週間の経過であった。また、吸収下では新生肉芽組織の増殖も観察された。多くの場合、粘膜上皮除去法後においては、外来刺激があるが、今回の使用ではまったく痛みを訴えなかった。組織検査においても、組織的に通常の治癒展開の結果で異常はなかった。

Ⅳ. 考察および結論

治癒促進と手術後の痛みの緩和は臨床医療において、患者の手術経過にとって重要な要因である[5)]。PRF を粘膜外科用接着剤で固定することにより、違和感を訴えることなく、組織的にも異常はなかった。症例内容においてはこのような応用も選択肢の一方法であることが示唆された。

参考文献

1) Linkevius T：軟組織の厚みがインプラント周囲骨丁部の骨レベルの変化に与える影響：1 年間の前向き比較影響．Apse P Int J Oral Maxillofac 2009；24（4）：712-719.
2) Miyazaki H, Okudera H：Submucosal Glyceol　Injection-Assisted Laser Surgical Treatment of Oral Iesions. Laser Med Sei　2009.
3) 松本光吉：歯科用レーザーの臨床例．株式会社 デンタルフォーラム．
4) 独立行政法人物質・材料研究機構：強度と生体親和性に優れた医療用接着剤を開発 -生体軟組織の強度に匹敵する高い接着強度を実現- 平成 15年3月18日.
5) 奥寺　元，大里重雄：インプラントの長期観察とQOL．日本口腔インプラント学会誌 1993；6（1）：91-166.

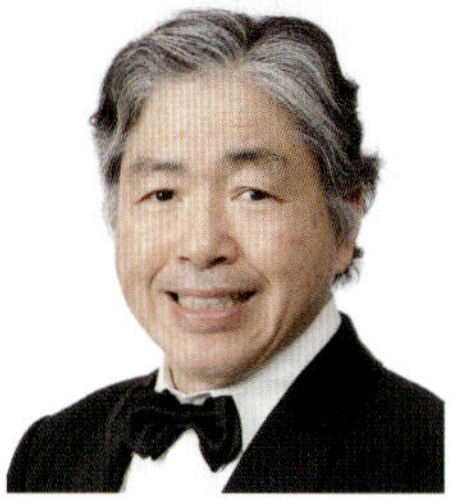

PRP併用がハイドロキシアパタイト表面処理したチタンフレームインプラントの顎骨再生におよぼす促進効果：イヌによる前臨床研究

Effect of PRP on the mandibular regeneration of titanium frame implants treated with hydroxyapatite surface : Pre-clinical studies by dogs

奥寺　元 王子歯科美容外科クリニック（東京）／William D.Nordquist（米国）／
北村　豊 信州口腔外科インプラントセンター（長野）／
木本一成 神奈川歯科大学大学院歯学研究科口腔科学講座 准教授（神奈川）／
奥寺俊允 王子歯科美容外科クリニック（東京）

Key words： PRP、Smart PReP2、HA コーティングチタンフレーム、ペリフェラル オステオトミー、Custom Endosteal Implant

Ⅰ．緒言

企業の既成品のインプラントでは、多種多様のラインアップはあるが、複雑極まる顎堤に応用するには限界がある。創世期のインプラントでは、骨膜下インプラント[1～3)]はその顎の形態に合わして製作することも一利あると考え、その意義は高い。その後、改良が進み、1980 年代に HA コーティングが生まれたが、そののちルートネームタイプが主流となった[4～7)]。Dr Nordquist が提唱するチタンに HA ハイドロキシアパタイトをコーテングし、一部ノッジを付けて骨内に埋入し骨膜下のフレームに Terumo BCT 社製（SmartPReP2）PRP[4)]併用の骨補填材を挿入して新生骨で囲む利用法の Custom Endosteal Implant（CEI）[5～8)]がある。この方法がそのような、報告に対応できるものかを、イヌにおいての応用で臨床上可能かと追及した（なお、本実験については神奈川歯科大学動物実験倫理委員会に承認を得た）。

Ⅱ．PRP調整使用機器

犬における実験では、成犬より採血した 60cc をプラスチックデバイスの容器に入れて PRP を調整した。その条件を**表 1** に示す。

表 1　PRP 調製法条件

	採血針	チューブ	採血管	遠心機と遠心条件	ピペット	ピペットチップ	総合的スキル評価
メーカー	Harvest	Harvest	Harvest	SmartPReP2（Terumo BCT）	Harvest		-
型番				Dule Spin			-
品名	翼状針カテーテル		Blood Draw SryngeAss				
太さ（径）	18 G	-	-	-	16 G-	16 G	-
長さ	-	100 mm	-	-	80 mm	80 mm	-
材質	ステンレス	シリコン	PET	-	ステンレス	ステンレス	-
抗凝固剤	-	-	ACD-A	-	-	-	-
採血本数			20cc 60cc	各ICUP			
ロータータイプ	-	-		スイング	-	-	-
回転数（時間）	-	-	-	StepⅠ：3,600 rpm 2 min+ 3 min（放置） StepⅡ：3,000 rpm 7 min　Total：12 min	-	-	-
作業者のスキル	-	-	-	-	-	-	中

Ⅲ．動物実験 1

1．実験動物

従来型の骨膜インプラントに対し、チタンフレームに HA コーティングチタンフレームの改良型インプラント（CEI）をもって既存骨との親和性と、骨補填材と PRP 併用により新生骨との融合の変化を起こすかを目的とした実験である。

実験動物はビーグル犬（オス，11.5 kg、11 歳）で安楽死によって下顎を採取した。

2．HA コーティングチタンフレームの作製

下顎臼歯部の CT 解析に基づき、石膏模型のレプリカ模型を

製作。この模型にてCEIのチタンフレームと、プラスチックテストを術前に作成しておいた。下顎臼歯の抜歯前（**図1**）、抜歯後（**図2**）の治癒を4ヵ月待ってCT模型によりプラスチックステントを製作した。一部骨削合ステントをもってノッジを骨削合する（**図3**）。HAコーティングチタンフレームCEIにPRPを塗布して挿入（**図4**）。**図5**はPRPと骨補塡材（トロンビン＋塩化カルシウム）を混入したもの（**図5**右上）、**図6**はPRP含有骨補塡材をフレーム周囲に被覆、**図7**は縫合、抜歯後4カ月の治癒を待っている状態。

3. 実験動物へのフレームの設置手順まとめ

① 犬の顎骨をCT解析に基づき、粘膜骨膜弁の剥離の後、ステントを装着時ノッジを削合。

② 上記部位をチタンフレームにより被覆し、PRPとHA顆粒骨補塡材（Calcitite，Zimmer社）を塡入。

③ 粘膜骨膜弁により閉鎖・縫合。

4. 結果と考察

4ヵ月後、順調に脱落はなく、しっかり骨との融合があり動揺もなかった。しかし、犬の飼育過程で固形飼料摂取のとき遠心インプラントネックに刺激を加えられ、裂開に一部感染がみられたが、全体に感染は波及されなかった（**図8**）。4ヵ月後に安楽死を行い、顎骨の採取した。東京歯科大学解剖学の井出吉信教授の協力により作成したマイクロCT画像（**図8**）では、遠心ネック部の感染骨吸収は一部に限局的であった。しかし、しっかりと骨補塡材ともに新生骨様形態で覆われている（**図9**）。また、組織像でもしっかりBio-Integrationをチタンとの接触を示している（**図10**）。また、骨補塡材は未吸収も見られ、周囲には新生骨も観察される。

マイクロCT画像と、**図9a、b**とインプラントとの組成物にみられるようにチタンフレーム周囲にしっかりと骨再生が見られることは、PRPの組織再生が迅速に行われていたことを証明できた。

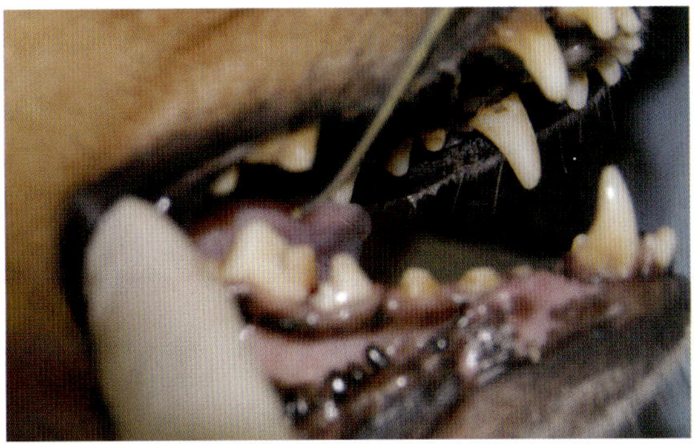
図1　抜歯前

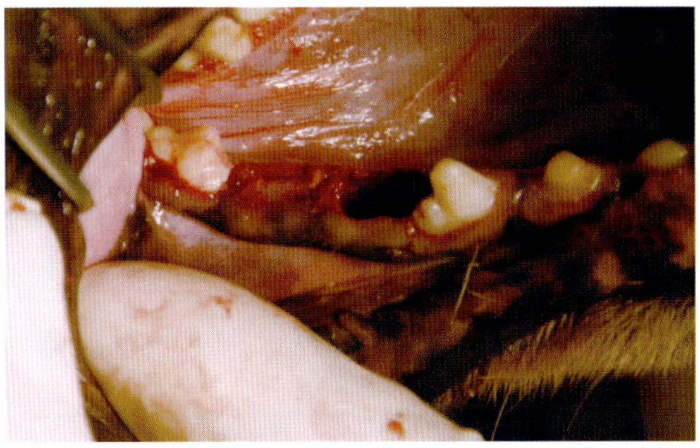
図2　抜歯後

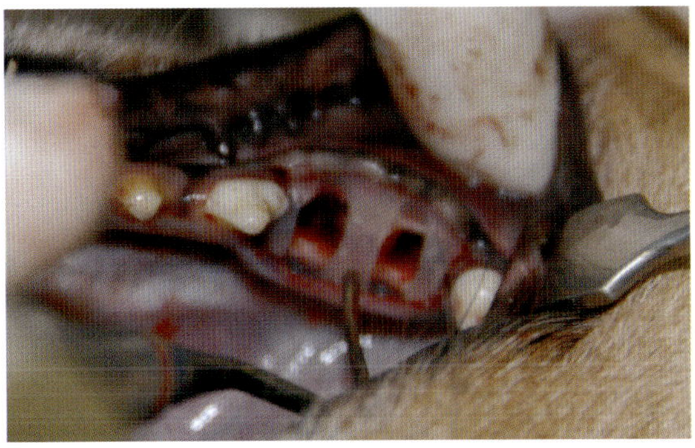
図3　4ヵ月後ステントにてノッジ削合

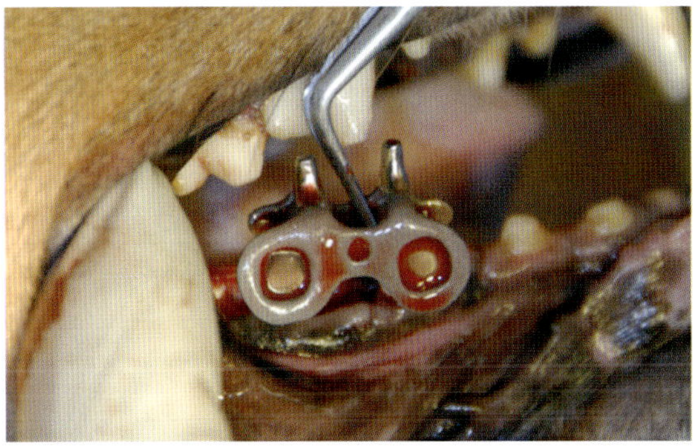
図4　PRP塗布したCustom Endosteal Implant

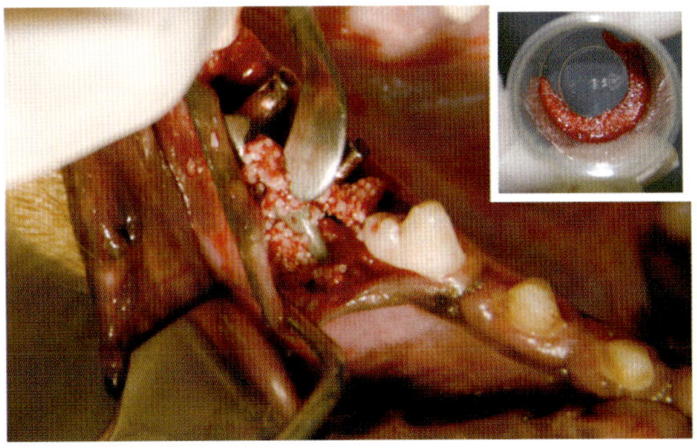
図5（右上）　Terumo BCT社　SmartPReP2製のPRP＆骨補塡材（Calcitite，Zimmer社）
図6　PRP含有骨補塡材をフレーム上に一層被覆

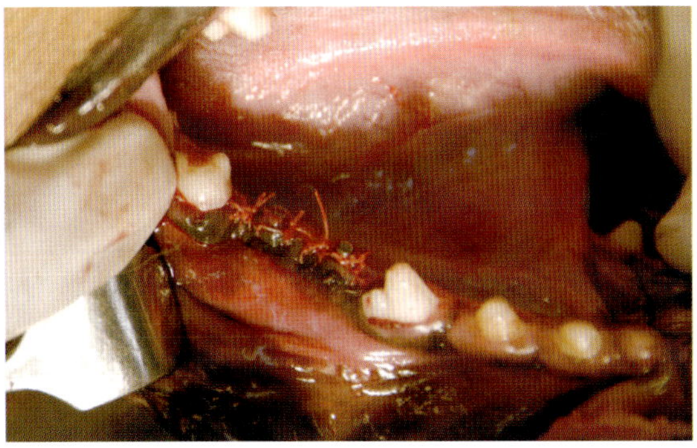
図7　縫合、抜糸後4ヵ月の治癒期間を待つ。

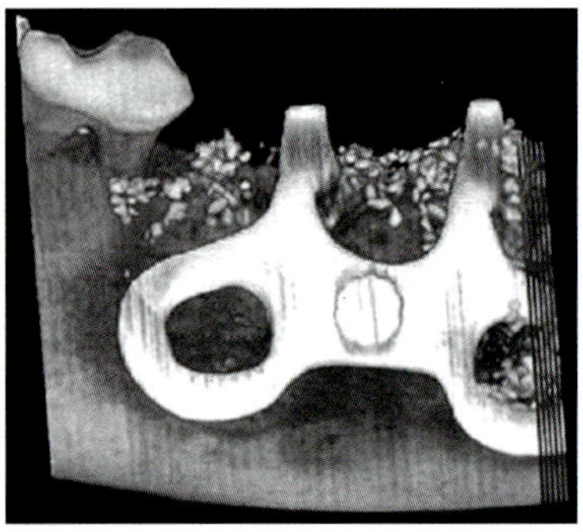

図 8　4 ヵ月後安楽死で顎骨採取、東京歯科大学解剖学の井出吉信教授指導のマイクロ CT 画像

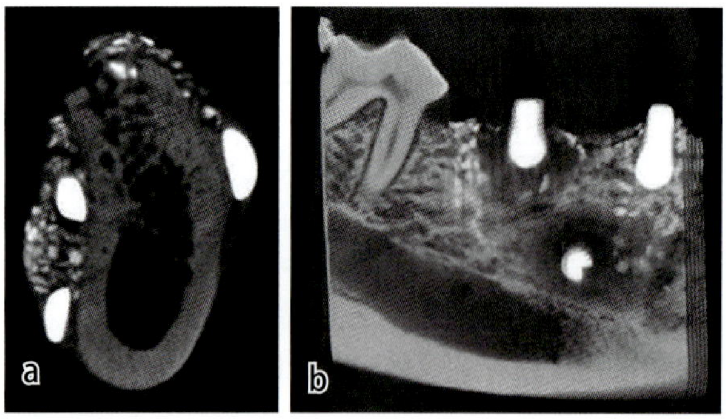

図 9a、b　上遠心部のノッジ部には、上顎の咬みこみにより裂開感染があった。しかし、近心部のノッジ（骨内部）や頬舌部図下はしっかり骨補填材ともに新生骨様形態で覆われている。

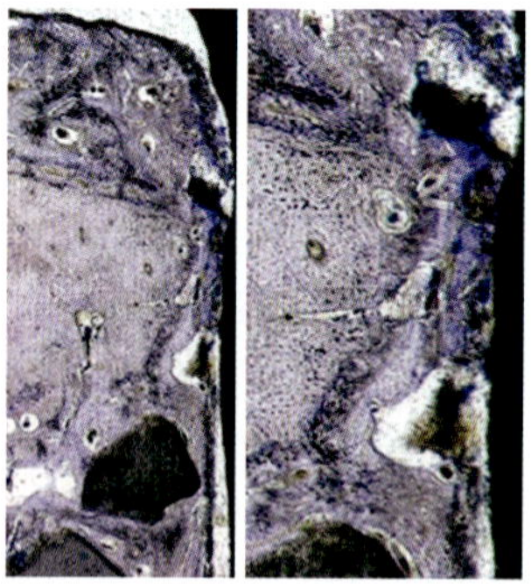

図 10 組織像においても標本時に HA が剥がれているところも観察されるが、強拡大（左）では、しっかり Bio-Integration 模様を示している。

Ⅳ. 動物実験２

実験 1 の症例はフレームタイプで行ったが、実験 2 はより実質欠損が大きい顎再生の試みとして検討した症例である。口腔外科領域における一部顎切除における顎再生の可能性を試みた。

1. 実験動物

実験動物：ビーグル犬（オス，11.5kg、11 歳）

2. HA コーティングチタンバスケットフレームの実験手順

① 下顎臼歯部の CT 解析に基づき、CT 模型を製作。
② 切除部分を被覆する HA コーティングチタンフレームのバスケット作製。
③ 下顎臼歯部にペリフェラル・オステオトミーに準じた部分切除（**図 11**）。

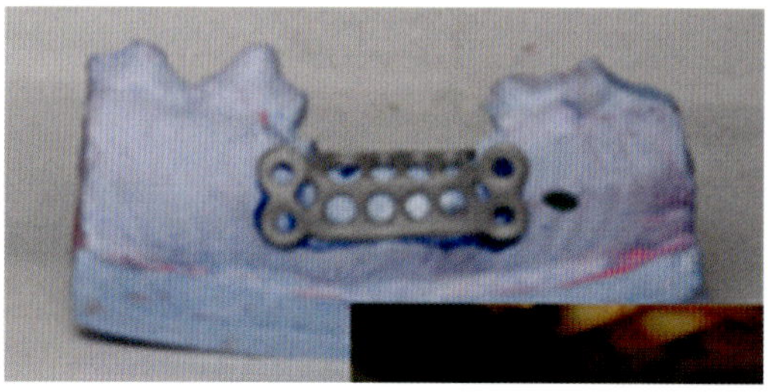

図 11　Custom cast Ti cage HA coating

3. 実験動物へのバスケットフレームの設置

① 犬の顎骨を CT 解析に基づき、粘膜骨膜弁の剥離の後、バスケットフレームに合わせてペリフェラル・オステオトミーを施し、切除（**図 12**）。**図 13** はバスケットの装着。
② 除去部位に HA コーティングチタンフレームバスケット中に PRP 混合 HA 顆粒骨補填材（Calcitite, Zimmer 社）を填入。
③ 上記部位をチタンフレームにより被覆し、PRP 混合 HA 顆粒骨補填材をのせ（**図 13a、b**）、粘膜骨膜弁により閉鎖・縫合。除去された 4 ヵ月後では一部裂開はあるものの、粘膜に被覆されていた。

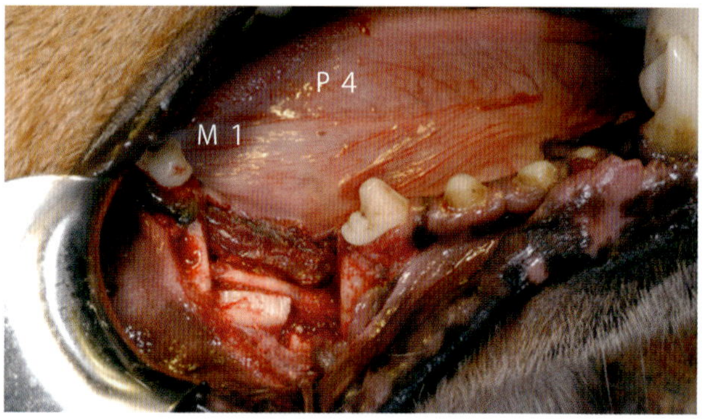

図 12　画像は、フレームの同じサイズとして顎骨をカットしている。誤って、顎骨の骨折を起こしている。

4. 結果

顎切除後に切除部位に骨折を生じてしまい、また犬の咀嚼・咬合などによる影響から、粘膜は裂開を起こしてしまった。しかし、臨床上顕著な感染はみられず、チタンフレームは骨折部位における固定の役割を担い、骨折は臨床的には治癒していた（**図 15、16a、b**）。大きな欠損もフレーム内部の骨再生の可能性を示した。作成標本の組織像では、チタンフレーム内部には HA 顆粒、幼若な骨組織と線維性組織が観察された。骨梁間には、一部好中球浸潤と肉芽組織様の形成がみられ、一部で組織学的には炎症があった。骨芽細胞の増殖は少なく、骨の活性は低いと考えられるが、動揺もなく骨との融合 Bio-Integration があり、インプラント咀嚼機能に耐えられる状況であった（**図 16a、b**）。これらの治癒状況の判断は、生体軟組織回復および骨回復・骨材の生体調和としての PRP は、その Growth Factor の役割を果たしていると感じられた。

5. 考察

今回、顎骨再生の足場として用いた HA コーティングチタンフレームの動物実験において、実験部位の骨折・粘膜の裂開などの影響を受け、予測した顎骨の十分な形成量と骨質はみられ

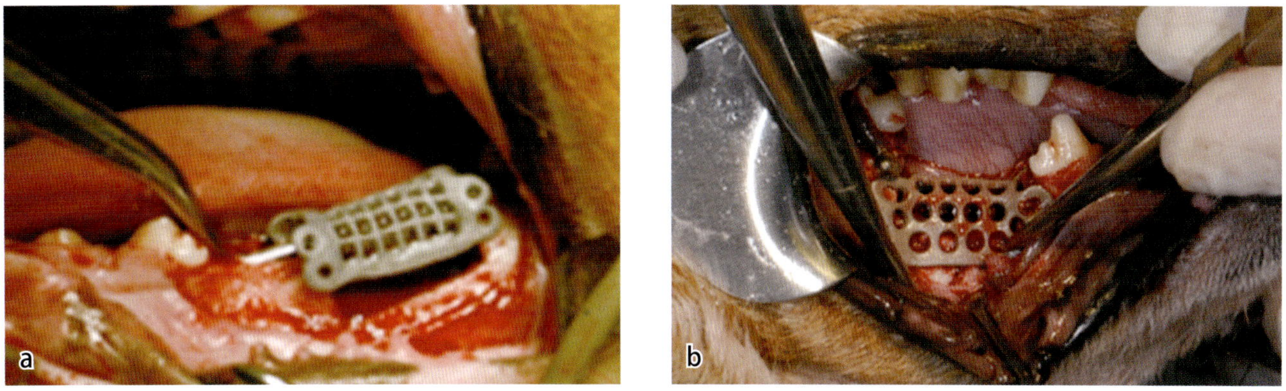

図 13　a：バスケットの装着中　b：PRP 塗布と中に PRP 混合 HA 顆粒骨補填材を填入

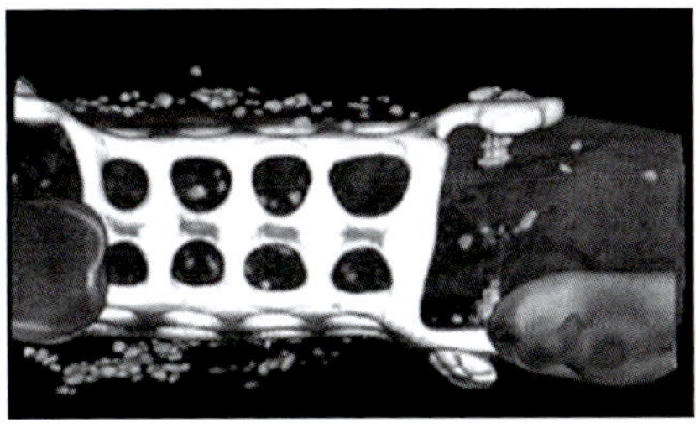

図 14　The micro CT image, observed from theupper part

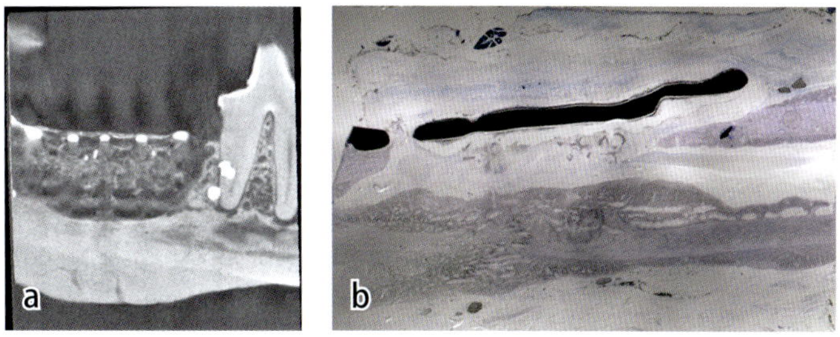

図 15　骨折のみられた部位　a：マイクロ CT　矢状断面観
b：非脱灰標本組織像　矢状断面観

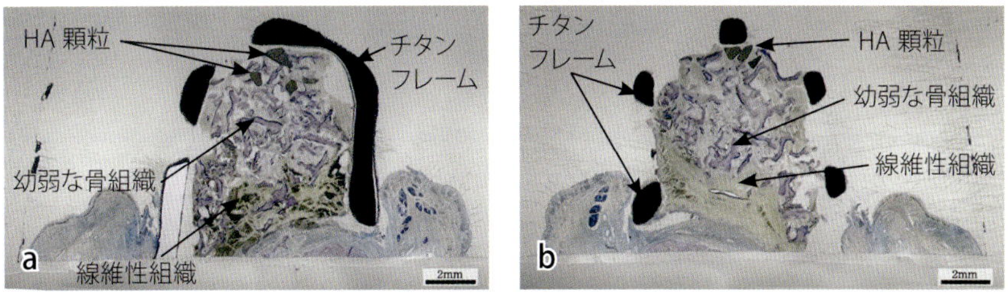

図 16　a：非脱灰標本組織像：前額断面像。標本の線維画像、チタン骨格内部に HA 粒子である組織の線維と、脆弱な骨組織が観察された。
b：非脱灰標本組織像　前額断面観

なかった。しかし新生骨の存在はみられ HA コーティングチタンフレームは動揺はみられず、Bio-Integration は目的を果たした。骨の再建のみならず、フレームにアバットを付与することにより、咀嚼機能の回復も同時に行える可能性が示唆された。

人における CEI を応用したものでは、臨床上その役目を果たしており、広範囲の骨再生において迅速な石灰化を伴う（別項目参照）。PRP 応用の多くの文献のとおり意義深いと考えられた。

参考文献

1) Bodine RL, Mohammed CI: Histologic studies of a human mandible supporting an implant denture. J Prosthet Dent 1969；21：203-215.
2) Dahl GSA. Om Mojlighoten Fur Implantation i de Kaken Av Metallskelett Som Bas Eller Retention for Fastaeller Avtagbara Proteser. Odontol Tskr 1943：51；440.
3) Dahl GSA. Dental implants and superplants. Rassegna Trimestrale Odont 1956：4；25-36.
4) Golec T. Hydroxyapatite used in implant dentistry. American Academy of Implant Dentistry Western District Meeting, Las Vegas, 1982.
5) Rivera E. HA castings on the subperiosteal implant, International Congress of Oral Implant, Puerto Rico, 1983.
6) Kay JF, Golec TS, Riley RL. Hydroxyapatite coated subperiosteal dental implants：design rationale and clincal experience. J Prosthet Dent 1987；58；343.
7) James RA. HA coated subperiosteal implants, 6th Annual Meeting, New Concepts in Prosthetic Surgery and Implant Dentistry. Louisiana State University, New Orleans, 1986.
8) Nordquist WD, Jermyn AC. A clinical technique revisited: treating the peri-implantoclasia of hydroxyapatite-coated subperiosteal implants. J Oral Implanto 1994；20（4）：322-325.
9) Nordquist WD, Krutchkoff DJ. The Custom Endosteal Implant: Histology and CaseReport of a Retrieved Maxillary Custom Osseous-Integrated Implant Nine Years in Service. J Oral Implantol 2014；40（2）：195-201.
10）奥寺　元（監修）．自己血由来の成長因子を用いた再生療法．PRFと自己トロンビンを使用したPRPの生成方法とその臨床応用．DVD．ジャパンライム株式会社，2014．
11）Nordquist WD, Okudera H, Kitamura Y, Kimoto K, Okudera T, Krutchkoff DJ. Part II: crystalline fluorapatite-coated hydroxyapatite implant material: a dog study with histologic comparison of osteogenesis seen with FA-coated HA grafting material versus HA controls: potential bacteriostatic effect of fluoridated HA. J Oral Implantol 2011；37（1）：35-42.
12）Kundu R, Rathee M. Effect of Platelet-Rich-Plasma（PRP）and Implant Surface Topography cn Implant Stability and Bone. J Clin Diagn Res 2014；8：Zc26-30.
13）Monov G, Fuerst G, Tepper G, Watzak G, Zechner W, Watzek G. The effect of platelet-rich plasma upon implant stability measured by resonance frequency analysis in the lower anterior mandibles. Clin Oral Implants Res 2005；16：461-465.
14）Streckbein P, Kleis W, Buch RS, Hansen T, Weibrich G. Bone healing with or without platelet-rich plasma around four different dental implant surfaces in beagle dogs. Clin Implant Dent Relat Res. 2014；16：479-486.

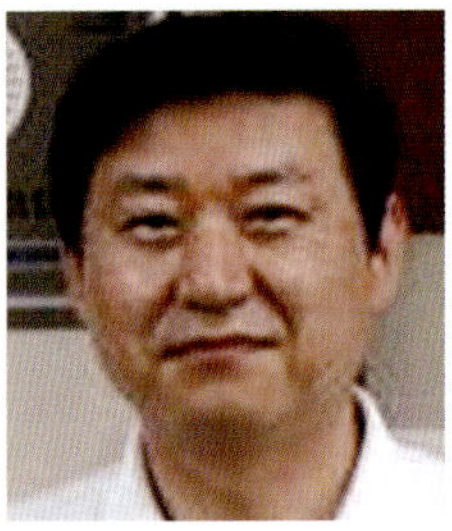

貼付用および塗布用局所麻酔剤のPRP調整のための採血時の疼痛軽減効果の研究　ーリドカイン（ペンレス®テープ）とリドカイン・プロピトカイン合剤（エムラ®クリーム）のVAS値比較検討ー

Study on the effect of pain reduction in blood collection for the PRP adjustment of dispensing on application of local anesthetic-comparison of the VAS value of lidocaine（Propitocaine® tape）and lidocaine（M-La®Cream）

柳　時悦　日本橋りゅうデンタルクリニック（東京）
奥寺　元　王子歯科美容外科クリニック（東京）

Key words： VAS、採血、PRP、外用局所麻酔剤、疼痛緩和、ペンレス®テープ、エムラ®クリーム

Ⅰ. 緒言

血液臨床再生材料製作においては、採血が基本として行われなければならない。採血や静脈注射は、積極的に歯科診療には行われていない現状がある。またはまれであるが、不慣れのため、迷走神経の刺激で精神的なショックの報告がある[1]。

採血時、患者側の痛みと恐怖心なども相まって、術者側にも採血針穿刺に抵抗があることから、結果的に、血液臨床再生材料の応用である再生法が普及しない一要因となる。血液再生臨床応用（PRPなど）の採血は、基本的には、18 G〜21 Gの太い針の刺入が必要なため[2]、疼痛緩和の処置が不可欠であり、そこで局所麻酔剤を用いての疼痛緩和効果を検討した。

Ⅱ. 研究目的

今回、販売されている2社の貼付用・外用局所麻酔剤を、Visual Analogue Scale Testの方法（以下、VAS法）[3]により、疼痛の程度の比較検討を行い、その効果の違いを把握すること。

貼付用・外用局所麻酔剤が、患者サイドの採血に対して、恐怖心の軽減などの臨床上有効であるかを検討すること。

採血によるPRPなどの血液再生材料を臨床に応用するにあたり、疼痛緩和処置の有用性、および、その効果を検証することにより、再生法の普及の可能性を検討する。

Ⅲ. 材料および方法

対象：同意を得た歯科医師と患者

貼付用・外用局所麻酔剤：

ペンレス®テープ（リドカイン18 mgテープ，マルホ）[5,6]

エムラ®クリーム（リドカイン25 mg・プロピトカイン25 mg含有軟膏/1 g中，佐藤製薬）[7,8]。

図1は被験者の年齢と性別分(ab)。男女14名を対象に行った。**表1**は被験者のVAS値データ。

図2aはペンレス貼薬と採血を示す。**b**はペンレス®テープとエムラ®クリームの商品を示す。

採血：密封法（ODT：Occlusive Dressing Technique）にて貼薬15分後に通常採血針18 G〜20 G（RB12°：直径1.20 mm）にて前肘窩よりの静脈穿刺により施術。

評価：採血直後にVAS法により痛みの程度を被採血者自身が評価。**図3**はVASの記入用紙を示す。

倫理審査：東京形成歯科研究会倫理委員会により研究計画承認。

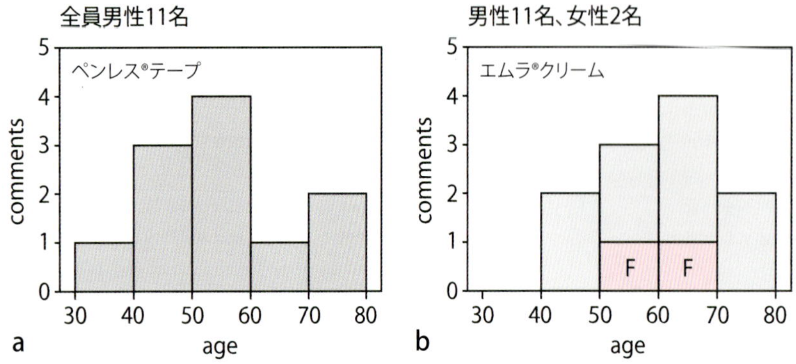

図1　被験者の年齢と性別分布

表 1　VAS 値データ

ペンレス®テープ

			VAS VALUE	
NO	YEAR age	SEX	negative control（cm）	pennles tape（cm）
1	68	Male	3.9	1
2	38	Male	5.0	0.0
3	45	Male	8.9	0.1
4	55	Male	6.3	0.3
5	48	Male	5.9	0.2
6	55	Male	6.0	0.5
7	55	Male	7.5	1.0
8	71	Male	5.9	0.0
9	45	Male	5.2	0.6
10	50	Male	5.1	1.4
11	71	Male	6.5	1.3
Total	601		66.2	6.4
Mean	54.6		6.01	0.58
	Male	11		
	Female	0		

エムラ®クリーム

			VAS VALUE	
NO	YEAR age	SEX	negative control（cm）	emla cream（cm）
1	55	Female	6	2.9
2	55	Male	5.9	0.2
3	63	Male	6.3	0.3
4	68	Male	8.9	6.9
5	56	Male	5	0
6	68	Male	3.9	1
7	55	Male	7.5	1
8	71	Male	6.5	1.3
9	50	Male	5.1	1.4
10	**45**	**Male**	**5.2**	**0.8**
11	**48**	**Male**	**6**	**0.5**
12	66	Female	6	1.2
13	71	Male	7	0
Total	771		79.3	17.3
Mean	59.3		6.1	1.33
	Male	11		
	Female	2		

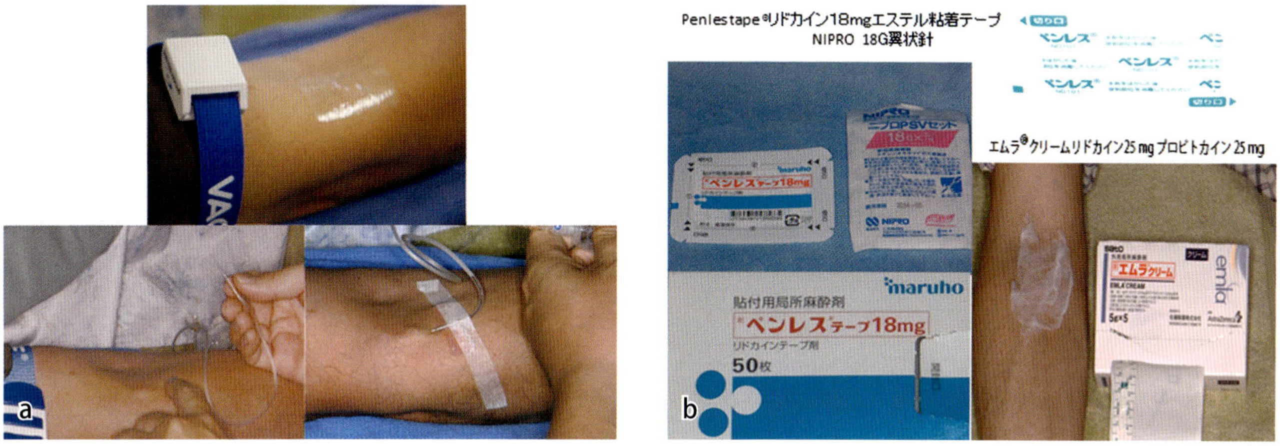

図 2　貼薬と採血（ペンレス®テープ・18G 針）

記入者名（　　　　　）
実施日　　　　年　　　月　　　日

貴方の症状（痛みの程度）に該当する線に
マーク・チェック（　　）を入力して下さい。

症状最小　　　　　　　　　　　　症状最大
0　　　　　　　　　　　　　　　　10

独立記帳方式の例

図 3　VAS（Visual Analogue Scale）記入用紙

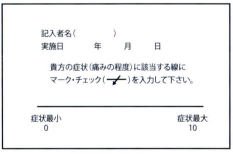

Ⅳ. 結果

図 4 は個々の被験者における変動を示し、有意に VAS 値を低下させた。

ペンレス®未使用の 11 名の VAS 値は最大値で 8.9、最少値は 3.9 で、平均値は 6.01 となった。またペンレス®使用者 11 名は最大値 1.4 で、平均値は 0.58 であった。それらの T-TEST（平均値と分散の差の範囲検定）を表す P ＜ 0.05（有意確率）の有意な差を認めた。

被験者：年齢 38 歳～ 71 歳、平均年齢 55 歳男性を対象。エムラ®クリーム未使用の 13 名の VAS 値の平均値は 6.1 でエムラ®クリーム使用者は 1.3 であった。ネガティブコントロールと使用者との平均と分散の差の範囲である T- 検定において有意水準確立 P ＜ 0.05 で有意の差を認めた（**図 5**）。

被験者：年齢 45 歳～ 71 歳、平均年齢 59 歳男女を対象。ペンレス®テープとエムラ®クリームの両表面麻酔製剤では、前肘部採血の注射針静脈穿刺時において、同等の効力をもって効果的な疼痛緩和が得られ、痛みを大きく軽減した。両麻酔製剤間に局所の疼痛緩和（麻酔効果）の有意（優劣）の差は認めなかった（**図 6**）。

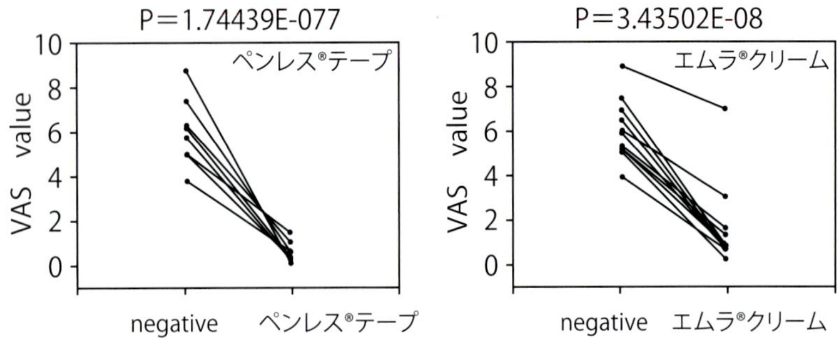

・それぞれの被験者グループにおける negative control 群と局所麻酔剤使用群の VAS 値を 2 群間 Paird Student's t-test で差の検定を行った。
・ペンレス®テープとエムラ®クリームのどちらにおいても、使用群が有意に VAS 値を低下させた。

図 4　個々の被験者における変動

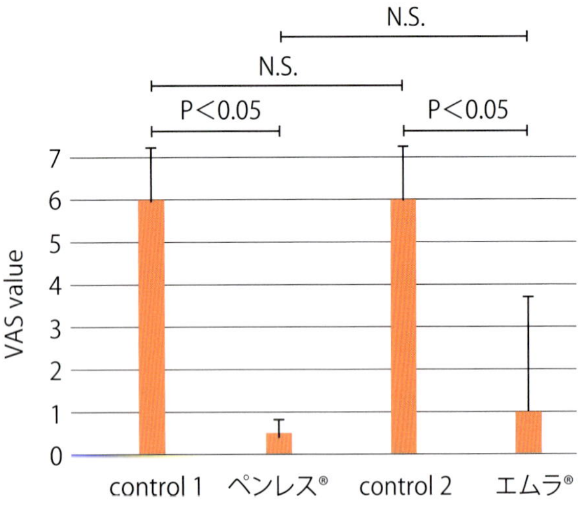

	control 1	ペンレス®	control 2	エムラ®
mean ± SD	6.04± 1.16	058± 0.52	6.10 ± 1.25	1.33 ± 1.84
median	6.00	0.50	6.00	1.00

図 5　比較ヒストグラフと検査値

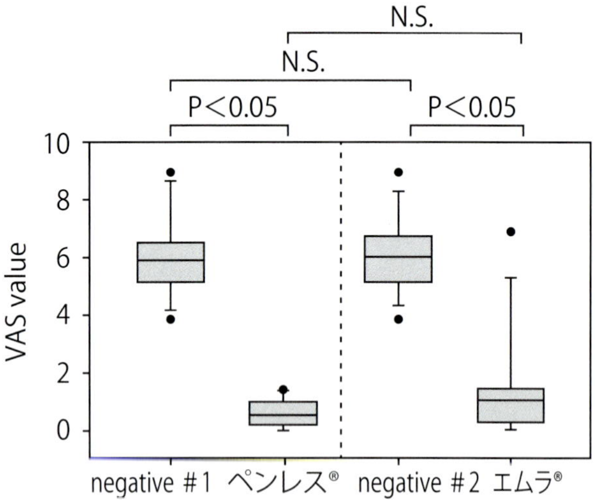

・One-way ANOVAとDunn's testによる 4 群間の差の検定を行った。
・それぞれの局所麻酔剤使用群における差の検定（paired Student's t-test）の結果と同様、negative control #1とペンレス®テープ間、およびnegative control #2とエムラ®クリーム間で有意差が認められた。
・ペンレス®テープとエムラ®クリーム間には、有意差は認められなかった。

図 6　被験者群全体の平均値の比較

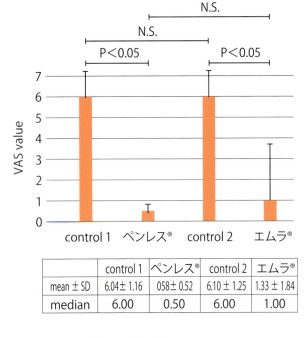

V. 考察

採血時における痛みに対する疼痛緩和の方法として、効果と有用性が高い、貼付用および外用局所麻酔剤は、今後の臨床に積極的に用いることで、患者側の恐怖心の軽減に寄与する一選択枝となり得る。

ただし、例外的ではあったが、痛みの軽減がわずかな被験者も認められ、疼痛過敏症の患者が存在する可能性に注意を要することも示唆された。

採血でPRPなどを用いた再生医療は「疼痛緩和を施した採血処置」によって、トレンドとなる低侵襲化の痛みの少ない医療施術となり得るものである。本研究が、患者サイドの安心につながり、今後の再生医療普及の一助へとなり得た。

参考文献

1）中野みゆき，束理十三雄：静脈内鎮静法施行下における神経性ショックの一例．日歯麻誌．2003；31：27-31．

2）輸血学会指針より．

3）Boud A, Lade M：The use analogue scales in rating subder feelings, Britush journal of medicl psychology 1974；47（3）：211-218.

4）インプラントの痛みに関するVASの評価Ⅰ．日本インプラント学会会誌．1992；5（1）：91-100．

5）横田秀男，他：基礎と臨床　1992；26（12）：4711．

6）日東電工株式会社：静脈留置針穿刺時の疼痛緩和に関する臨床成績集計．

7）LARC：IARC MONOGRAPHS 2010；99：395-457．

8）佐藤製薬内部資料：第Ⅲ相臨床試験．

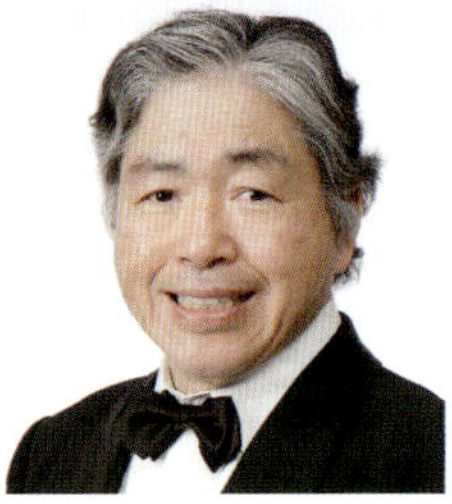

拡大する多種多様の臨床応用例 －Bio-Materialと、各種Growth Factor応用における顎骨再建と顔貌再建と顔貌回復の実際－

Bio-Material and various Growth Factor applications. Reality of jaw bone reconstruction and facial recovery.

奥寺　元　王子歯科美容外科クリニック（東京）

Key words： 美容口腔外科、顎再建と保全、PRP、PRF、顎骨吸収、粘膜板絆創膏

緒言－より迅速に良好な組織回復を求める新療法としてPRP多血小板血漿派生物質の多目的臨床療法

国民病として今なお高年代の齲蝕と歯周病は広く蔓延しており、その病態は顎骨の吸収を伴って出現してくる。その顎骨の吸収は機能や顔貌の変化にかかわってくる。従来型の歯科治療は骨の吸収変化に対処した治療がなされていなかった。しかし近年、口腔インプラントの出現に伴い顎の再建保全の重要性が理解されつつある[1～5)]。

その骨吸収の原因となる口腔疾病や歯周病、齲蝕による破壊は数多く存在する[6～10)]が、治療における硬・軟組織での迅速な治癒経過や、軟組織の健康的な厚みのある組織は、自失欠損の予後に大きな影響をもたらす[11～13)]。皮膚組織・美容外科・整形外科領域[14)]・歯槽骨および歯肉形態修正において、自己血由来の多血小板血漿（PRP）、また多血小板フィビリン（PRF）がもつ特徴をふまえた、治癒促進や審美を求めた形態再生の効果を求める新しい自己血由来の多血小板派生物質は、安心かつ安全な生体素材である[15～18)]。

それゆえに臨床の実際に基づいた臨床例を報告する。

1．上顎前歯部における顎顔貌回復症例

上顎の前方部で歯が抜けると口まわりが乏しくなる。しわ、深い鼻唇溝、上唇赤面高、鼻唇角、横顔美人のE-LINEなどに影響が出る。そこで骨を再生するテクニックとしてBio- Material骨補填材とPRPを併用して、迅速に石灰化を求めた骨再生を試みた（図1）。図2では治療前後で比べると改善がみられる。

図3～7では、きわめて良好な顎骨の回復と、上部構造補綴物により顔貌が回復している。この症例は既成のインプラントでは限界があり、CT模型によりHAチタンフレームのインプラントを製作し、上顎の大きな骨欠損にフレームを入れて、骨再生にて顔貌を改善できた症例である。

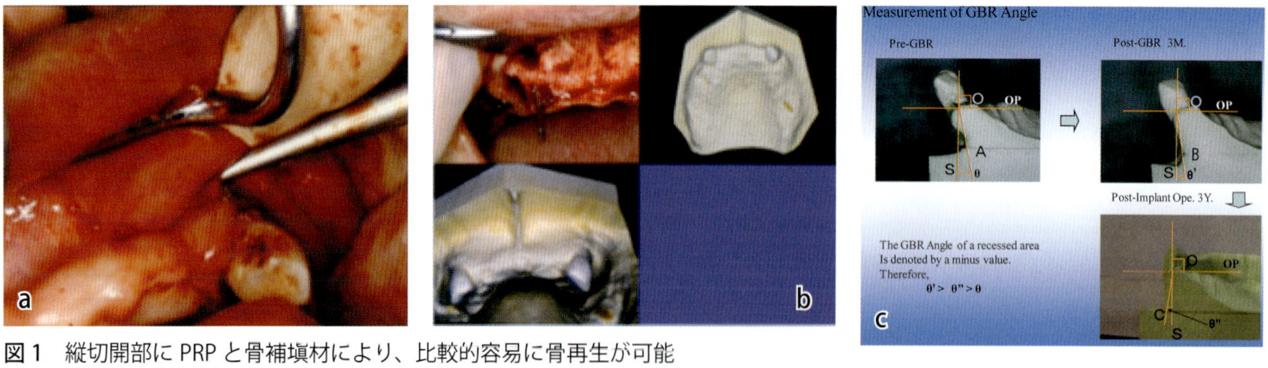

図1　縦切開部にPRPと骨補填材により、比較的容易に骨再生が可能

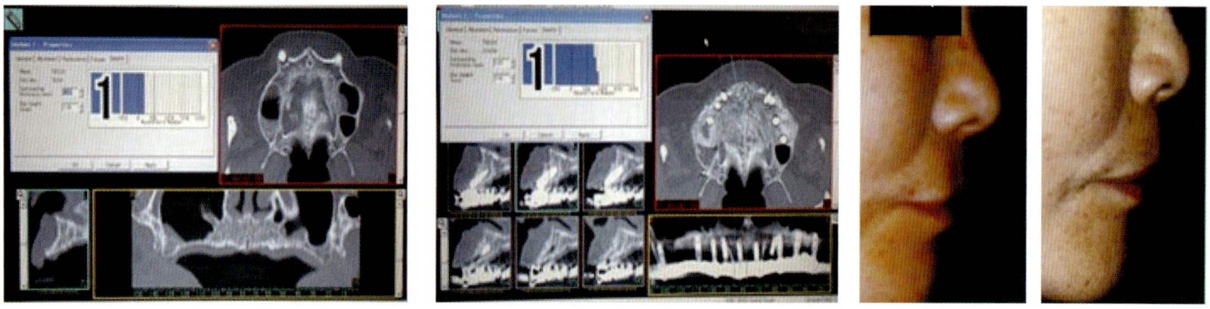

図2　骨欠損部に再生されたCTと側貌所見

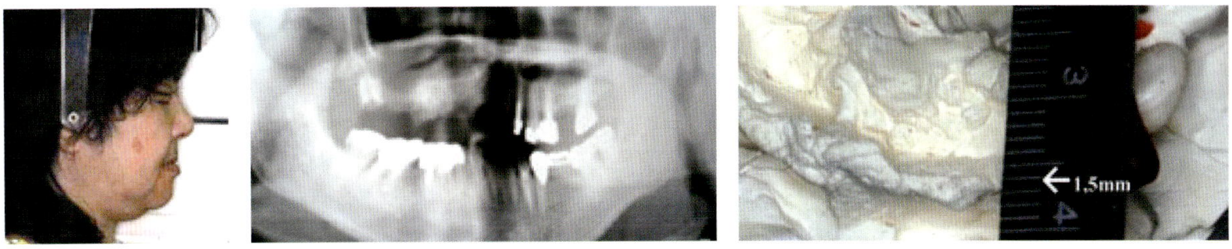

図 3　普通の顎骨再生とインプラントでは回復不可能な吸収が著しい症例

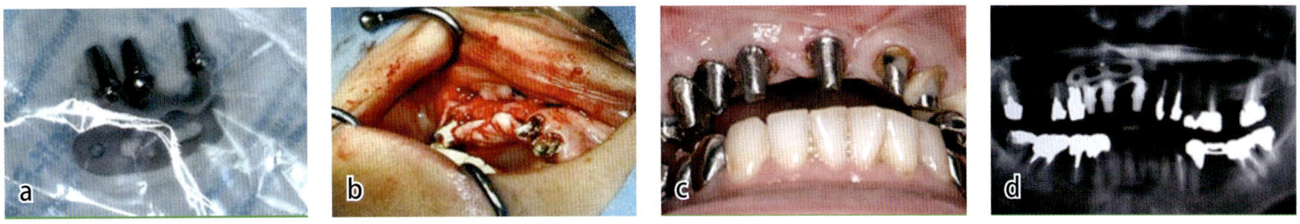

図 4　a：HA コーティングされた既成チタンフレーム　b：骨材と PRP を併用し埋入　c：6 ヵ月後　d：パノラマエックス線画像

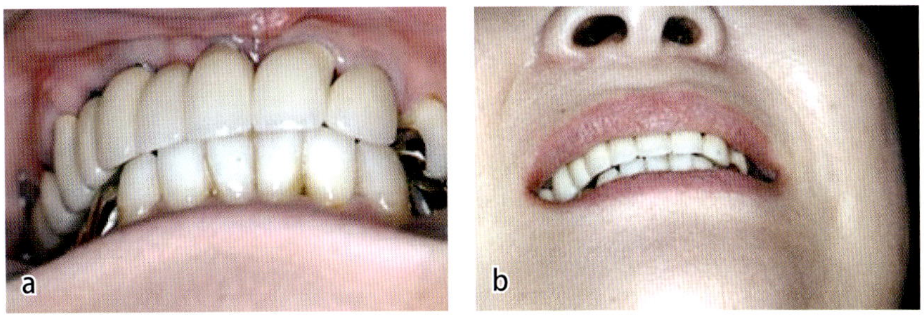

図 5　a：上部構造装着　b：顔貌所見

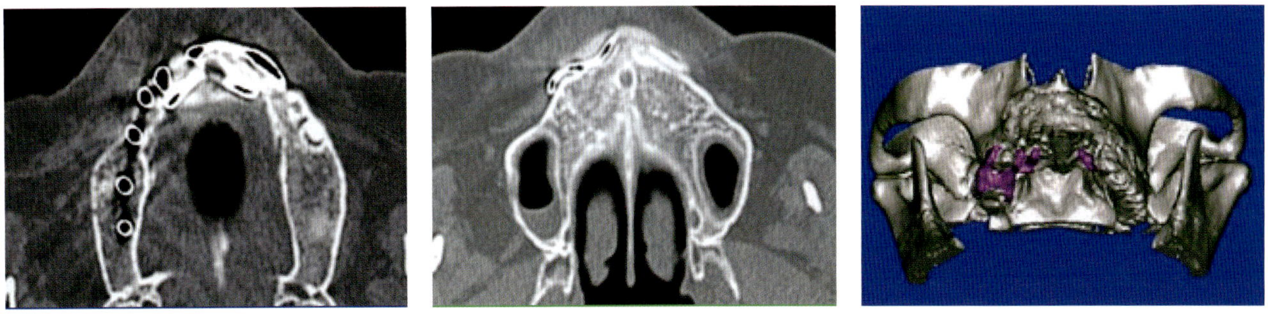

図 6　CT 画像ではチタンフレームの上に再生し拡大された新生骨が観察される

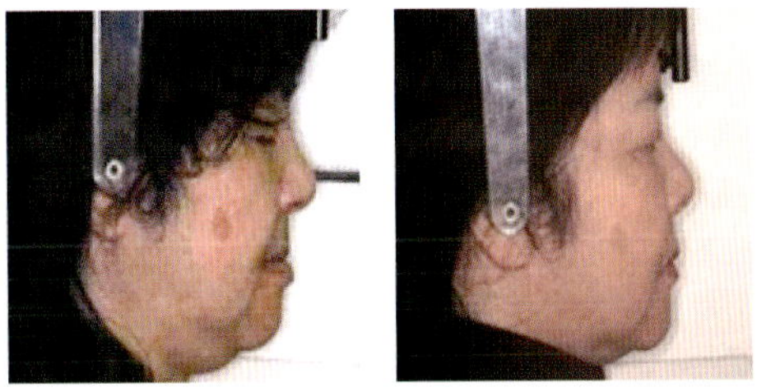

図 7　側貌観において回復が著明

2．既存の美容外科処置－シリコン埋入と PRP & Bio-Material との比較

PRP と骨材の使用により従来行われてきたシリコンによる形態修正（**図 8**）すなわち非生理的な回復である。、最近 Bio-Material として生体調和を目指した新技術が応用可能になった。奥寺式のデバイスにより、各部所にシリコンに代わり Bio-Material 形態を用いることで、顔貌の生理的回復が可能になった（**図 9、10**）。

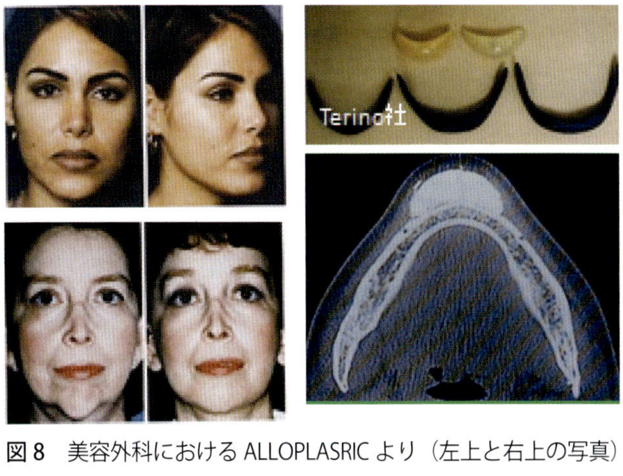

図 8　美容外科における ALLOPLASRIC より（左上と右上の写真）

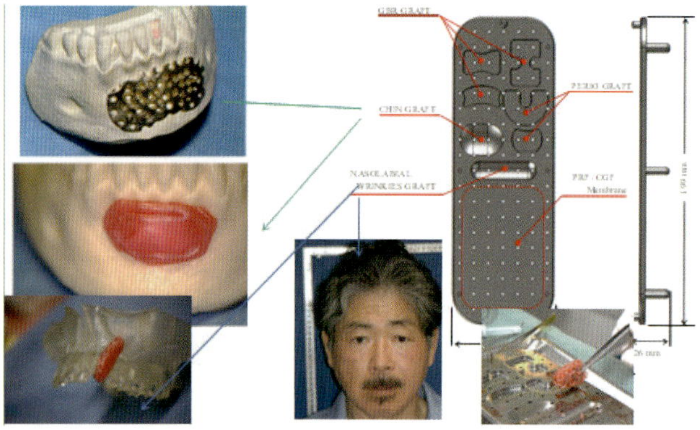

図 9　組織再生物質 3D 形態形成器

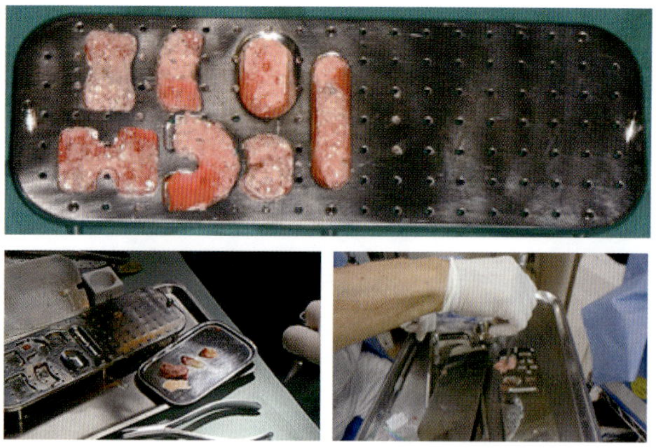

図 10　奥寺式デバイスにより形態作成上イメージ

3. 軟組織における PRF（Platelet Rich Fibrin）応用症例

PRP 派生物質の PRF（Platelet Rich Fibrin）は、遠心分離機の回転数により Fibrin が生成され、その中に PRP が存在し、サイトカインが徐放されて Growth Factor の働きを求めるものとして調整されたものである。

A-PRF（Advanced PRF[18]）の作成は、まず正中肘皮静脈からガラス採血管（10 mL）にて採血したものを遠心分離器にかける。遠心分離は、200 G で 8 分間、（9 cm のアンギュラタイプだと 1,300 回転）とする。ガラス中のシリカ（Si）が内因性経路をスタートさせ、血液は自然凝固する。そこから抽出したものが A-PRF であり、任意のデバイスにて膜状やプラグ状に加工し、ソケットプリザベーションやサイナスリフト、GBR などの術式に適用されている（**図 10 ～ 13**）。また、PRF の組織像を**図 14** に示す。

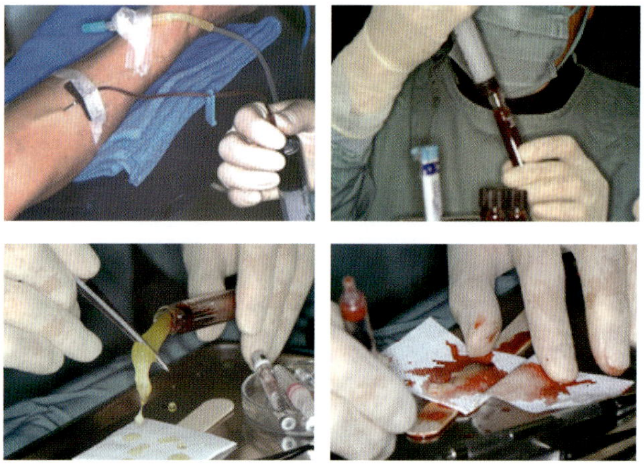

図 11　採血と PRF 調製後圧縮してメンブレンにする

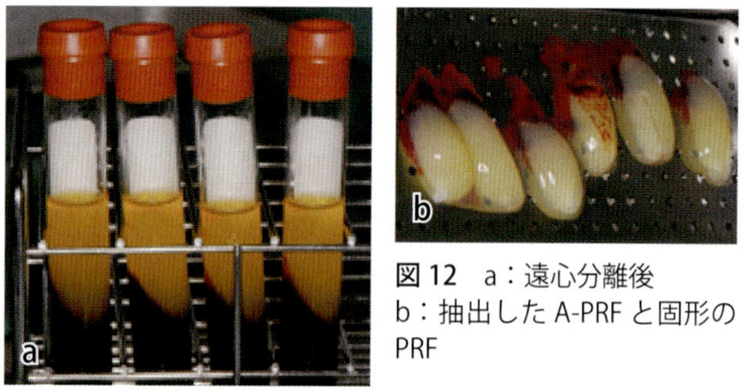

図 12　a：遠心分離後
b：抽出した A-PRF と固形の PRF

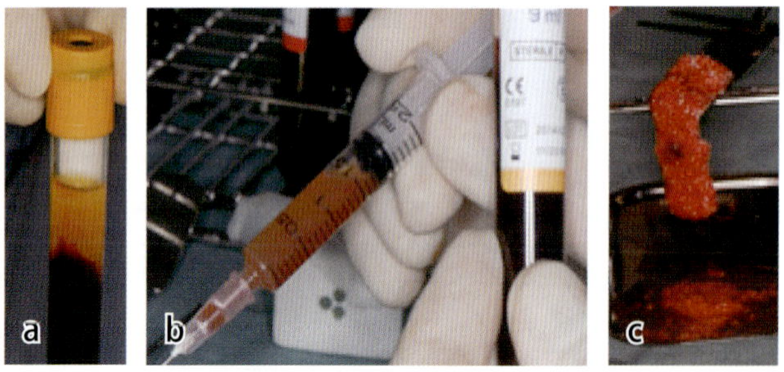

図 13　a：遠心分離後　b：抽出した i-PRF と液体の PRF
c：A-PRF ＋ i-PRF ＋顆粒補填材（粘性のある補填材）

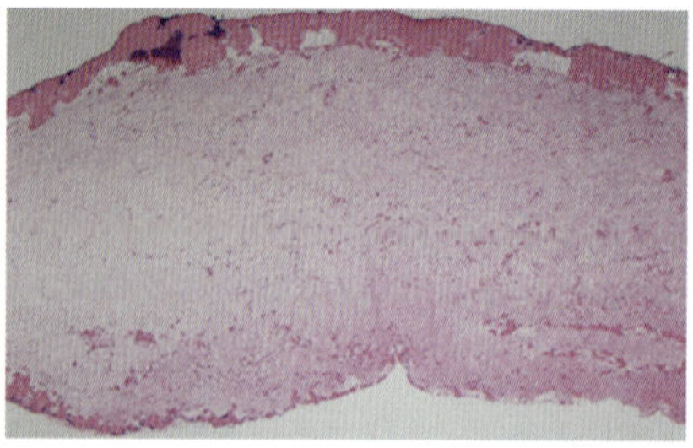

図 14　HA40 倍組織像。表層はエオジン好性の細線維。リンパ球付着。その下は密度の低い線維から構成。中心は空洞。

4. PRF の応用の皮膚変化

図 15 は皮膚を切開・一部除去をして PRF を置いて縫合後、治癒経過を観察したもので、左図は、PRF を使用せず、右図は使用したものである。2 週間後、PRF を使用したほうはきれいに治癒されている。すなわち、PRF はバイオマテリアルとして絆創膏になり得る。

図 16 は、PRP から派生した物質を有効に使い、治癒促進・組織再生に関与した各種 PRP 派生物質の成長因子を比較したもので、PRP や PRF では平均的に各種成長因子の存在が確認されている（**図 17**）[20]。

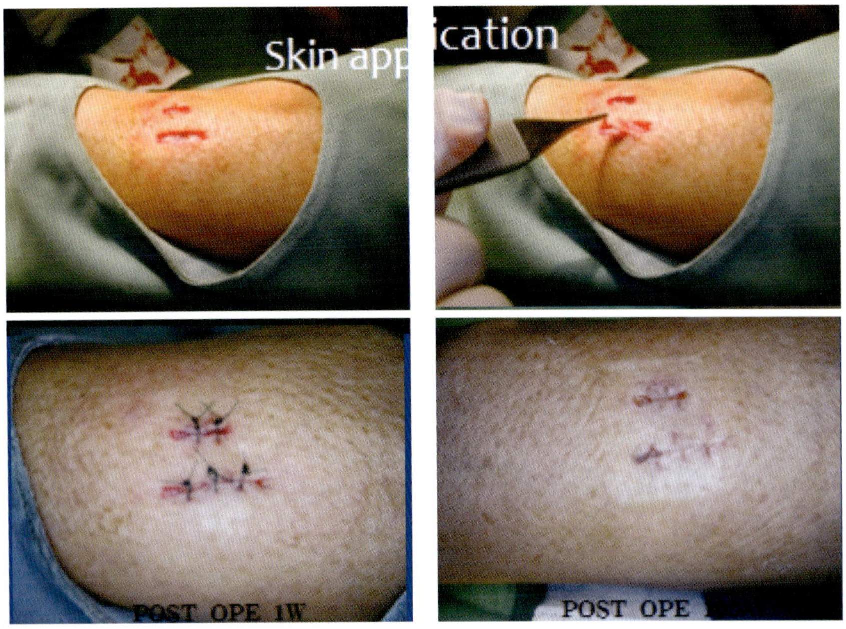

図 15　皮膚切除後 PRF を使用したものと使用しないものとの治癒の違い。縫合の後は使用されたものがきれいに下部が治癒している

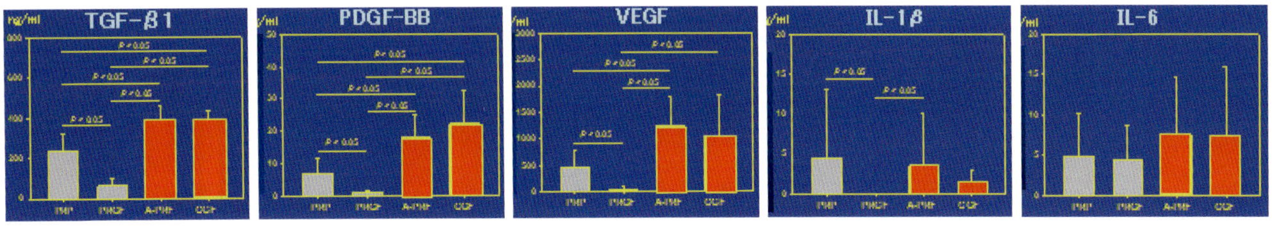

図 16　増殖因子濃度（礒邉、川瀬、奥寺等による）

PRPによって提供される三角因子

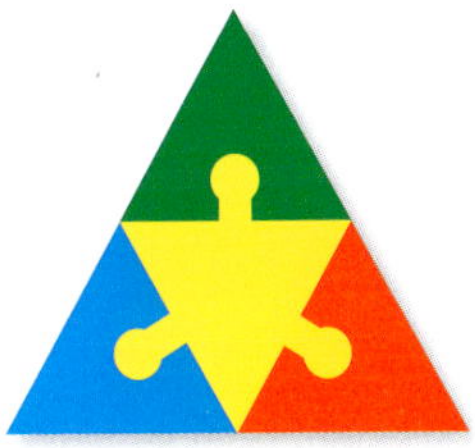

成長因子

・成長因子
（PLTより派生）
・フィブリノゲン
（フィブリンの一形態としての成長因子キャリアとして）
・アルブミン
（成長因子の足場材料として）

足場

・フィブリノゲン
（フィブリンの形態としての足場材料）

細胞

・間葉幹細胞も前駆細胞もない

図 17　組織再生の 3 要素を示す

5．鼻唇角、E-LINE および鼻唇溝の深さ、上唇の突出に対処した症例

口腔内観とパントモエックス線画像での供覧で多数のインプラントと骨欠損がうかがえる症例である（**図 18**）。

図 19 はセファロエックス線画像と CT および 3DCT 模型において上顎前歯部の骨の欠損がみられる。**図 20** は口腔内前提において歯肉部と鼻基底部間に欠損の凹窩が観察できる。**図 21** は側貌における鼻唇角。E-LINE および鼻唇溝の深さ上唇の突出が気になるということで来院された。従来は鼻唇溝改善のシリコン製のパットの存在やヒアルロン酸注入法があるが、上顎骨の吸収で顔貌に影響があるので上顎の再建を試みることにした。

口腔内観とパントモエックス線画像をみると、多数のインプラントと骨欠損がうかがえる。セファロエックス線画像および 3DCT において上額前歯部の骨の欠損がみられる。

ゲル化した骨素材 Bio-Oss を形態付与後、decoration 部に挿入（**図 22、23**）。その上に PRF をメンブレンとして使用し縫合した。

その後、各種の顔貌測定により回復を確認した（**図 24 ～ 26**）。GBR 角度値[22]により拡大が観察された。最終処置として、美容外科医による、顎と下顎部に対してのボトックス治療、ヒアルロンサン注入による鼻唇溝改善、プラズマ照射によるシミの改善を行った。同時にデジタルカメラによる顔貌分析を行い、正貌と側貌を比較検討した。術前（黒）、術後（赤）にみられるように数値に変化が生じた（**図 27**）。

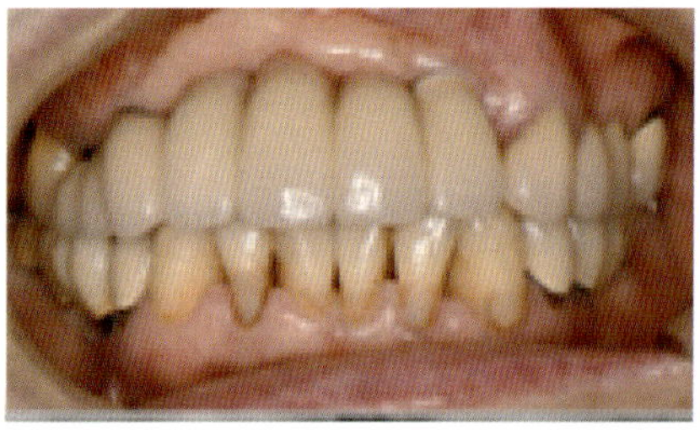

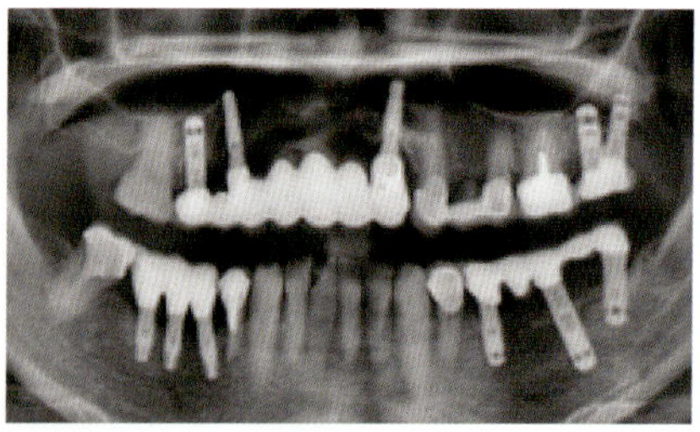

図 18　術前のパントモエックス線画像

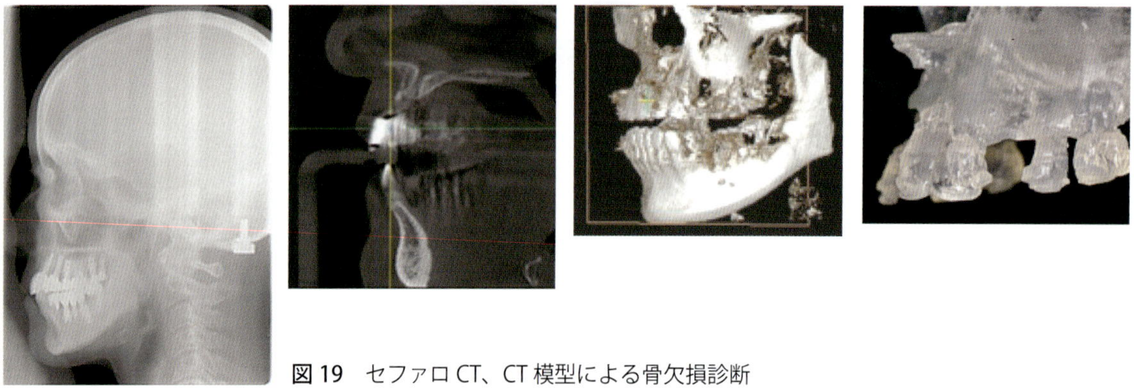

図 19　セファロ CT、CT 模型による骨欠損診断

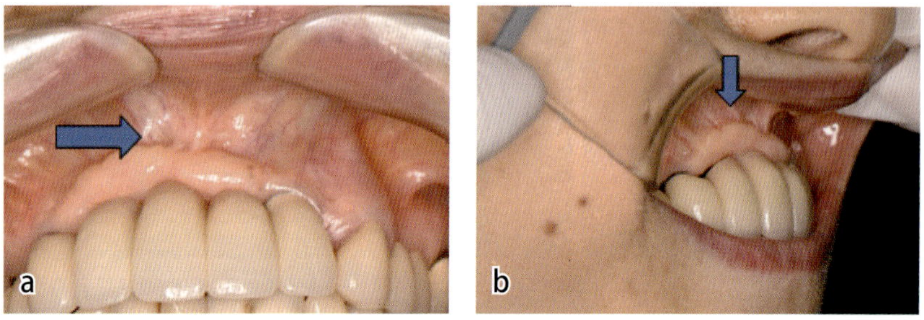

図 20　a：前方部（矢印は欠損を示す）　b：側方面観（矢印は欠損を示す）

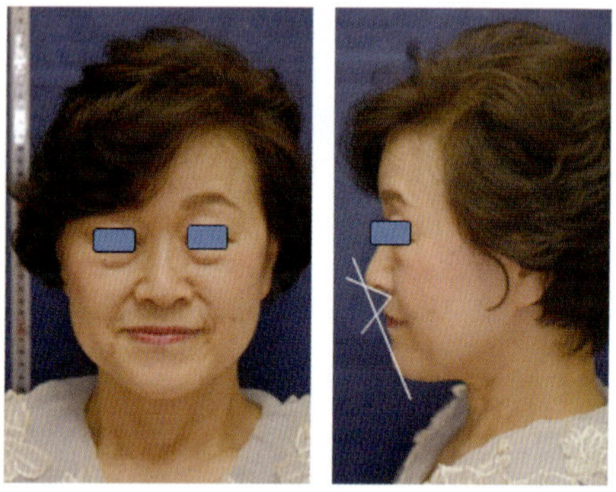

図 21　顔貌所見、E-LINE、鼻唇角

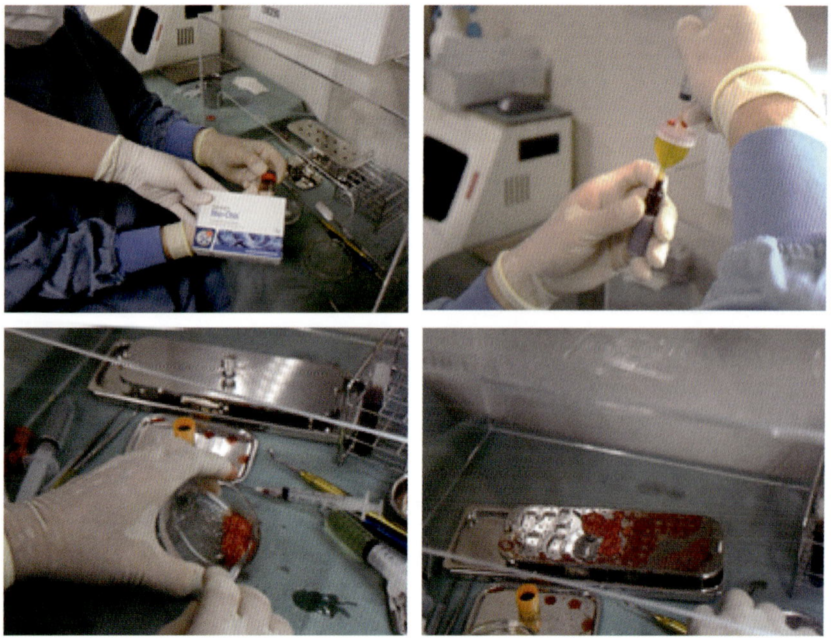

図 22　本症における PRP 調整と、骨素材と塩化カルシウムとトロンビンを添加し、凝固したものを奥寺式デバイスで成形した

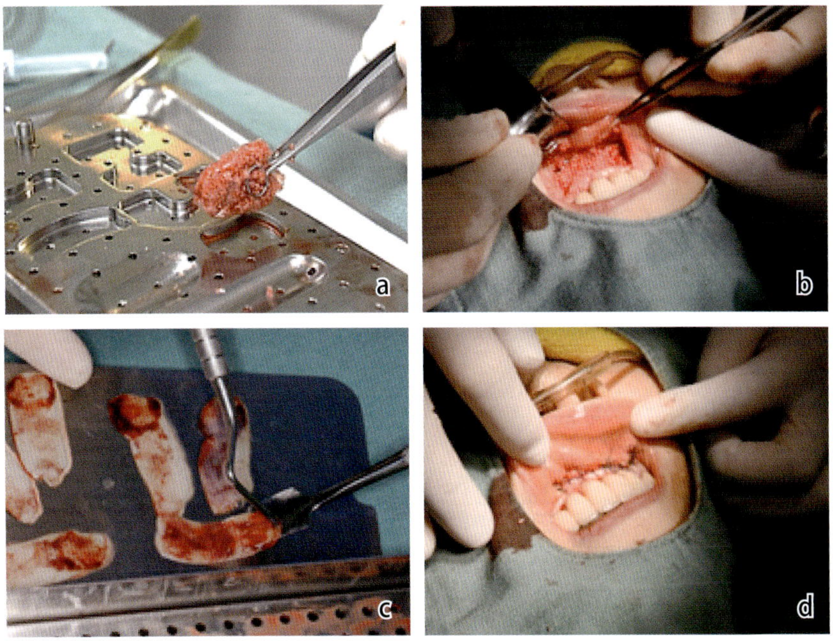

図 23　a：PRP ＋骨素材＋塩化カルシウム＋トロンビンにて凝固　b ～ d は充填後、PRF をサンドイッチにして縫合

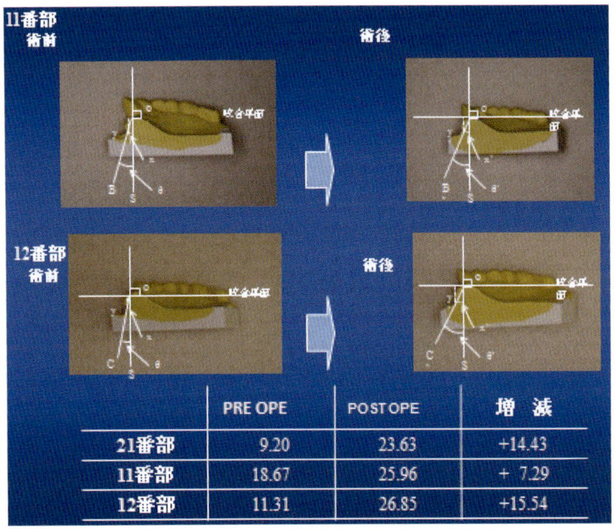

図 24　模型による GBR 値（木下）にて GBR 角度の増大を確認

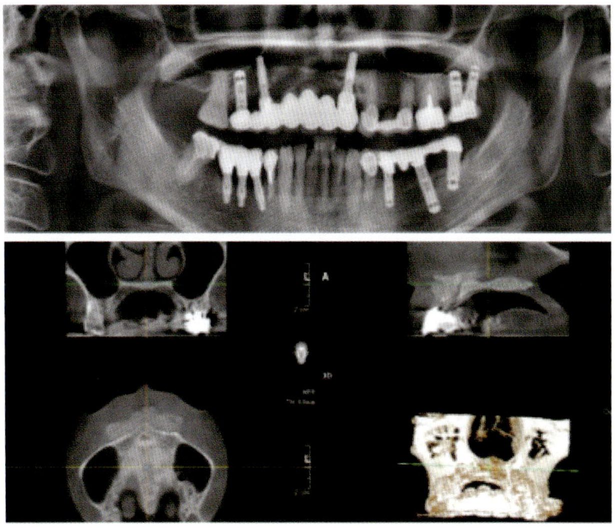

図 25　CT により欠損部の増大を確認

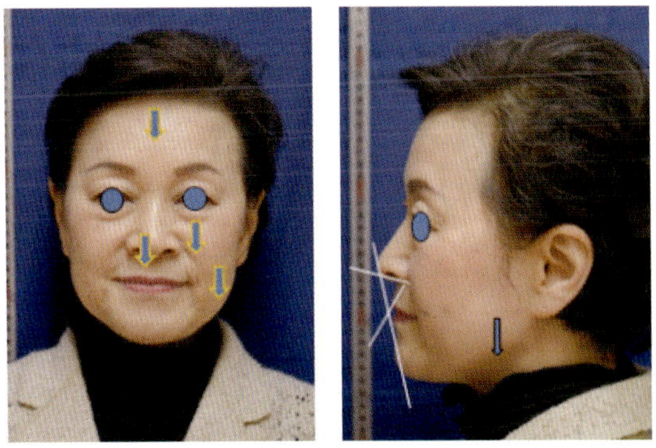

図 26　術後顔貌初見

計測項目（側貌）

角度計測

距離計測

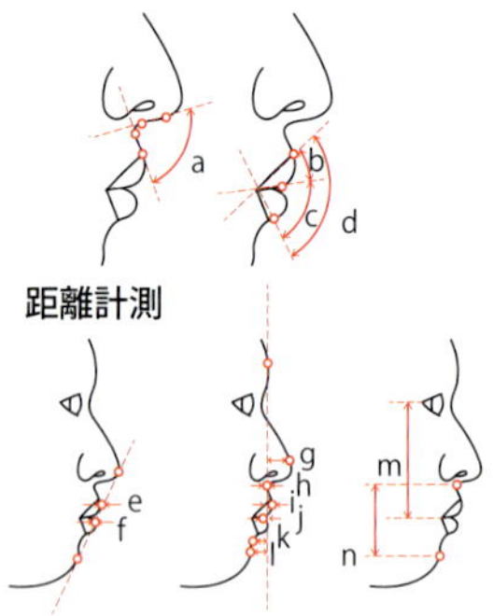

a：鼻唇角
b：上赤唇角
c：下赤唇角
d：総赤唇角
e：エセティックライン
　－上赤唇最突出点
f：エセティックライン
　－下赤唇最突出点
g：イザール平面
　－鼻尖点
h：イザール平面
　－鼻下点
i：イザール平面
　－上赤唇最突出点
j：イザール平面
　－下赤唇最突出点
k：イザール平面
　－オトガイ唇溝点
l：イザール平面
　－オトガイ点
m：上顔面高
n：下顔面高

デジタルカメラ側貌分析結果

分析項目	対照群（男性） 平均	対照群（男性） SD	Kr.MO 撮影日 年齢（65）歳 性別（♀） 術前	術後
角度計測（度）				
鼻唇角	68.6	14.6	110	130
上赤唇角	24.4	7.5	24	26
下赤唇角	59.7	12.2	51	50
総赤唇角	82.2	12.1	70	12
水平距離計測（mm）				
E　line-上赤唇最突出点	-0.4	2.9	3.5	-2.5
E　line-下赤唇最突出点	1.1	2.9	0	0
水平距離計測（mm）				
I.Plane-鼻尖点	10.0	3.5	10.0	6.0
I.Plane-鼻下点	-5.7	4.5	-1.7	0
I.Plane-上赤唇再突出点	-2.7	6.0	-1.5	+1.0
I.Plane-下紫唇再突出点	-6.8	6.9	0	0
I.Plane-オトガイ唇溝点	-17.0	8.7	-3.7	-1.5
I.Plane-オトガイ点	-18.3	10.1	-3.5	-3.0
垂直距離計測（mm）				
上顔面高	73.0	6.1	45.0	41.0
下顔面高	53.6	6.1	37.5	38.0
下顔面高／上顔面高	0.73	0.10	0.89	0.9

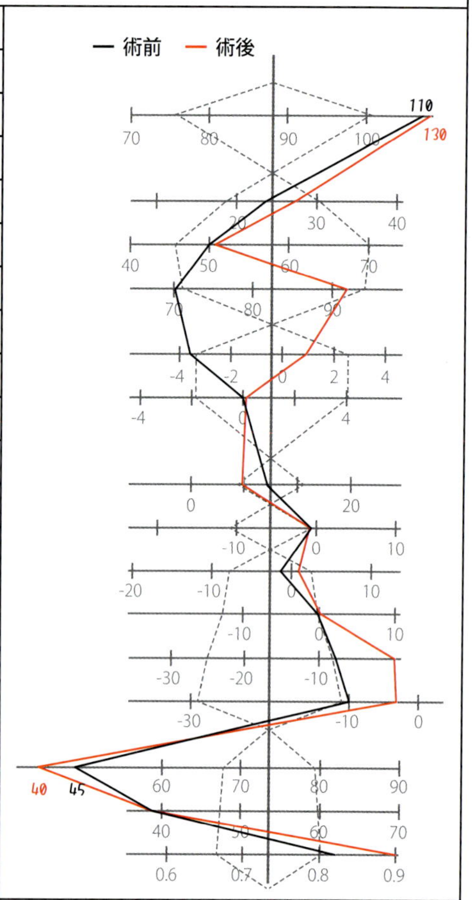

デジタルカメラ正貌分析結果

計測項目（正貌）

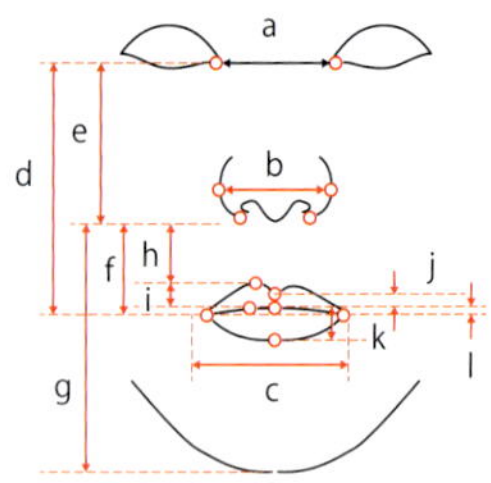

a：内眼角幅
b：鼻翼幅
c：口裂幅
d：上顔面高
e：鼻高
f：上口唇高 1
j：下顔面高
h：上口唇高 2
i：上赤唇高 1
j：上赤唇高 2
k：下赤唇高
l：口裂湾曲度

g/d：下顔面高／上顔面高

分析項目	対照群（男性） 平均	対照群（男性） SD	Kr.MO 撮影日 年齢（65）歳 性別（♀） 術前	術後
内眼角幅	36.8	3.1	17.1	26.5
鼻翼幅	40.1	2.2	18.6	28.9
口裂幅	53.3	4.0	24.8	38.4
上顔面高	68.9	3.9	40.0	45.0
鼻高	45.8	3.1	21.3	33.0
上口唇高1	23.1	2.2	10.7	16.7
下顔面高	68.9	5.1	40.0	50.0
上口唇高2	14.5	2.2	6.7	10.5
上赤唇高1	8.6	1.6	4.0	6.2
上赤唇高2	6.4	1.8	2.98	4.61
下赤唇高	10.1	2.3	4.70	7.28
口裂湾曲度	-0.5	2.4	-0.23	-0.36
下顔面高／上顔面高	1.00	0.07	0	0.9

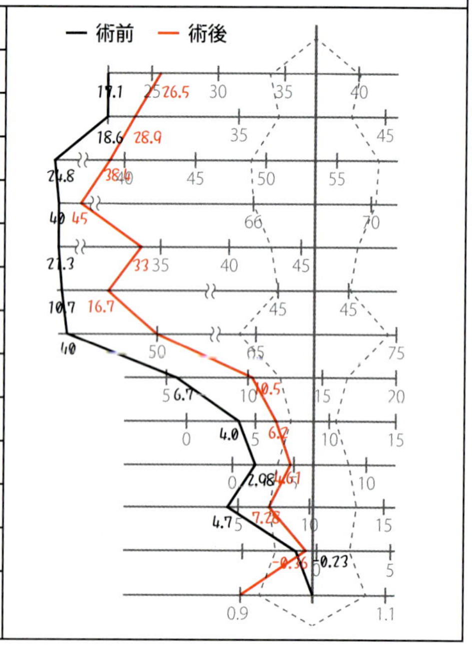

図 27　術前後の顔面計測

6．83 歳のボディビルダーの顎骨再生とインプラントによる顔貌改善と咀嚼向上の症例

図 28 ～ 31 は、PRP と骨補填材を顎骨再生に応用した症例である。サイナスリフトおよび GBR を施行。ほぼ無歯顎の時期より、顔貌の豊隆による顔貌回復した結果、イメージが一層した（美容外科医によりリフトアップ併用）。咀嚼能力の向上によって、全身の筋力にも変化がみられた。

7．数々の一般治療およびインプラントをはじめとした口腔処置により 30 数年経過した症例

初期の段階でインプラントを含む Oral Rehabilitation を行い、審美的回復により、美容に対して認識を深め、その後 30 数年間、顔貌に自信をもって生活されてこられた症例である（**図 32**）。

後年、右上顎臼歯部へのサイナス追加治療として、PRP 併用インプラントを埋入された。

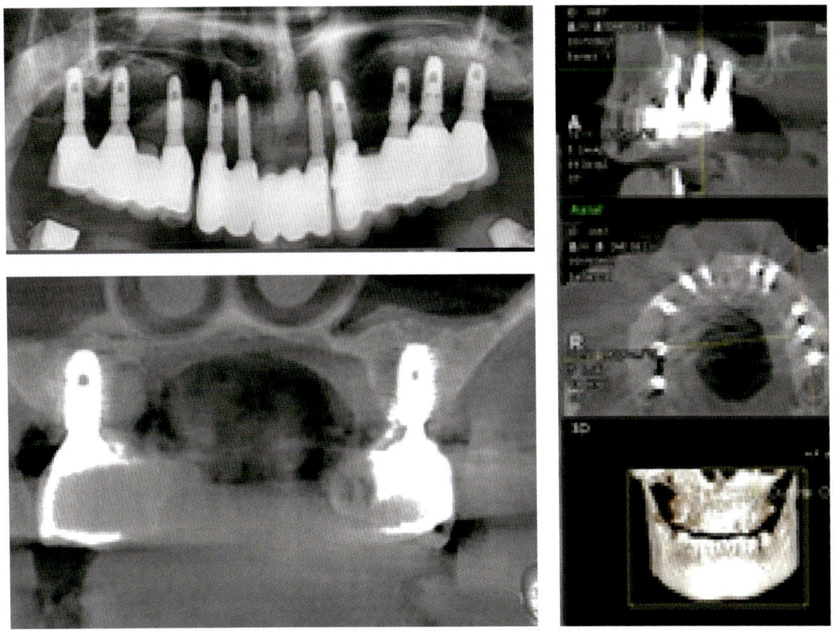

図 28　CT 画像 84 歳の顎骨の再生とインプラントのリフトによるアンチエイジング

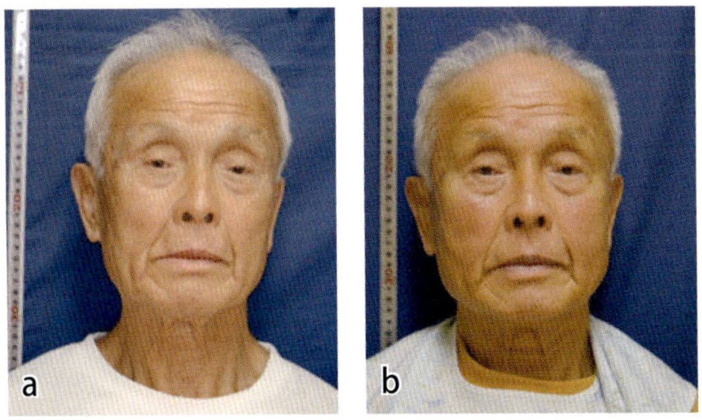

図 29　a：術前　b：術後

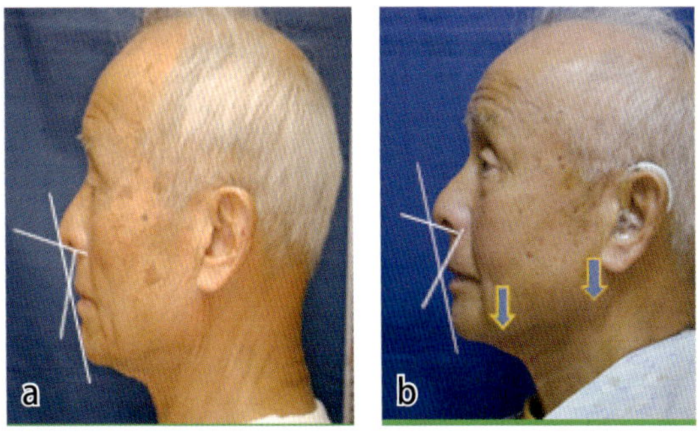

図 30　a：術前　b：術後

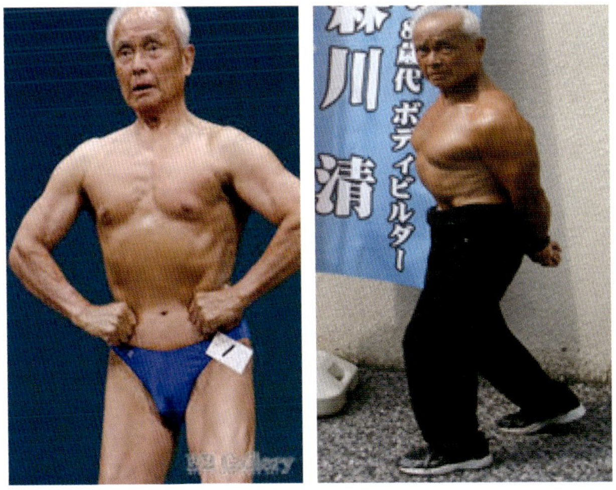

図 31　ボディビルで活躍

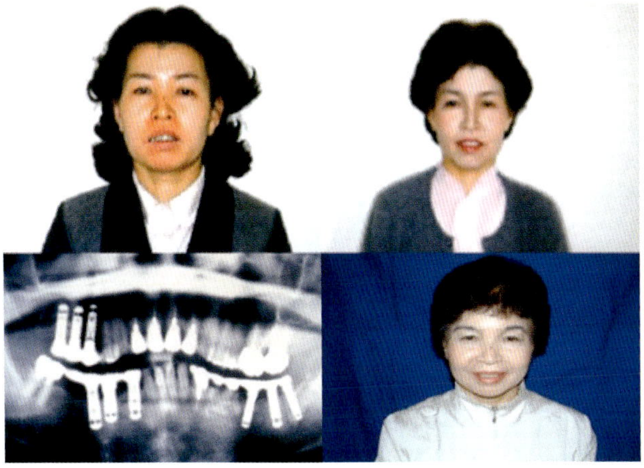

図 32　さまざまなインプラント処置をその後の PRP 併用により口腔機能を回復

8．若いときから歯が悪く無歯顎となり、顔貌崩壊の経過をたどった症例

図 33 ～ 35 は、思い切って上顎・下顎に 20 本のインプラントを、PRP を併用して施行した症例である。十分な顎再建とともにインプラントが埋入され、若々しく見違える顔貌となった。現在もその美貌を維持したまま 15 年が経過している（インプラント美容治療国際グランプリ受賞）。このように多数埋入・骨回復において PRP 併用は安全で迅速な治療となったと思われる。

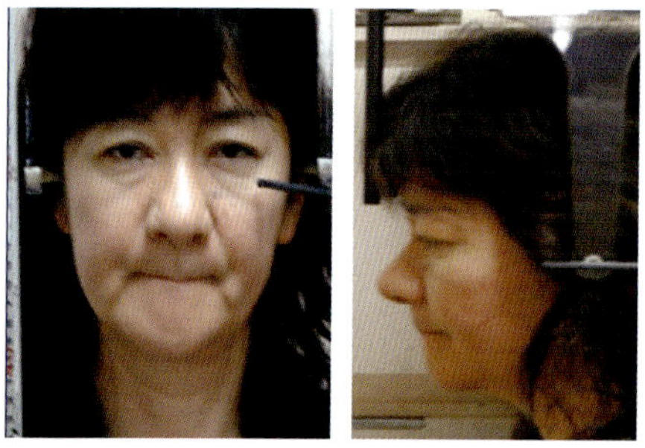

図 33　無歯顎顔貌

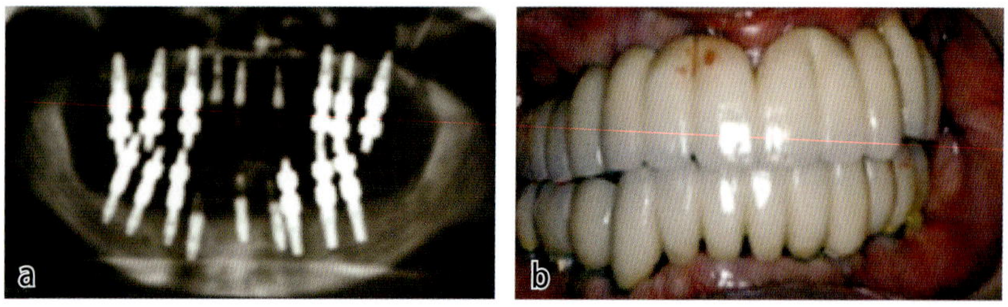

図 34　a：インプラント埋入　b：最終補綴

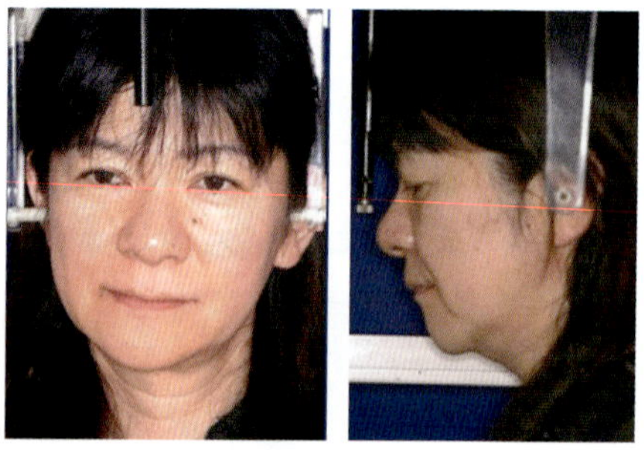

図 35　術後の顔貌所見

9．Custom End steal Implant [21] PRP & 骨補填材併用症例

図 36 ～ 42 は、既成の歯科インプラント（ルートホームタイプ）では顎再建や埋入ができないことがあることを示した症例である。それを克服するため、先端医療を取り入れた、温故知新型のカスタムインプラント [18] を使用した。企業誘導型の既成のインプラントではできないカスタムメイドのサブペリタイプインプラントで多目的応用であることは意義深い。骨膜下模型をもとにフレームのデザインを行い、金属インプラントに置き替える。

カスタムメイドの HA チタンフレームの上に PRP 併用骨補填材により新生骨に埋入されて強度のある安定したインプラントとなるものである。

図 36 ～ 38 セファロでの症例は反対咬合で、このタイプにおいてはルートホームインプラントでは十分な審美的回復ができない。そのため、PRP と骨素材を併用し、フレームに角度をつけ、フレーム金属の上に新生骨を再生し顔貌回復を行った。

図 39 では、過去におけるサブペリタイプインプラントを使用し、15 年で骨吸収を起した後来院した症例で骨吸収が激しくルートタイプインプラントは行えない。そこで CEI の使用意義が生まれた。

近代インプラントでもできない症例で、歯科医学の限界に挑戦したまさに温故知新で先人達に敬意を表する。

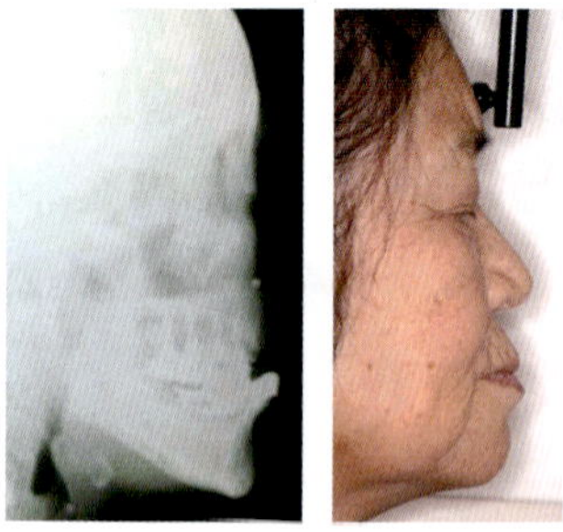

図 36　厳しい反対咬合症例

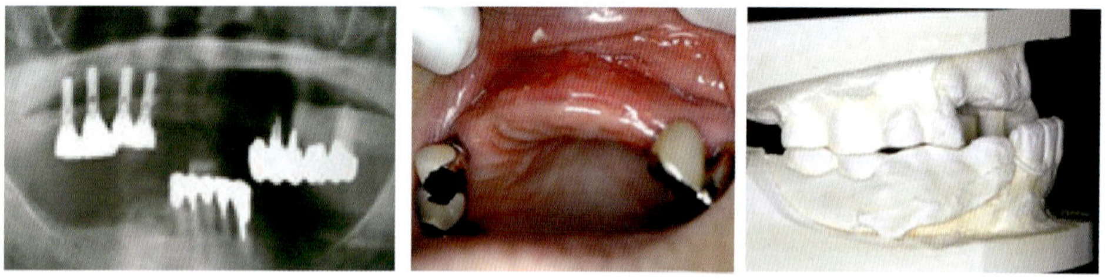

図 37　パントモエックス線画像、口腔内、模型を示す

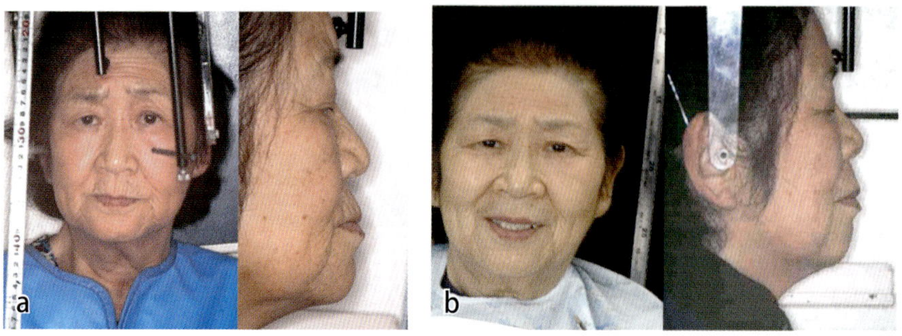

図 38　a：顔面所見治療前
b：後の CEI の良さ

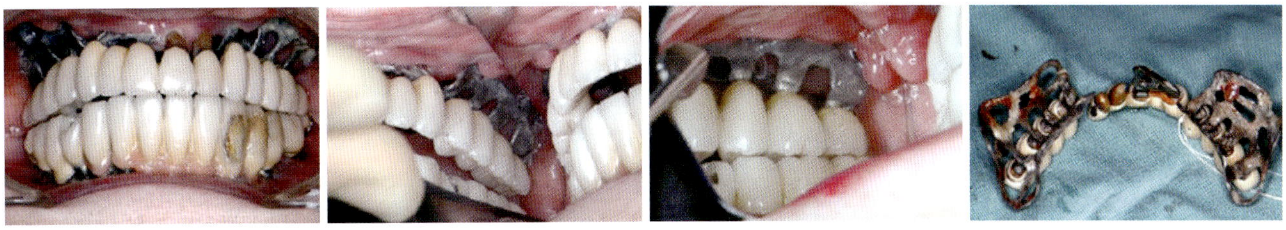

図 39　吸収像が著しい 15 年経過のサブペリインプラント

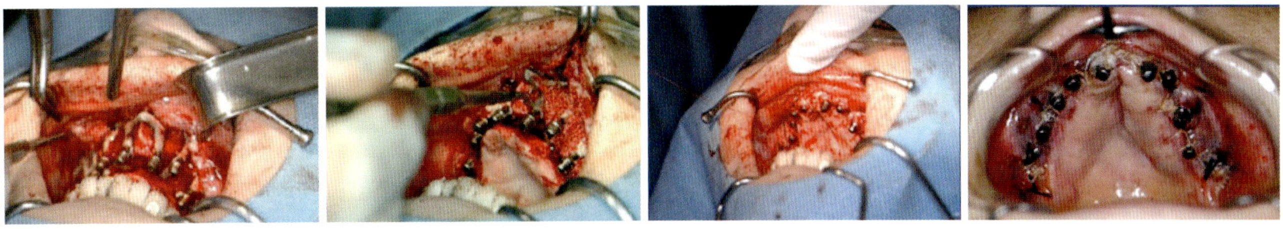

図 40　同様な方法で CEI を製作・試適し、PRP 及骨素材を使用して縫合

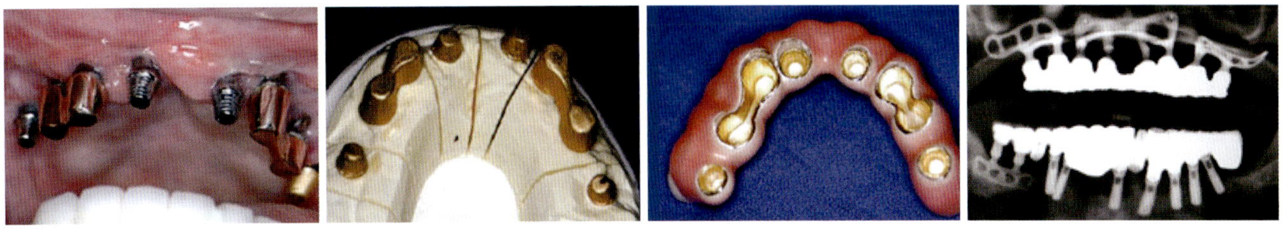

図 41　4 ヵ月後、エレクトロフォーニングを製作し、上部構造を装着（患者可撤式）

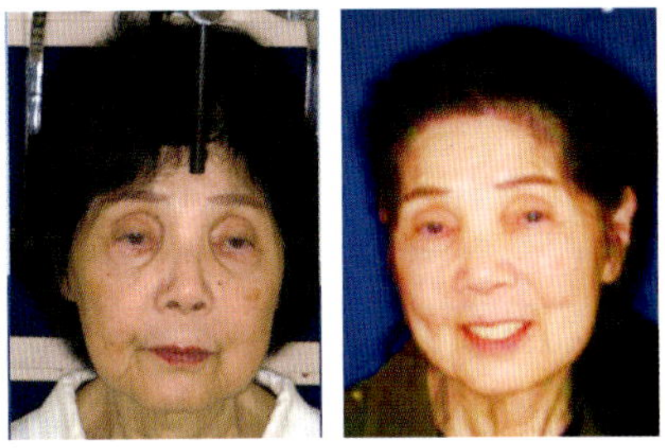

図 42　a：術前　b：術後

10. 多種多様な顎顔面美容口腔治療症例

限りない咀嚼機能の回復と向上、生理的変化および審美回復は、新技術の PRP をもってなされる迅速治癒の実現と、安心される医療をもって十分に貢献できた（**図 43**）。

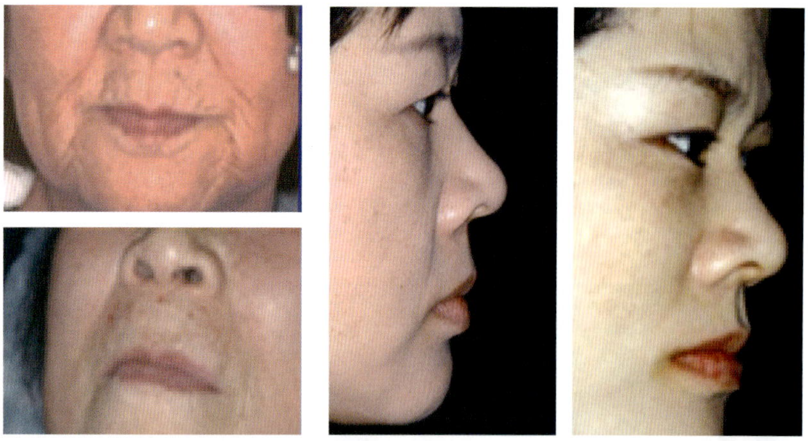

図 43　顎骨再生における顔貌改善例

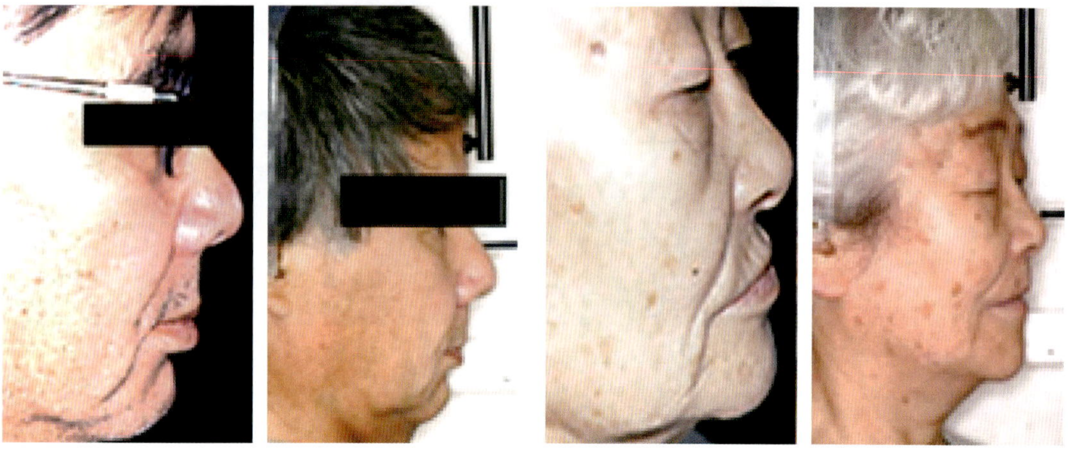

Ⅱ. 考察と結論

新時代の歯科口腔外科と Bio-Material 、各種 Growth Factor 応用における顎骨再建と顔貌回復の実際を、本書の最後として思い思いに多種多様な症例を提示した。これらは PRP のもつ可能性について臨床応用した症例で参考になれば幸いである。すなわち、歯科口腔外科分野において新時代に対応する新たな技術が生まれ、着実に臨床に導入されており、患者の QOL 向上には計り知れない恩恵がある。顔面の 3 分の 2 を構成する顎骨は従来の歯科治療では手つかずの分野であり、また歯周病や齲蝕などは顎の吸収を促進するものであった。今回の症例では、PRP 派生物質を通じてその有効性と効果的な方法が認識されたと思う。また、美容外科において口腔領域は踏み込めない分野であり、同時に歯科も美容外科分野には踏み込めず、このことから患者の QOL をより求める立場として美容外科と歯科とのコラボレーションが重要と思われる。

しかし、PRP 多血小板血漿派生物質の臨床応用の現状は臨学一体でいまだ科学的実証が少ないことも事実であり、より信頼される医療を提供するには、よりよい検証が必要と思われる。

また、高度医療と研究の存在は開業医の犠牲の上に成り立っている面があり、このことを社会全体が理解しなければ、先端技術の医学的発展が維持できないことも明記したい。すなわち、医療は社会と開業医とのお互いの理解のもとに成り立っている。

歯科医床のみでなく美容外科治療も同じことが言えるだろう。

理想を求めた、その分野の先人たちと理解をして、治療を受けてくれた患者様に誠に敬意を表したい。

参考文献

1）奥寺元：顎骨再生と保全を目指した歯科治療　京都；永末書店.

2）奥寺元：歯科インプラントの重要性と患者のQOL　愛知；みずほ出版.

3）顎骨海綿骨と歯科インプラントの高分解　松永 智 MATSUNAGA Satoru奥寺元OKUDERAHajime 東京歯科大 Tokyo Dental College；ci.nii.ac.jp/naid/110007085102

4）有歯顎者と無歯顎者の下顎角度皮質形態の比較JSOI関東甲信越支部総会会誌1，999.

5）The significance of the jaw bone regeneration and the jaw bone preservation in the dental implantHAJIME OKUDERA（J.I.C.D magazine No.34 May 2003 66-70）.

6）根尖病巣の歯牙におけるインプラント埋入治療観察奥寺元奥寺俊允AsiaPacificAcademyofImplantDentistry2014年.

7）歯周病における骨破壊メカニズム（破骨細胞を形成・活性化する因子（総説）臼井 通彦（九州歯科大学 歯学部歯周病学分野）日本歯周病学会会誌（0385-0110）57巻3号 Page120-125（2015．10）.

8）Ichijo Takashi ID：9000255828232 Department of Oral Anatomy, Faculty of Dentistry, Tokyo Medical and Dental University（1994 from CiNii）Articles in CiNii：1・Basic Morphogy of Mandible and Maxilla and Changes in Their Structures.（1994）.

9）病的な変化齢の喪失による変化；歯科展望68：8～18.

10）歯科インプラントによる顎骨再生と顎骨保全の意義国際歯科学歯科会第34号2003年5月.

11）インプラントジャーナルゼニス出版 創刊号歯のない子に笑顔を米国アイシュタイン大学RICHARDA.　KRAUT.

12）ResultsofTreatmentUsingEndosseousImplamtsforPatientswithCongenitalMissingParmanentTeethOKUDERA HPROCRRDING5TH WARLDCONGRESS FORORAL IPLANTOLOGY.

13）Periodontal magazine, 27: 278, 1985. 29）Yanagisawa Sadakatsu：preventive therapy against the alveolar bone atrophy after tooth extraction.

14）歯科美容外科における口腔領域の重要性奥寺元　日本美容外科学会学会誌2，004；（1）：16-32.

15）Roberte Marx：著多血小板血漿（PRP）の口腔への応用東京クインテッセンス出版　2006年；3-97.

16）プラチィカルインプラントロジー奥寺元ARUN GARG 他200291-95年東京：ゼニス出版.

17）PRPの臨床応用研究奥寺元日本美容外科学会誌2006；43（4）148-156.

18）Masako F, Pichand J.M., Maria H, Umedevi K, J Periodont 2017, Jan Vol.88, No.1, 112-121.

19）奥寺俊允, 奥寺元：自己血由来の成長因子を用いた再生療法DVD, 東京：ジャパンライム社.

20）Mechanical and degradation properties of advanced platelet-rich fibrin（A-PRF）, concentrated growth factors（CGF）, and platelet-poor plasma-derived fibrin（PPTF）Kazushige Isobe, Taisuke Watanebe, Hajime Okudera, and Tomoyuki Kawase.

21）外科用接着剤としてのEthoxyethylcyanoacrylateの応用―組織反応について―　田村 康一，河原崎 茂孝，清水 慶彦.

22）木下三博：骨再生誘導法治療後の経年的形態変化，日本口腔インプラント学会誌 2008；21（3）.

23）Y.Kamashita：Influence of lips support on the Soft-Tissue profile of coplete denture wearers, J Oral Rehabil. 2006 Feb；33（2）：102-9.

24）京都大学結核胸部疾患研究所胸部外科　2）京都大学医用高分子研究センター.

25）The Custom Endosteal Implant William D.　Nordqust H OKUDERADVD, 東京：ジャパンライム社.

CHAPTER 3

－ 隣接医学編 －

隣接医学へのプロローグ

Prologue to neighboring medicine

奥寺　元

PRP 開発者の Robert E.MARX 教授は、1980 年代に初めて血小板血漿を口腔領域に応用し、その効果が各方面に評価されて、その結果、今までは整形外科、皮膚科、外科領域の分野において世界で数百万人以上に福音を与えている。

他の分野で多くの有益な効果を与えていることは、世界的なニーズとなっている。まさに歯科の領域から医科学分野に大きな影響を与えた研究の一つである。今後この分野をリードして再生医療の基礎を作っていく立場になれば、歯学と医学は対等の立場になるか、またそれ以上になると考えられる。

そのような状況を受けて、隣接医学とくに、美容外科学会に君臨する三人の美容外科医師（林鍾学先生、上野正樹先生、周哲男先生）を紹介する。

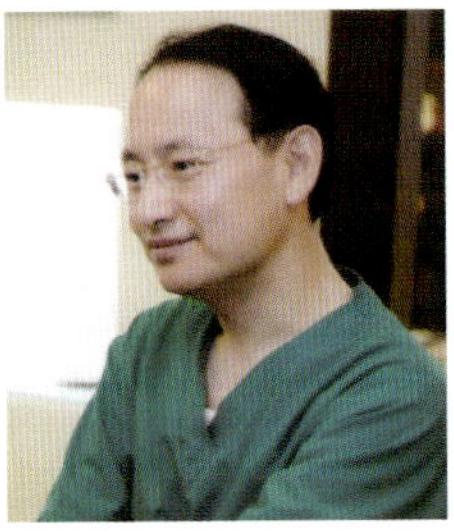

PRPの美容医療への応用

Safety assurance of platelet concentrates

林　鍾学　カイロス美容形成クリニック（ソウル）

Key words： PRP、皮膚再生、サイトカイン、バフィーコート（Buffy Coat）、傷跡の再生、アンチエイジング

Ⅰ．PRP（多血小板血漿）注入療法とは

PRPとはPlatelet Rich Plasmaの略で血液中で血小板を多く含む血漿成分のことである。血小板は古くから止血等に有効な細胞とされてきた。しかし、最新の研究から血小板には組織を再生させるためのさまざまなサイトカインが含まれていることが分かり[1]、その多くは傷を治したり、肌の若返りを促したりする成分として注目されている[2]。最近では、PRP注射の炎症治療と皮膚再生に優れた効果を利用して美容施術領域にも広く利用され人気メニューの一つとして定着してきた。

Ⅱ．血小板の若返り効果について

血小板には多くのサイトカインが含まれている。サイトカインは若々しい肌に必要不可欠であるコラーゲンやヒアルロン酸を増やし、老化した皮膚を細胞レベルで再生させる。その作用により、しわやたるみを改善し、肌にツヤとハリが戻る。PRP注射ではご自身の血液成分を使うため、安全で副作用が少ないうえに効果が高く、治療効果も1年以上と長持ちする。

PRPに含まれるサイトカインと効能

PDGF　：細胞増殖、血管新生、コラーゲン産生
VEGF　：血管内皮細胞の増殖、血管新生
EGF　：上皮細胞の増殖促進、創傷治癒
TGF-β：上皮細胞増殖、血管内皮細胞の増殖、創傷治癒

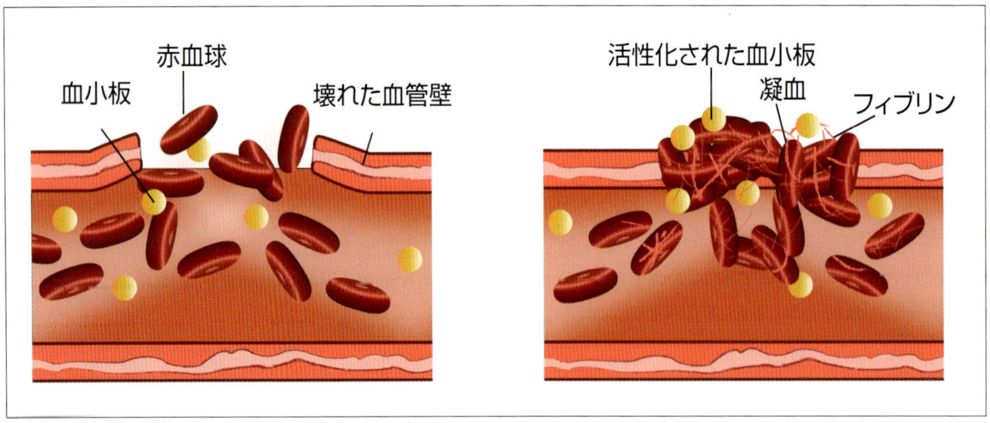

図1　創傷治癒のメカニズム図式

Ⅲ．活性化された血小板の役割

①殺菌作用：大食細胞を呼び出し抵抗体を形成、細菌の成長を抑制する。
②上皮の分化：コラーゲン束と連動して、組織化する。コラーゲンの再組織化時に、より多い量のコラーゲン束との結合を誘導。
③自家移植された組織の操作特性を増進。Filler、自己脂肪移植、毛髪移植などの生着力を増大。
④幹細胞の化学走性的移動を刺激。つまり、幹細胞の移動、分裂、再生を通じた細胞分裂を刺激して、成長因子を効果的に発生させ体に必要な細胞を作る役割。
⑤ Angiogenic factor（血管新生誘導因子）の合成を増進。
⑥信号タンパク質の濃度の増加を誘導、創傷部に細胞を呼び込み分裂。

⑦毛細血管において血管内面（内皮細胞層）に正常な連続性または完全性を維持。
⑧二次性止血（血液凝固）とフィブリン形成を促進して活性化。
⑨血小板誘導成長因子を通じた血管治癒の増進、内皮細胞の移住と平滑筋の生産を刺激。
⑩ PDGF を含めた成長因子を通じて傷の修復およびセロトニンと、さらに好中球機能を調節する血管拡張物質を放出して炎症に必要な役割を担当。
⑪高濃縮された血小板には損傷された組織細胞を分化、再生させる多量の成長因子とサイトカインなどが含まれており、傷の治癒を誘導する。

Ⅳ. Y CELLBIO PRP KIT

私のクリニックでは主に Y CELLBIO PRP KIT を使用している。13.5 mL の血液で 1,500,000/μL 以上の血小板が含まれた高濃縮 PRP 抽出が可能になった。その調整基準を**表 1** にしめす。キットの首に当たる細い部分に白い Buffy Coat を簡単な操作で得ることが出来る。この Buffy Coat の中に白血球と高濃縮された血小板が含まれている。

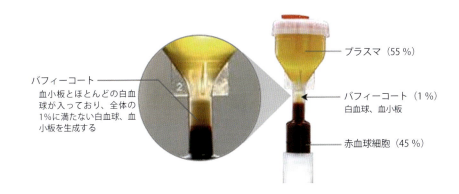

図 2　Y CELLBIO PRP KIT

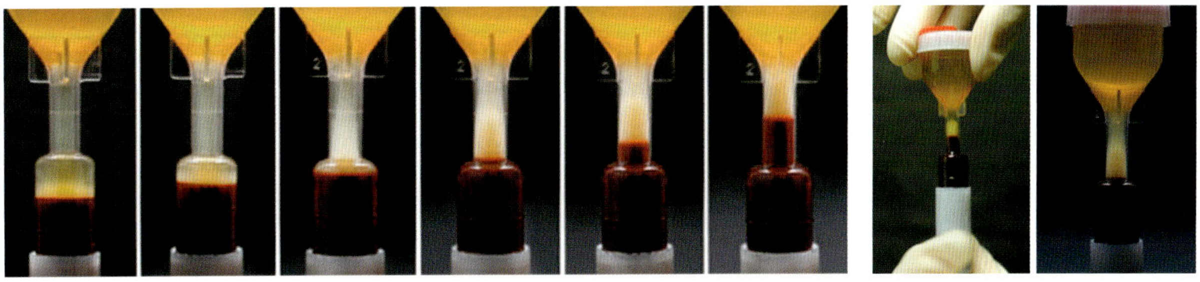

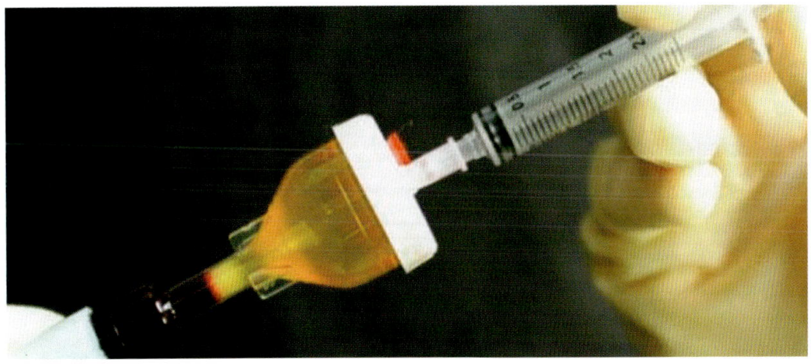

図 3　キットは簡単な操作で高濃縮 PRP を得ることが出来るように工夫されている。
遠心回転後バフィーコートを規定線まで圧し上げ、PRP のみを抽出する。

表 1　PRP/PRF 調製法条件

	採血針	チューブ（該当する場合）	採血管	遠心機と遠心条件	ピペット（該当する場合）	ピペットチップ（該当する場合）	総合的スキル評価
メーカー	TERUMO	TERUMO	Y-CELL BIO	KUBOTA			
型番				4020			
品名	翼状針			テーブルトップ			
太さ（径）	18 G	18 G					
長さ	20 mm	30 mm					
材質	ステンレス	PP	プラスチック				
抗凝固剤			ACD-A				
採血本数							
ロータータイプ				Angle・Swing			
回転数（時間）				1回目 Angle type　3,400～3,600 rpm Swing type　3,200 rpm Time　3 min 2回目 Angle type　3,400～3,600 rpm Swing type　3,200 rpm Time　2 min			
作業者のスキル							中

V. 皮膚科・美容外科でのPRPの応用分野

組織の再生、細かいシワ改善、傷跡の再生、アンチエイジング、美白、自己脂肪移植、火傷治療。

1. レーザー治療と組み合わせたPRP

栄養豊富な血小板の一部をレーザーによって生成された創傷に適用する。この注入されたPRPは、コラーゲンの再構築に大きなブースターを与え、回復時間を短縮し、治癒を早めることができる。最終的には、この組合せ療法は肌の張り、しなやかさ、弾力性を提供する（**図 4**）。

症例：23 歳女性

ニキビ跡の治療にEr-Glass Fractional Laserを当てた後にレーザーにより形成された穴にPRPを超音波を用いて導入した（**図 5～7**）。

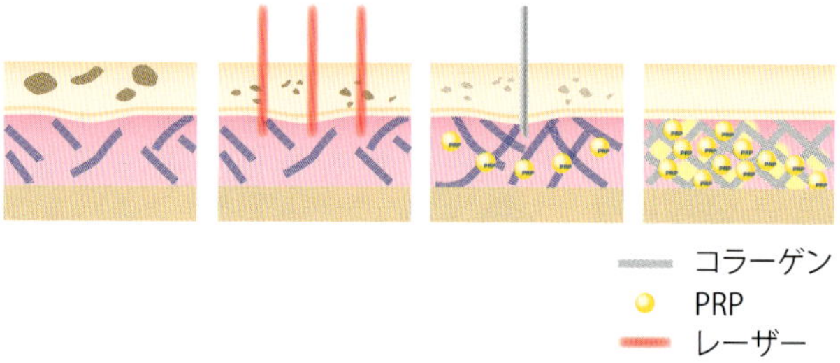

図 4　老化を起こした皮膚にレーザー、PRPを併用して組織を回復する。

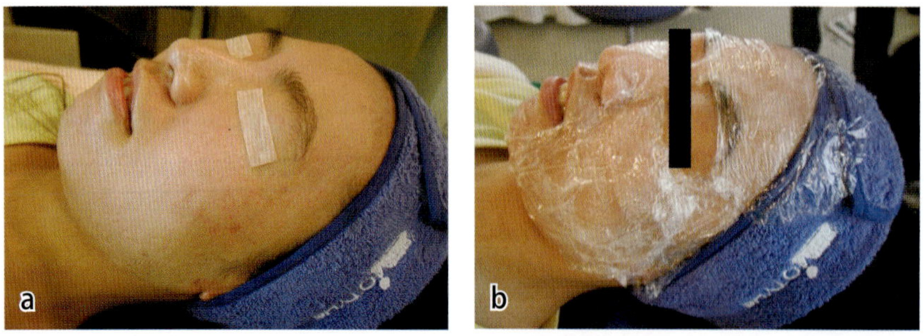

図 5　皮膚消毒後は30分間軟膏麻酔（a、b）

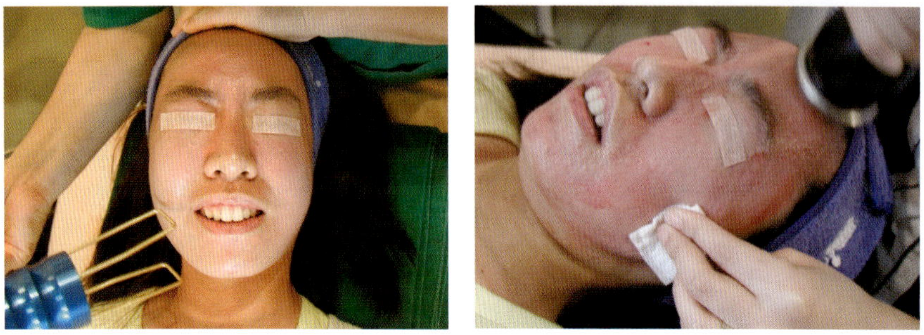

図 6　レーザー治療後超音波でPRPを注入した

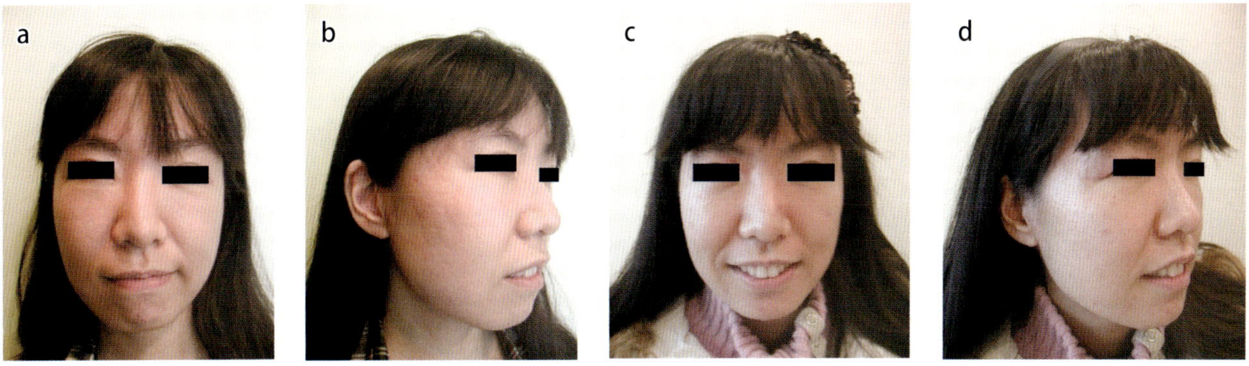

図 7　a、b：術前　c、d：術後 6 ヵ月

2．脂肪移植と PRP 症例

脂肪移植時の PRP は、幹細胞の生存、増殖、分化を促進し、移植脂肪の生存率を増強させる。脂肪と PRP を混ぜて各部位に注入し、組織再生を試みた症例（**図 8**）。**図 9** は臨床症例。

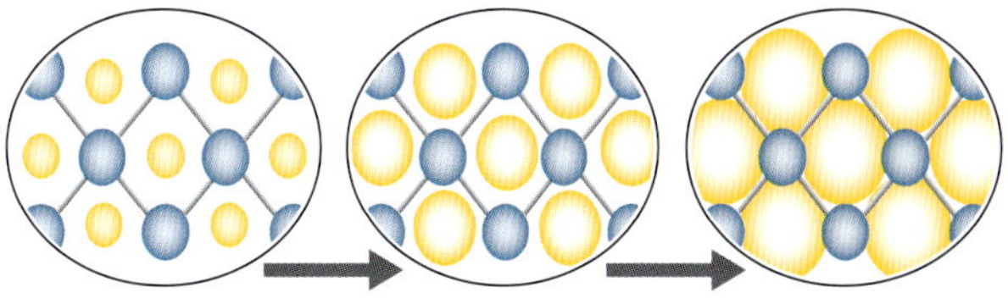

図 8　青は PRP、黄色は脂肪細胞

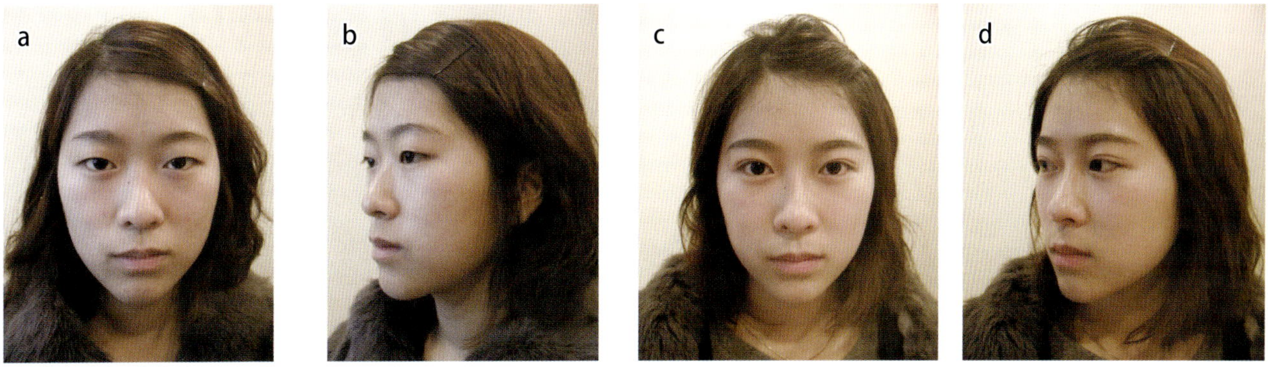

図 9　18 歳女性。顔全体に脂肪と PRP を混ぜて額、頬、鼻背、顎に注入した。a、b：術前　c、d：術後 1 年

3．ヒアルロン酸と PRP 症例

加齢に伴う軟部組織の萎縮変化に対してボリュームと弾力を与え若返らせる（**図 10**）。**図 11** は臨床症例。

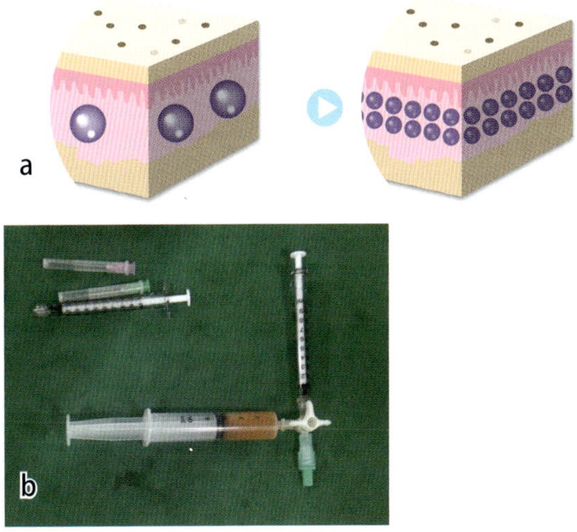

図 10　a：想定図。シングルをマルチに細かく注入できる
b：ヒアルロン酸と PRP の入ったシリンジ

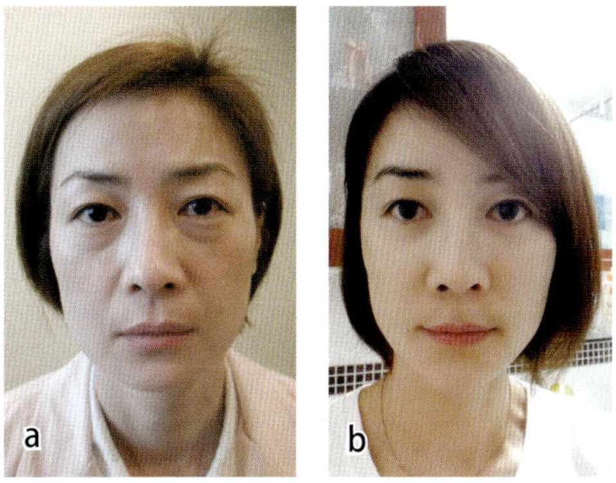

図 11　ヒアルロン酸と PRP を混ぜて 額、頬、鼻背、顎、鼻唇溝に注入する。
a：施術前　b：術後 10 ヵ月

4. PDO 糸挿入と PRP 症例

80 歳の女性、深い顔面の皺。PDO MONO-THREAD を片則 50 本ずつ顔全面に挿入と同時に PRP を注入した（**図 12、13**）。

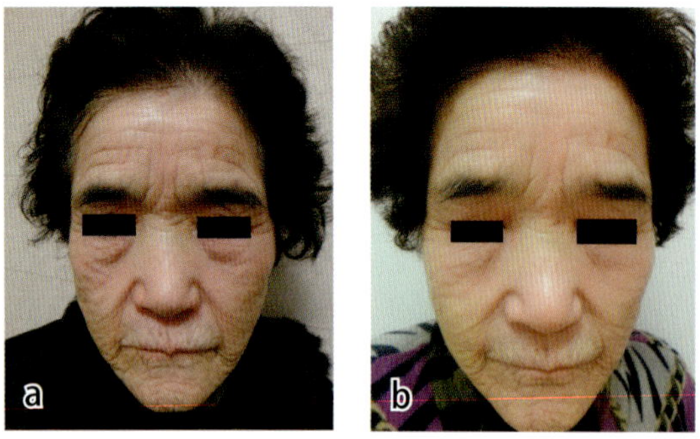

図 12　a：術前　b：術後 3 ヵ月

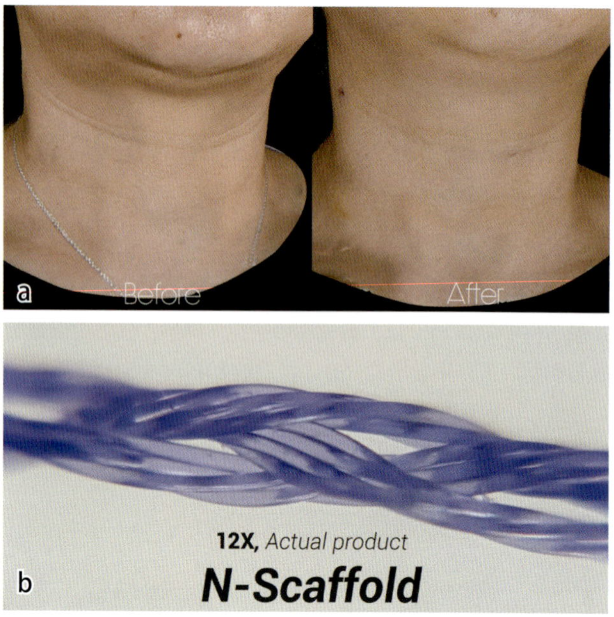

図 13　頸部の深い横皺、PDO 糸で作られている Nscaffold 糸を皺に沿って皮下に挿入と同時に PRP を注入した。
a：術前と術後 3 カ月。
b：PDO 糸で作られている Nscaffold、1 本の cannula に 24 本の PDO-MONO THREAD が入って scaffold の役割を果たす。

まとめ

PRP 治療は自己細胞を用い、大きなトラブル発生もないことから、患者の治療に対する抵抗感が少なく、安全性も高い、創傷治癒機転と組織再生作用を利用する理想的な＜若帰り＞治療である。ただ、その効果の発現時期には 3 週から 3 ヵ月とばらつきが大きく、事前にその点を説明することを忘れてはならない。

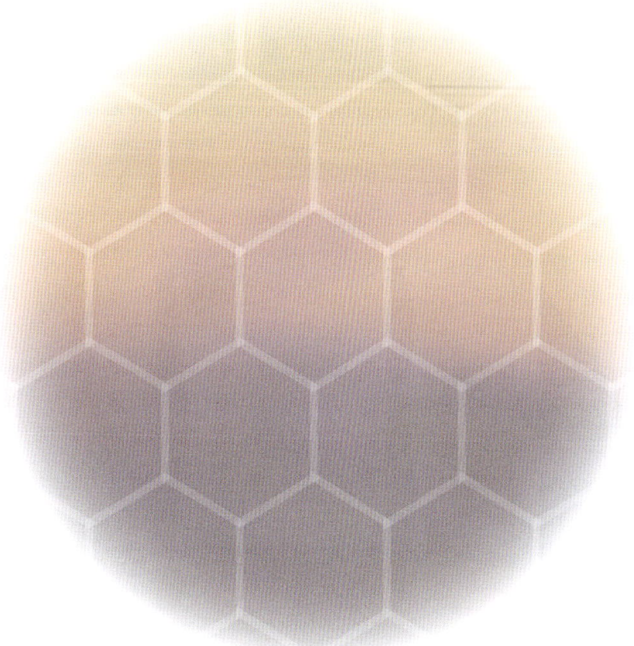

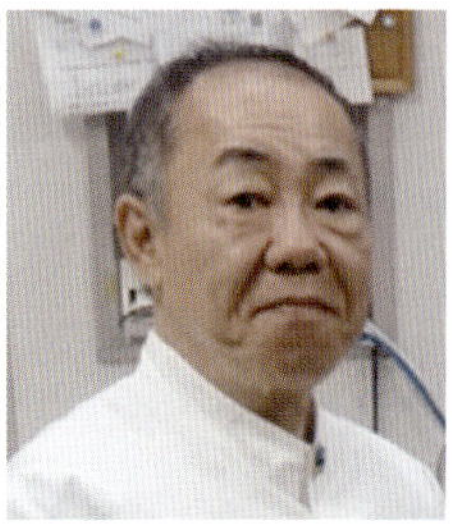

隣接医学としての美容領域における PRPの応用例について

Application of PRP in the esthetic surgery area as a neighboring medicine

上野　正樹　上野医院（長野）

Ⅰ. 緒言

再生医療法施行により PRP 療法は国に認可申請をして施設番号を取得しないと行えなくなった。さらに年に 1 回の定期報告を義務づけられた。そのため PRP 療法を行う美容系のクリニックは激減した。美容系のクリニックで PRP を作成する方法は複数あり長所短所がある [1]。

Ⅱ. 美容領域におけるPRP療法とは

当院では PRP 療法を美容医療に、皮膚の老化に伴う改善に応用している。久保田潤一郎先生の主催する ACR 研究会に参加し、そこで推奨する作成キットを用いている。専用の採血管を用いて患者の静脈血を採取し、1 回遠心分離を行う。遠心分離後、血清部分の上清を吸引破棄、残った血清を攪拌し、全血と比較して血小板濃度が 25 倍～ 5 倍の PRP を作製する（図 1 ～ 3）。

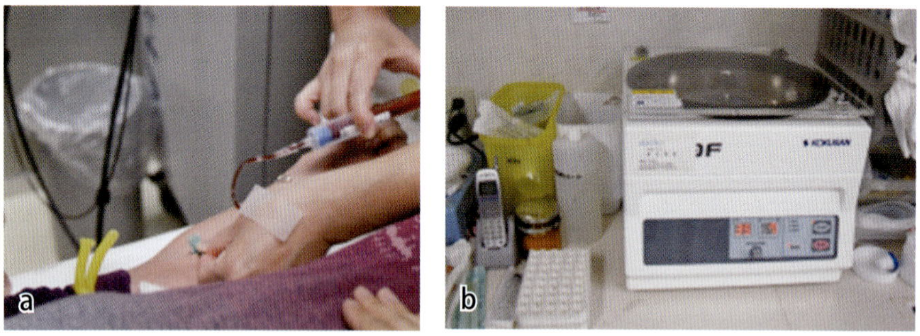

図 1　KOKUSAN　H-19F の場合は 3,500 回転 / 分、7 分で 1 回遠心分離を行う

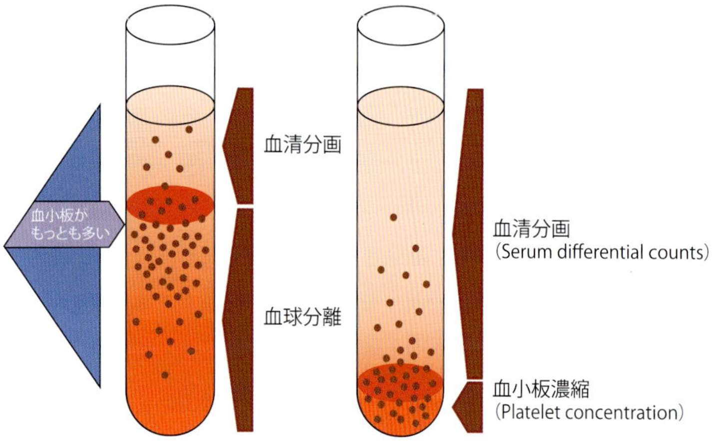

図 2　遠心分離後、ほとんどの血小板はゲルセパレーター上近傍に存在することが検証実験で証明されている

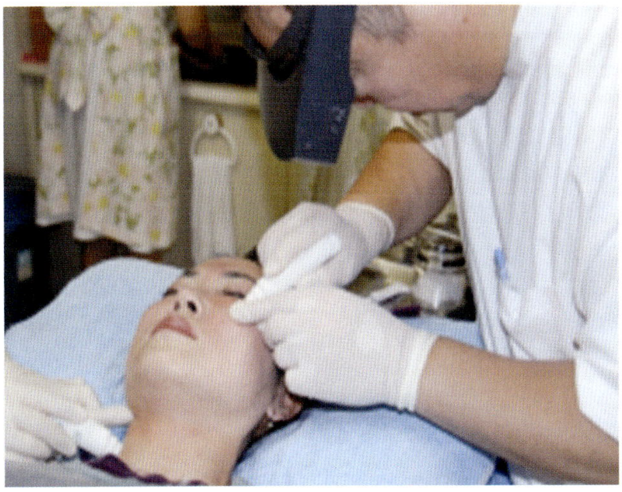
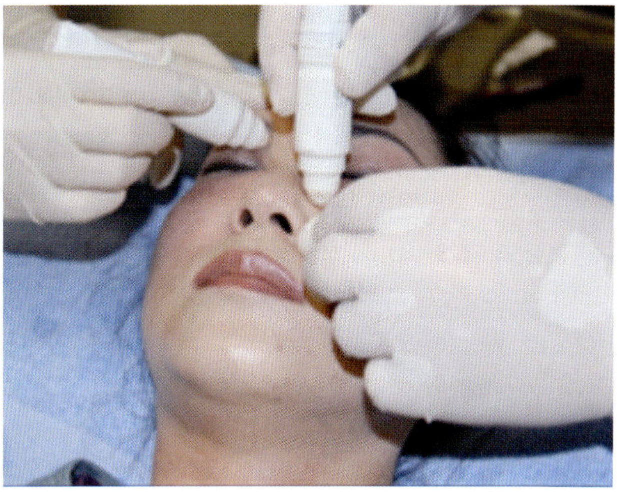

図3 当院における治療風景　当院では注入後バイブレーターでマッサージを行い PRP が均一に拡散するようにしている

Ⅲ. 症例

1．目的

加齢変化による肌質の改善。

2．材料および方法

専用の真空採血管 1 本で 10 mL の 採血を行う遠心分離の条件を 2,000g、7 分（コクサン株式会社製 KOKUSAN H-19F の場合は 3,500 回 転 / 分、7 分）で 1 回遠心分離を行う。

遠心分離後、ほとんどの血小板はゲルセパレーター上近傍に存在することが検証実験で証明されている。

Ⅳ. 結果

平成 27 年度の PRP 症例定期報告のサマリーの一部を提示する。

H27 年 11 月 10 日～ H28 年 11 月 11 日　延べ人数 71 名、実日人数 96 名。

症例の一部紹介（リピートする患者がいかに多いかがわかる）。

1）50 歳、女性、既往歴なし

初診日：2002 年 10 月 29 日

実施日：2015 年 11 月 10 日

顔面に PRP 注射。肘静脈より 10 mL 採血し、3.2 mL の PRP を作製し、顔面の皮下に注射した。合併症などの副反応の報告なし。

2）60 歳、女性、既往歴なし

初診日：2015 年 06 月 16 日

実施日①：2015 年 11 月 20 日

顔面に PRP 注射。肘静脈より 10 mL 採血し、3.2 mL の PRP を作製し、顔面の皮下に注射した。

合併症などの副反応の報告なし。

4 週後の再診時にも硬血、腫脹などの合併症なしと認めた。

実施日②：2015 年 12 月 04 日

顔面に PRP 注射。肘静脈より 10 mL 採血し、3.2 mL の PRP を作製し、顔面の皮下に注射した。合併症などの副反応の報告なし。

3）59 歳、女性、既往歴なし

初診日：2002 年 05 月 23 日

実施日：2015 年 12 月 07 日

顔面に PRP 注射。肘静脈より 10 mL 採血し、3.2 mL の PRP を作製し、顔面の皮下に注射した。合併症などの副反応の報告なし。

4）60 歳、女性、既往歴なし

初診日：2003 年 01 月 10 日

実施日：2015 年 12 月 24 日

顔面に PRP 注射。肘静脈より 10 mL 採血し、3.2 mL の PRP を作製し、顔面の皮下に注射した。合併症などの副反応の報告なし。

結果は視診、触診と患者からの満足度で判定している。

術前術後の写真撮影は同意できないことが多い。

いわゆるチリメンしわが目立たなくなり、深いしわが浅く目立たなくなる印象があった。皮膚は柔らかくハリを保っていた。患者満足度は良好であったが、当院は客観的に効果判定する測定器を持ってないので、的確な効果判定ができていないのが現状である。しかし、現在まで本法による大きな合併症は経験していない。

V. 考察

PRP 注射は血小板に含まれる種々のサイトカインの相互作用で効果を呈していると考える。

皮膚科形成外科領域において全身熱傷や褥瘡・難治性皮膚潰瘍の治癒促進に自己多血小板血漿（PRP）が応用されて久しい。PRP に含まれる多くの因子が創傷治癒促進に功を奏していると考えられる。この PRP を美容療法に応用したのが本法である。老化した皮膚を慢性炎症の結果と捉え、その修復に PRP を使用した。患者自身の血液より遠心分離した血清から PRP を培養を行わずに作製し、血流豊富な皮内および皮下に注射する方法は注射部位の発赤、硬結、掻痒などの局所合併症や全身的な副反応など患者に不利益となる結果は認めなかった。

参考文献

1）久保田潤一郎．皮膚と美容　PRPによる皮膚の若返り．日美外会誌 2017；49（3）：84.

2）奥寺　元．PRPの臨床応用研究 [軟組織及び硬組織への臨床効果]．日美外会誌 2006；43（4）：148-156.

3）上野　正樹．自己PRP（Platelet-Rich Plasma：多血小板血漿）を利用した顔面の若返り療法について．日美外会誌 2017；47（1）：20-24.

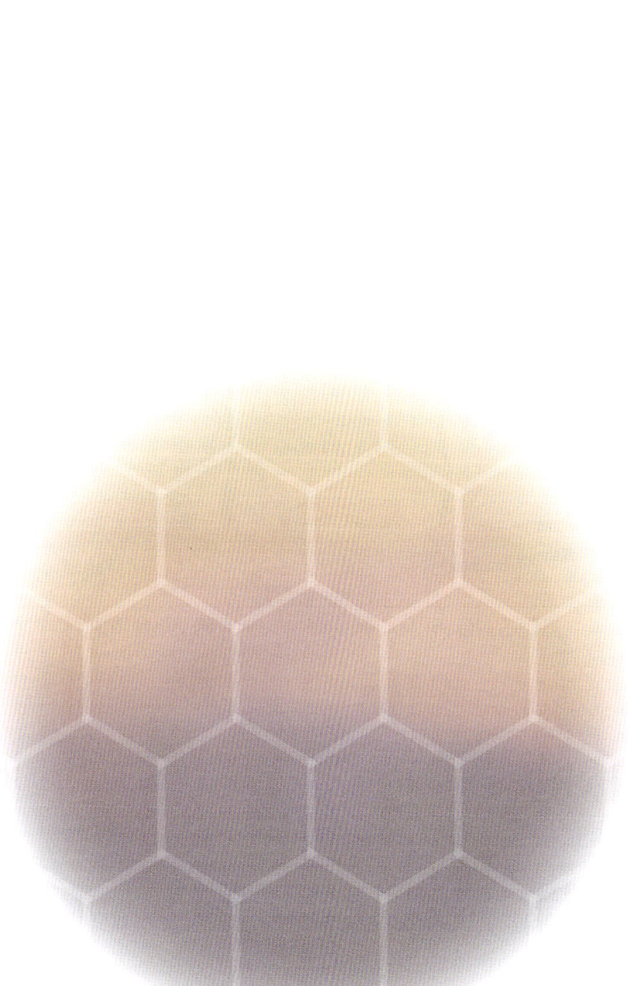

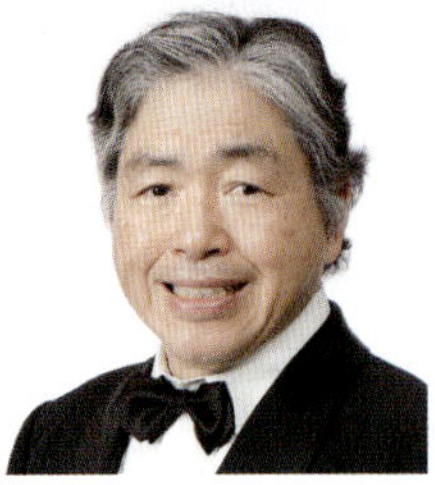

創傷治癒にかかわる皮膚変化 –PRP応用後の比較検討–

Skin changes related to wound healing -a comparative study after application of PRP-

奥寺　元　王子歯科美容外科クリニック（東京）
周　哲男　元代官山美容外科・シュワファビアン

Key words： PRP、創傷治癒、分層植皮採皮部、削皮法、毛細血管新生

Ⅰ. 緒言

血液に含まれる各種成分は、Alexis Carrel[1] は細胞を血清に浸すことによって細胞の増殖維持が可能になったと 100 年前から報告されている。近年その成分の多血少板血漿（PRP）から徐放された、各種成長因子（Growth Factor）の存在が解明され、組織損傷の治癒促進にかかわると報告されている[2]。通常の治癒組織変化は**図 1** のようになる。すなわち、組織欠損を受けたときには炎症期→増殖期（肉芽期）→安定期になり、その治癒には Growth Factor が作用し血管の増殖とともに治癒となる。Marx らは皮膚の組織変化を PRP 使用時と使用しないときの状況とその実態を報告している（**図 2 ～ 4**）[3]。

現在、美容外科や組織治療の医療現場で盛んに行われているが、確固たる再生効果の報告は少ない[4, 5]。そこで本報告では人間の皮膚において、組織損傷における PRP 応用時と、応用しない部位との肉眼的比較と組織的比較検討を報告する。

創傷（wound）治癒は一般的に NPO 法人創傷治癒センターの「傷と治療の知識」が報告しているとおり

創　：開放性で皮膚あるいは粘膜などの体表面の破綻を起こしている。

外傷：閉鎖性の外傷（擦過傷以外）、膠原線維の増殖が見られるため、必ず瘢痕を形成する。

切創（手術創など）がすぐに縫合されたときには組織の損傷は少ないので瘢痕形成も最小限度に止まる。

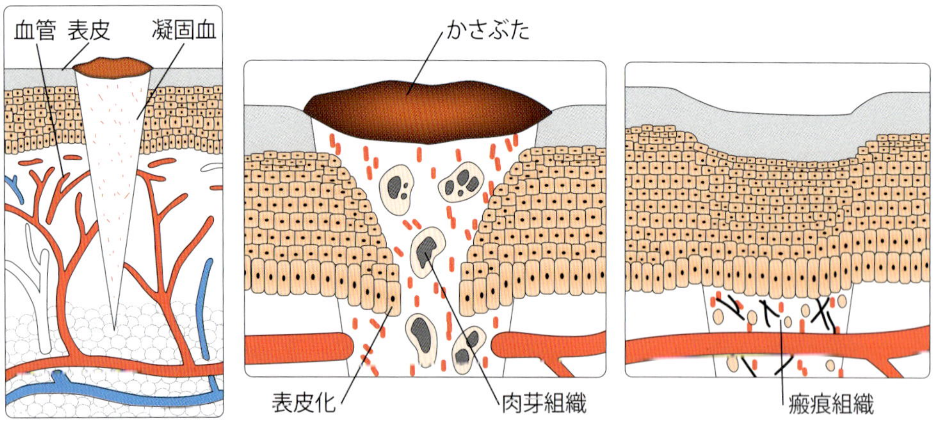

図 1　NPO 法人創傷治癒センター「傷と治療の知識」より

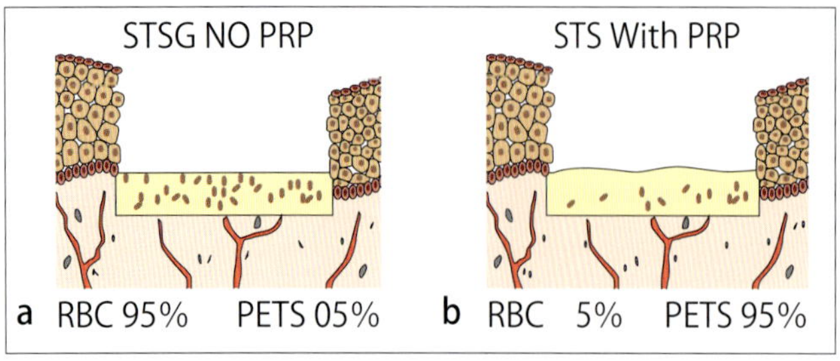

図 2　軟組織における PRP による組織治癒の異差
a：PRP 使用せず　b：PRP 使用赤血球と差

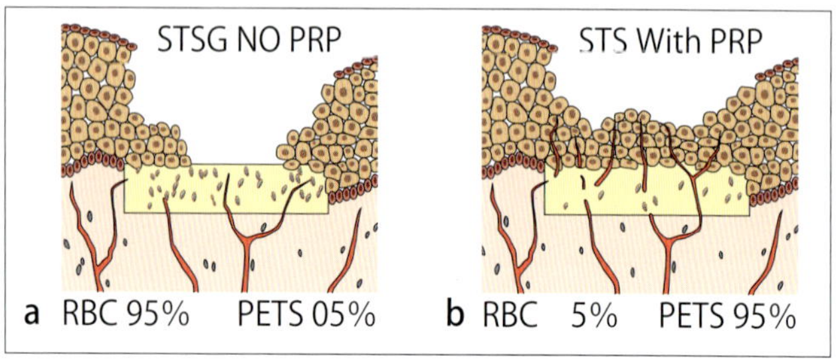

図 3　PRP 側血餅に置換し、上皮に被覆される

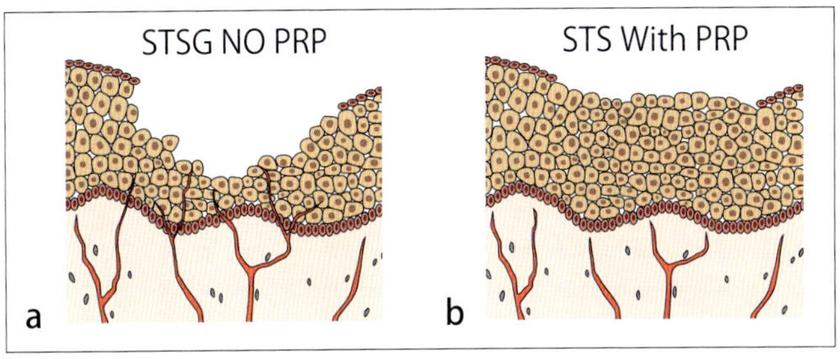

図 4　45 日分層植皮採皮部。PRP 使用側（b）が迅速

Ⅱ. 治癒過程

第 1 期癒合

・切創（手術創など）：皮膚欠損がないため早期に治癒する。
・受傷後

①滲出期

2 時間…出血、滲出液、浮腫が著明。

6 ～ 8 時間…多核白血球出現。血管拡張でフィブリン（Fibrin）の析出。

16 時間…壊死細胞は phagocytosis が始まり取り除かれる。

2 日…再生現象、肉芽組織の形成。

3 日…線維芽細胞が析出した凝血中の Fibrin 網および新生血管に沿って増殖。

4 ～ 6 日…上皮はいったん底部まで上皮に覆われてしまう。線維芽細胞よりトロポコラーゲンが分泌され、はじめて創治癒に大切な膠原線維（collagen fiber）が生成される。張力に抗せるようになる。

②線維形成期

2 ～ 4 週…膠原線維の形成。線維網を作って創を組織化していく。皮膚の抗張力は増加していく。10 ～ 14 日もすれば、抗張力は最高になる（抜糸はこの時期が適する。しかし、縫合糸、ステープルによる瘢痕が強く残る、感染のおそれもあることから、これ以前に抜糸することも多い）。

③成熟期

瘢痕形成。新生血管は次第に退化・消失。膠原線維生成が低下。PRP 応用による臨床実験の治癒過程。

第 2 期癒合

皮膚欠損があるとき（縫合閉鎖されなかった創）で、治癒過程は第 1 期と同様。しかし、時間を要する。その経過を図と第 1 期癒合で示した。次に、肉眼的にどのような治癒経過を起こすのかを、ボランティアの皮膚組織で試みた。

当時 59 歳の男性の左右の肩部の皮膚組織に美容外科医の施術により新生皮膚を再生させる。

皮膚アブレーション（ダイヤモンドポイントでグランデング（消合）削皮法）で皮膚のシミを含む表層を除去、美容外科医が行ったグランデングは少し深めにあるしみおよびメラニン沈着を十分な加減をもって処置をされた（**図 5 ～ 10**）。

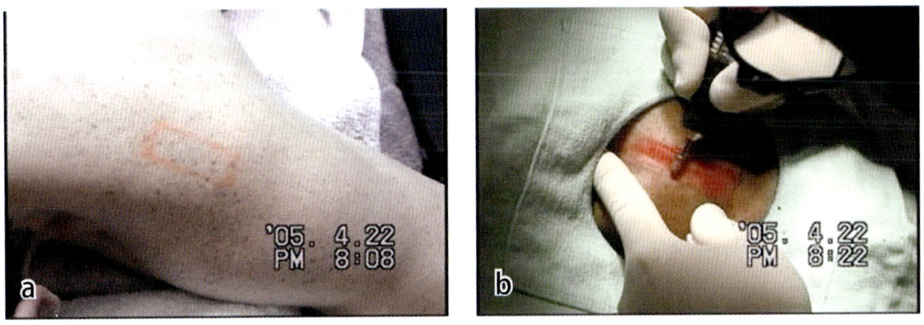

図 5　a：削皮法
b：ダイヤモンドポイントにて皮膚をアブレーション

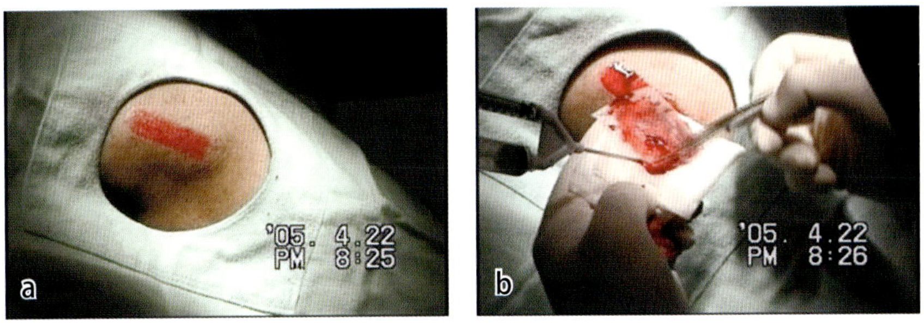

図 6　a：皮膚アブレーション終了後
b：皮膚とシリコンガーゼに PRP を塗布

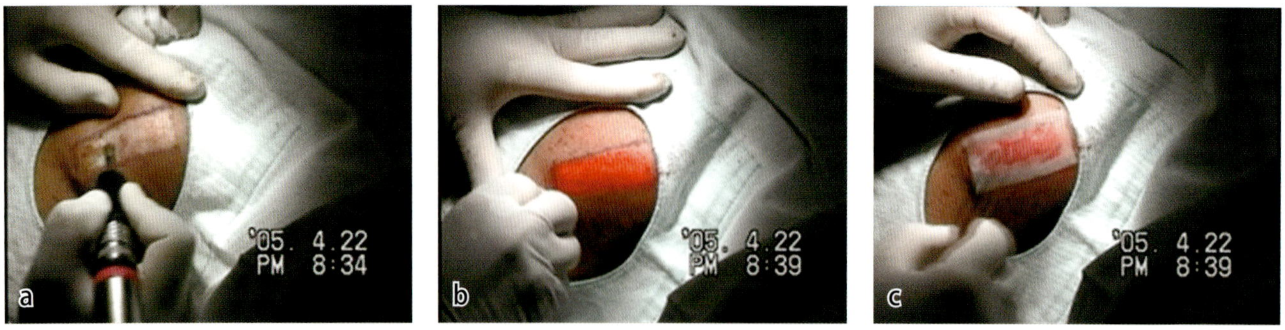

図 7　ダイヤモンドポイントで削皮法
創上に PRP を Smart P1（Harvest 社製）により塗布し右肩にはゲダマイシンを塗布してシリコンガーゼを貼った。病理組織変化を各種染色法により供覧した。

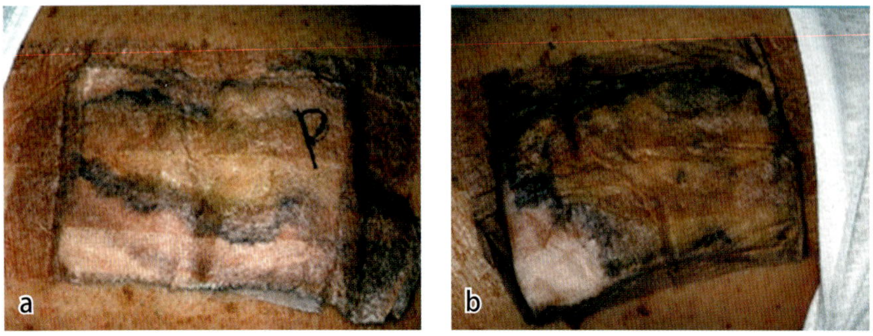

図 8　術後 3 日
a：PRP 側　b：非 PRP 側　滲出液の量に差異

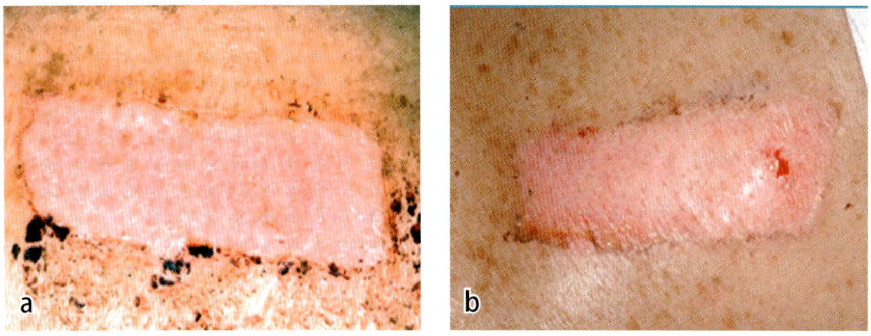

図 9　術後 3 週間
a：PRP 側　鮮やかな毛細血管の新生がみられる。
b：非 PRP 側　色は PRP 側より白色である。

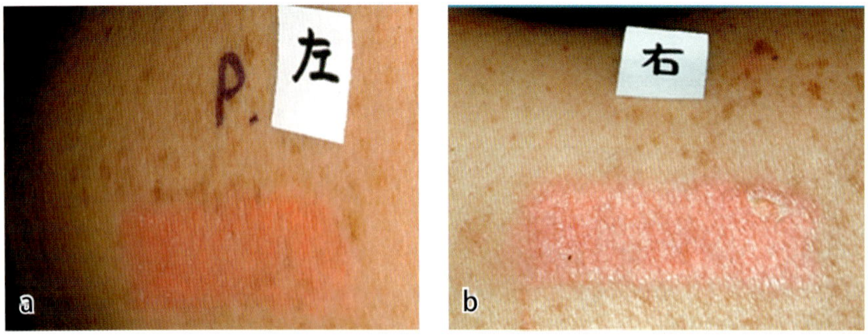

図 10　術後 40 日
a：PRP 側　皮膚表面は潤沢で凹凸がなく移行的である。
b：非 PRP 側　皮膚表面はザラザラして粗造であり、境界が隆起している。

創傷の治癒過程で報告されている理論に基づいて、PRP を使用したものと使用しないもので、肉眼的、および組織学的に比較検討を行った。

皮膚組織のアブレーション削皮法では、美容外科医により絶妙なテクニックをもって皮膚を剥削された、すなわち最小限の皮膚損傷でメラニン等の組織を深さを調整しながらの方法であった。

創傷保護のラッピング後、翌日（出血・凝固・炎症期）においては PRP 側と非 PRP 側では手術損傷における滲出液の違いが感じられ、PRP を使用したほうが滲出液は少ないように感じた。この現象は、各種 Growth Factor の Fibrin などが細胞間質に沈着されて足場を作ることに起因することも考えられる。

図 9 は上皮の再生・増殖期で、PRP 側では 3 週後はさわやかなピンク色を呈し、それよりも白色の傾向が強いのが非 PRP 側であった。このことは血管内皮細胞の分裂・増殖毛細血管の萌芽が始まっていると想定する。すなわち、血管再生を促進する FGF-β（トランスフォーミング増殖因子）や VEGF（血管内皮増殖因子）、EGF（上皮増殖因子）などが重要な役割を果たしていると感じとれる。

図 10 は 40 日後で再構築期と考えられ、形成された肉芽は吸収されるが膠原線維や弾性線維に置換されていく。PRP 側では表面がつるつるして皮膚と創面は移行的であり、一方、非

PRP側は表面がざらざらしており、一部皮膚と創面は移行部に段差がみられる。これらのことから、TGF-Bの作用は結合組織増殖因子（CTGF）が有効に働いたと想定できる[6～8]。

一方、組織検査において記述のとおり**図11～18**では上皮細胞の乱れや上皮真皮の剥がれ、また線維組織や弾性線維の間にも異差があった。特に炎症細胞の違いが伺えた（**図11a**左）。

このように組織的検証においても、PRP側と非PRP側に差が生じ、PRPの治癒促進が実証できた。

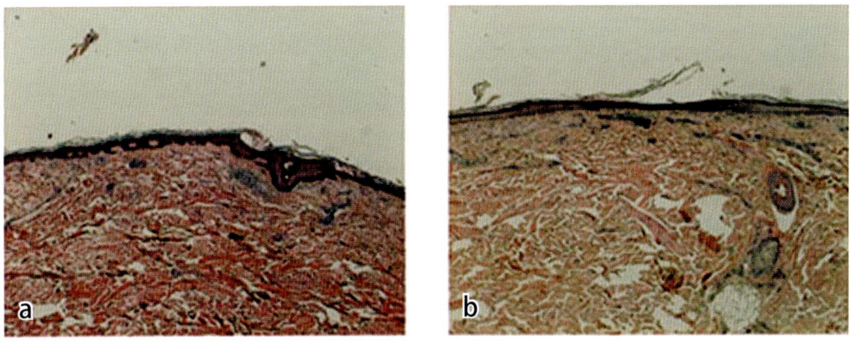

図11　ヘマトキシリン・エオジン染色
a：向かって左は再生部、右端は健常部、中央右の境界部は突出している（境界に細胞浸潤）
b：中央がややくぼんだ部境界で左が上皮再生部、右は健常部、再生部への移行はスムーズ

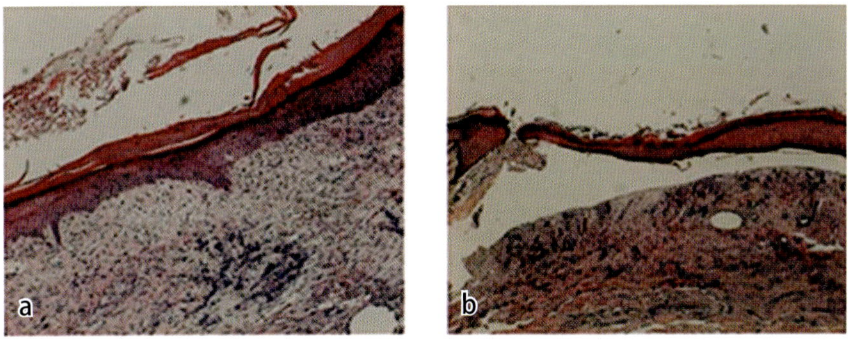

図12　術後56日
a：PRP側　表皮と真皮は一体となっている。
b：非PRP側　表皮と真皮は剥がれている。

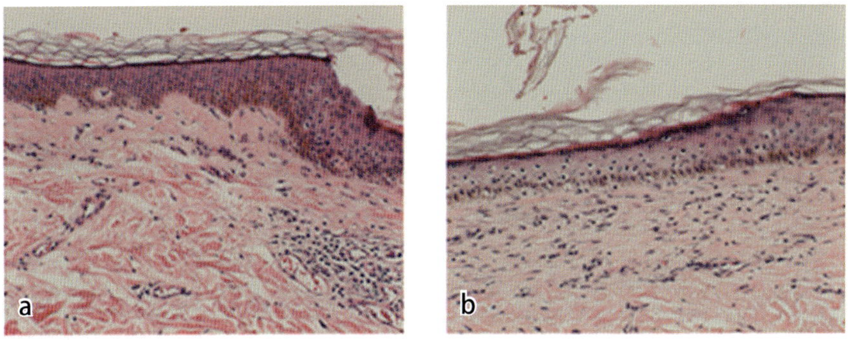

図13　ヘマトキシリン・エオジン染色
a：非PRP側。表面凸凹、健常部と再生部がはっきりし、炎症性細胞浸潤あり。基底層の細胞のならびにムラがある。
b：PRP側。表面平坦、健常部との境界はスムーズに移行。基底層の細胞のならびが整っている。

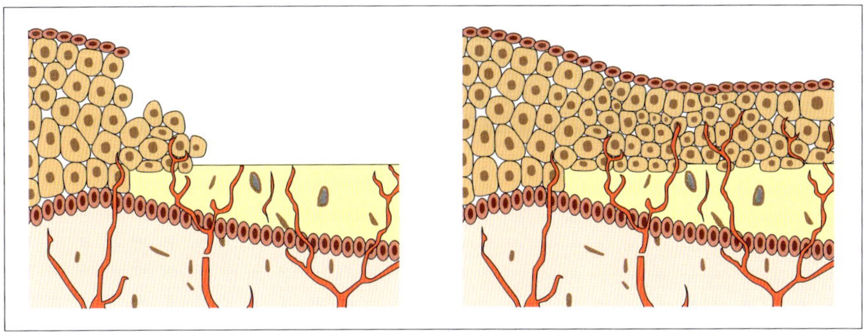

図14　Marxの図表と同じ経過と考えられる

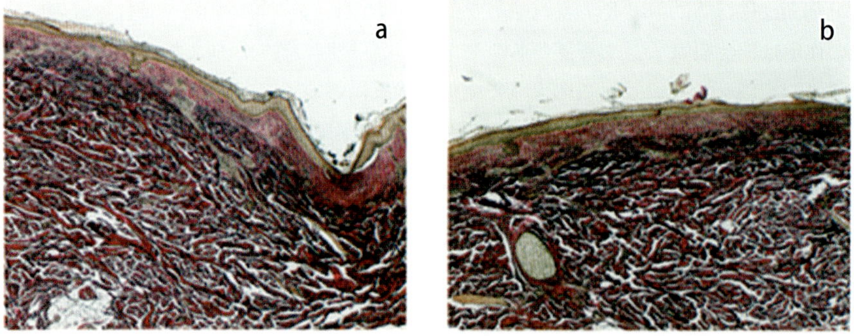

図 15　エラステカ・ワン・ギーソン染色
a：非 PRP 側。弾力線維が乱れている。
b：PRP 側。弾力線維の網目構成が強く形成されている。

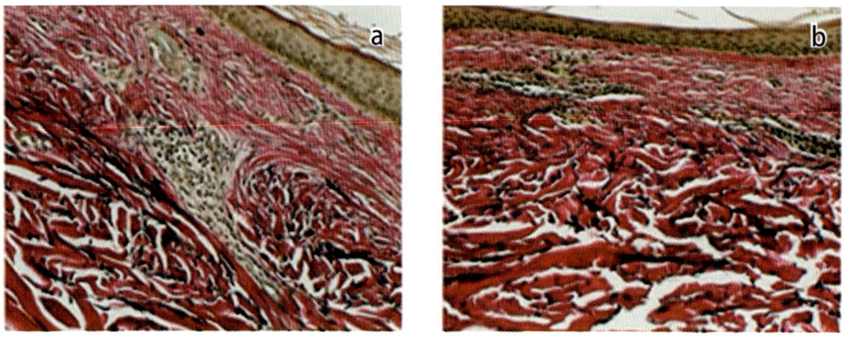

図 16　エラスティンカ・ワン・ギーソン染色
a：非 PRP 側。
b：PRP 側。非使用側に比べ、細い弾力線維の増生と表皮内への進入所見が対照的

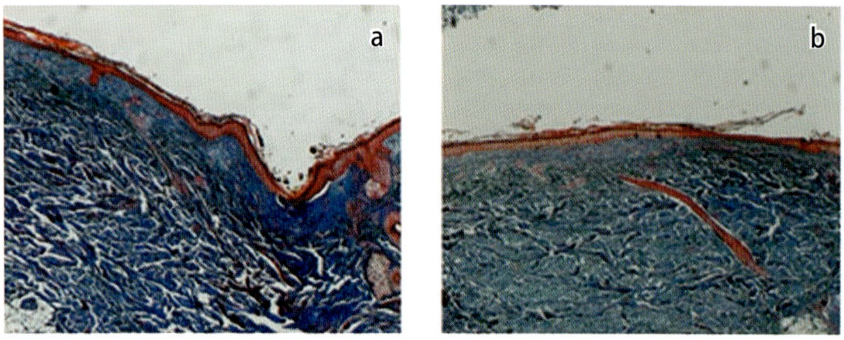

図 17　マッソントリクローム染色
a：非 PRP 側。
b：PRP 側。コラーゲンの増生が多く見られる

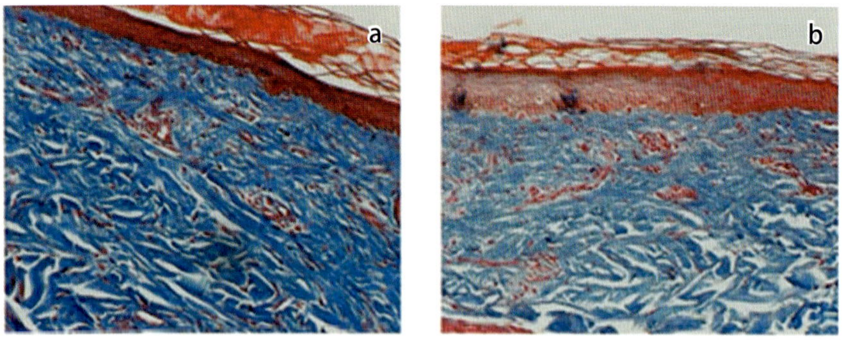

図 18　マッソントリクローム染色
a：非 PRP 側。
b：PRP 側。コラーゲンの上皮への進入傾向がある

Ⅲ. 結論とまとめ

ボランティア患者による両肩部のシミ除去を所定の方法で治療を行った。

肉眼的治療状況においても有意な差をもって PRP 側がきれいに治癒されていた。

また、各染色法により、組織の変化を観察したが、各組織においても PRP 側が有効的に働いたことが供覧できた。

皮膚科領域でも PRP が有効に働くことが示唆された症例である。

参考文献

1）“Alexis Carrel - Biographical”．ノーベル財団．2015年6月30日閲覧．

2）Lix, Ponten：PDGF-C is a new protease-activated ligand for the PDGFalpha-receptor. NAT CELL BIOL　2：302 - 309, PMID10806482.

3）Marx RE：Platelet-rich Plasma Growth factor enhancemen　for bone grafts. ORAL AND MAXILLOF FACICAL SURGERY　1998；85（6）.

4）奥寺　元：PRPの臨床応用研究「軟組織および硬組織への臨床効果」．日美外会誌　2006；43（4）.

5）上野正樹：自己PRPを利用した顔面の若返り療法について．日美外会誌　2010；47（1）.

6）大原國章, 宮地良樹（編集）：皮膚科診療プラクティスDay Surgeryの実際. 東京：文光堂；1998.

7）Knighotn DR：Ciresi；Stiimulation of repair in chronic．nonheaing. cutaneous ulcers Platlet - derived wound healing forula Surg. Gynecod Obstet 1990；170（1）：56-60.

8）楠本健司：多血小板血漿（PRP）療法入門ーキズ・潰瘍治療からしわ美容治療までー．東京：全国病院出版会.

CHAPTER 4

– 再生医療実施に関係する法的枠組み –

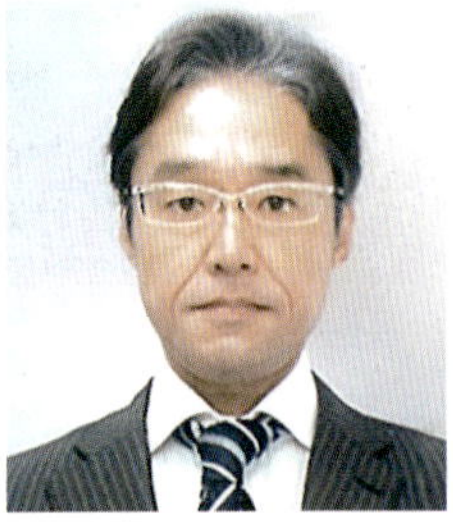

多血小板血漿/血小板濃縮材料（PRP、PRF・CGF、PRGF）を用いた再生医療を実際に患者様へ提供するまでの手続きと留意点 ー第三種再生医療等についてー

Procedures and points to keep in mind until actually offering regenerative medicine using Platelet-rich plasma/Platelet concentrates（PRP、PRF・CGF、PRGF）-about the third regenerative medical-

押田　浩文　東京形成歯科研究会再生医療等委員会 委員

Key words： 再生医療等の安全性の確保等に関する法律、多血小板血漿、血小板濃縮材料、PRP、PRF、CGF、PRGF、特定細胞加工物製造、再生医療等提供計画、再生医療等委員会、第1・2・3種再生医療、細胞培養加工施設、再生医療等提供機関、クリーンベンチ、定期報告

Ⅰ．はじめに

平成26年11月に「医薬品、医療機器等の品質、有効性および安全性の確保等に関する法律」と併せ、再生医療等の安全性の確保等を図るために、再生医療等の提供機関および細胞培養加工施設についての基準を新たに設けることを目的に「再生医療等の安全性の確保等に関する法律」が施行された。それにより、再生医療等を安全かつ迅速に提供することを目的に、再生医療等を提供する者が講ずべき措置を明確にするとともに、特定細胞加工物の製造・提供についての基準が定められた。

その背景には、平成26年9月、世界で初めてiPS細胞を用いた移植手術が実施され、再生医療は、これまで有効な治療法のなかった疾患の治療ができるようになるなど、国民の期待が高い一方、新しい医療であることから、安全性を確保しつつ迅速に提供する必要がある。本項では、各種届出の作成と提出および留意点、また実際の運用について、厚生労働省により公開されたデータとともに解説する。

Ⅱ．再生医療等の分類

再生医療等について、人の生命および健康に与える影響の程度に応じ、「第1種再生医療等」「第2種再生医療等」「第3種再生医療等」に3分類され、それぞれに必要な手続が定められている。

○「第1種再生医療等」ヒトに未実施など高リスク（ES細胞、iPS細胞等）
○「第2種再生医療等」現在実施中など中リスク（体性幹細胞等）
○「第3種再生医療等」リスクの低いもの（体細胞を加工等）

Ⅲ．手続きについて

多血小板血漿 / 血小板濃縮材料（PRP、PRF・CGF、PRGF）を用いた再生医療は、「第3種再生医療等」に該当する。PRP、PRF、PRGFの特徴については、右記P143の表を参照されたい（**表1**）。

本項では、「第3種再生医療等」について、その手続きと留意点を解説する。

多血小板血漿 / 血小板濃縮材料（PRP、PRF・CGF、PRGF）を製造し、それを用いた再生医療を患者様へ提供する歯科診療施設は、下記の1、2を届出しなければならない（**図1**）。

1．特定細胞加工物製造届出
2．再生医療等提供計画届出
　認定再生医療等委員会（**図2：認定証**）が述べた「**意見書**」（**図5**）の添付が必須となる。

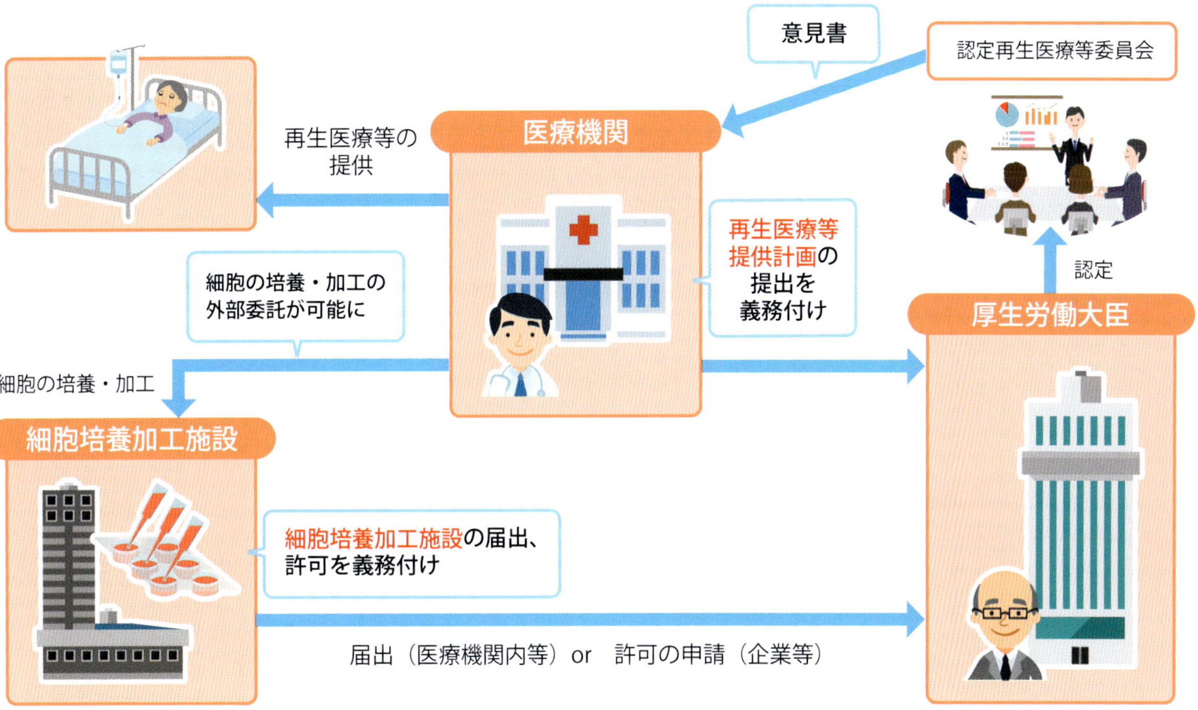

※医療機関で行われる再生医療等（臨床研究・自由診療）が法律の対象

図 1　再生医療等安全性確保法の手続き等のイメージ（厚生労働省「再生医療等の安全性の確保等に関する法律について」より改変して引用）

表 1　血小板濃縮材料 3 種の比較

	PRF (2004)	PRGF (2001)	PRP (1998)
調製技術	容易	やや複雑	非常に複雑
調製プロトコールの標準化	標準化	標準化	非標準化 / 市販キットに依存
調製に要する時間	迅速	緩慢	緩慢～非常に緩慢
再現性	バイアス少ない	バイアスかかる余地あり	バイアスかかる余地多い
抗凝固剤の添加	不要	必要	必要
調製された材料の量的レベル（単位血液量あたり）	良好	十分	不足することもある
調製コスト	低い	中程度（純正キット使用時）	低い（マニュアル時）～高い（市販キット使用時）
フィブリン調製に要する時間	内因性凝固時間に依存	比較的早い	早い
凝固因子の添加	不要	カルシウム	トロンビン / カルシウム
混入白血球レベル	中程度	0%	中程度～高（高速遠心時・市販キット使用時）
機械的強度	良好	低い	低い～中程度

（川瀬知之，渡辺泰典，奥田一博「多血小板血漿とそこから派生した血小板濃縮材料：再生医療に関与する歯科医が押さえておきたいポイント」日本歯周学会会誌 2017；59 巻 2 号：P69 より引用）

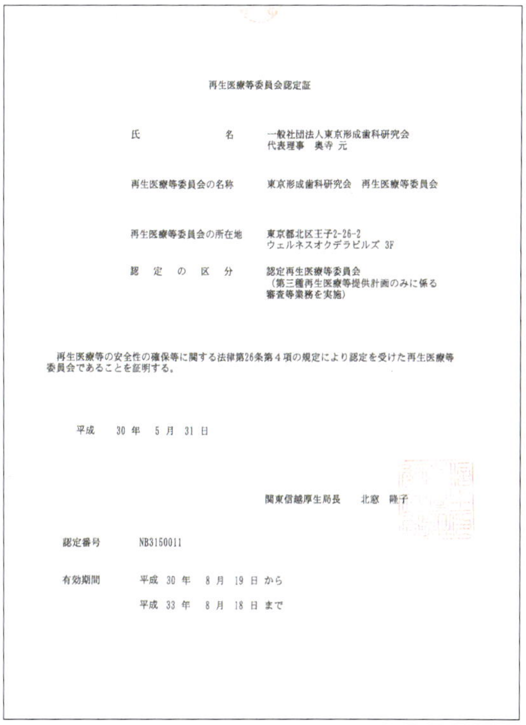

再生医療等委員会認定証

氏　　　　　名　　一般社団法人東京形成歯科研究会
代表理事　奥寺 元

再生医療等委員会の名称　　東京形成歯科研究会　再生医療等委員会

再生医療等委員会の所在地　　東京都北区王子2-26-2
ウェルネスオクデラビルズ 3F

認　定　の　区　分　　認定再生医療等委員会
（第三種再生医療等提供計画のみに係る審査等業務を実施）

再生医療等の安全性の確保等に関する法律第26条第４項の規定により認定を受けた再生医療等委員会であることを証明する。

平成　30 年　5 月　31 日

関東信越厚生局長　北窓　隆子

認定番号　NB3150011

有効期間　平成 30 年 8 月 19 日 から
平成 33 年 8 月 18 日 まで

図 2
認定証
東京形成歯科研究会再生医療等委員会
認定番号：NB3150011
認定区分：第三種再生医療等提供計画のみに係る審査等業務を実施
○ 認定再生医療等委員会はこの限りではありません。

Ⅳ.「特定細胞加工物製造届出」、「再生医療等提供計画届出」について

各種添付書類（Ⅴ.「特定細胞加工物製造届出」について／Ⅵ.「再生医療等提供計画届出」について 参照）を作成し、下記、厚生労働省「各種申請書作成支援サイト（https://saiseiiryo.mhlw.go.jp/）（**図3**）にてアップロードした後、「特定細胞加工物製造届書」、「再生医療等提供計画」を所管の地方厚生局へ提出する。

作成する書類の種類が多岐にわたるため、その業務をサポートするコンサルティング会社、歯科関連企業、弁護士、行政書士等がある。実績、費用等はさまざまであるため、比較検討することを推奨する。

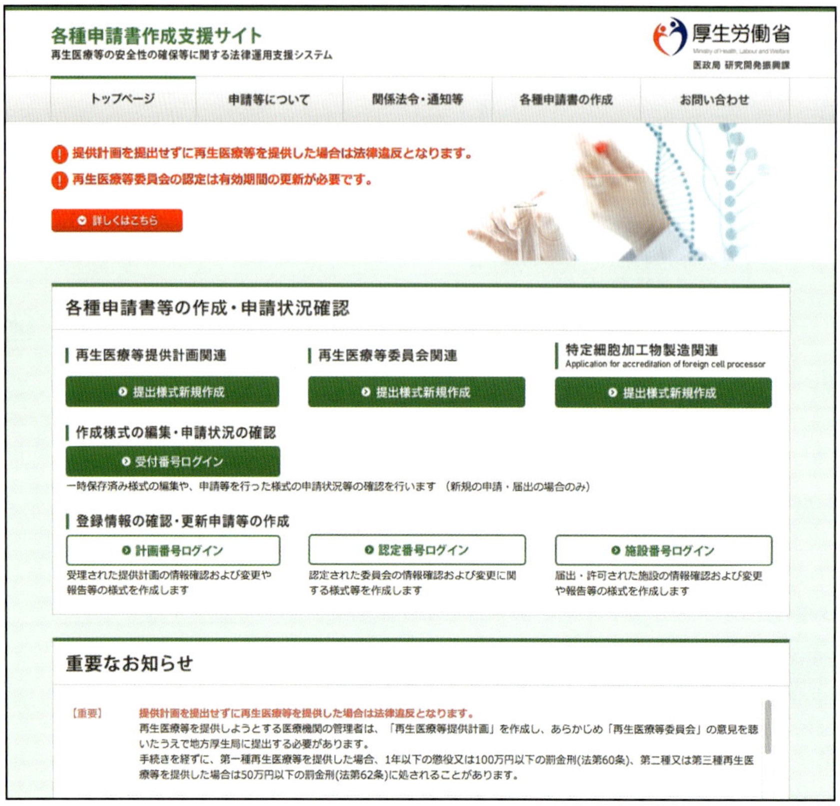

図3　厚生労働省「各種申請書作成支援サイト」

Ⅴ.「特定細胞加工物製造届出」について

各種申請書類作成支援サイトにて特定細胞加工物製造関連の様式を作成し、各種添付書類（下記）をアップロードする。

添付書類（各種申請書作成支援サイトにアップロードする書類）

1．細胞培養加工施設の構造設備に関する書類
2．登記事項証明書（法人の場合のみ）
3．製造しようとする特定細胞加工物の一覧表
4．許可証の写し（該当する場合のみ）
　※医薬品医療機器等法第23条の22第1項の許可または移植に用いる造血幹細胞の適切な提供の推進に関する法律第30条の許可を受けている場合は、添付する。
5．細胞培養加工施設の構造設備チェックリスト
6．その他　胞培養加工施設（届出）の情報の公表に関する同意書・本文中に掲載しきれない説明書類等

特定細胞加工物製造届書を所管の厚生労働省地方厚生局へ提出し、受理されると特定細胞加工物の製造が可能となる。

「細胞加工物」「製造」「加工」等についての説明は、右記をご参照下さい。

再生医療等の安全性の確保等に関する法律　第2条第4項

この法律において「細胞加工物」とは、人又は動物の細胞に培養その他の加工を施したものをいい、「特定細胞加工物」とは、再生医療等に用いられる細胞加工物のうち再生医療等製品であるもの以外のものをいい、細胞加工物について「製造」とは、人又は動物の細胞に培養その他の加工を施すことをいい、「細胞培養加工施設」とは、特定細胞加工物の製造をする施設をいう。

（加工の定義）

法第2条第4項に定める「加工」とは、細胞・組織の人為的な増殖・分化、細胞の株化、細胞の活性化等を目的とした薬剤処理、生物学的特性改変、非細胞成分との組み合わせ又は遺伝子工学的改変等を施すことをいう。組織の分離、組織の細切、細胞の分離、特定細胞の単離（薬剤等による生物学的・化学的な処理により単離するものを除く。）、抗生物質による処理、洗浄、ガンマ線等による滅菌、冷凍、解凍等は「加工」とみなさない（ただし、本来の細胞と異なる構造・機能を発揮することを目的として細胞を使用するものについてはこのかぎりでない）。

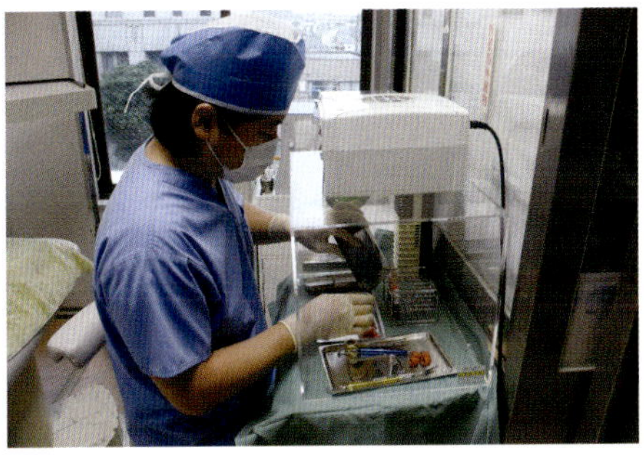

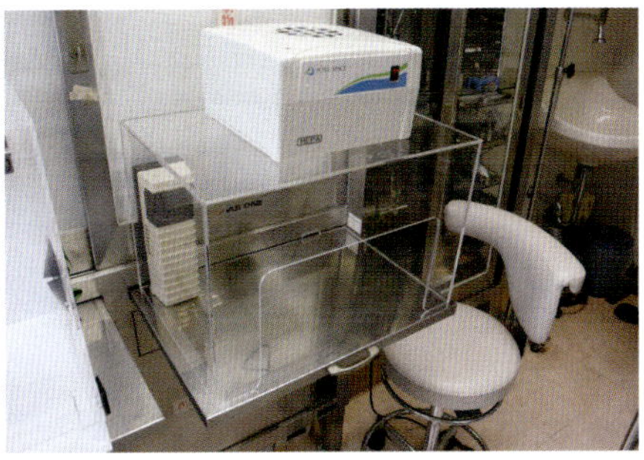

図4　「PRP」「PRGF」は、クリーンベンチ内で加工作業を実施しなければならない。
写真は、簡易型クリーンベンチ「アクリルクリーンフード」（垂直気流型クリーンブース）。

Ⅵ.「再生医療等提供計画届出」について

各種申請書類作成支援サイトにて再生医療等提供計画関連の様式を作成し、各種添付書類（下記）をアップロードする。なお、再生医療等を提供する医療機関の管理者は、再生医療等提供計画について認定再生医療等委員会の意見を聴いたうえで、認定再生医療等委員会が発行する「意見書」（**図5**）を各種申請書類作成支援サイトにアップロードしなければならない。

再生医療等提供計画（届書）を所管の厚生労働省地方厚生局へ提出し、受理されると再生医療等の提供が可能となる。

添付書類（各種申請書作成支援サイトにアップロードする書類）

1. 認定再生医療等委員会が述べた意見の内容を記載した書類
2. 提供する再生医療等の詳細を記載した書類
3. 実施責任者および再生医療等を行う医師／歯科医師の氏名、所属、役職および略歴（研究実績があるなら、その実績）を記載した書類
4. 細胞の提供者に対する説明文書および同意文書様式
5. 再生医療等を受ける者に対する説明文書および同意文書様式
6. 記載された再生医療等と同様又は類似の再生医療等に関する国内外の実施状況（研究成果等）に関する資料
7. 再生医療等に用いる細胞に関する研究成果を記載した書類
8. 特定細胞加工物概要書、特定細胞加工物標準書、衛生管理基準書、製造管理基準書、品質管理基準書
9. 再生医療等製品を当該承認の内容に従わず用いる場合にあっては、当該再生医療等製品の添付文書等記載事項を記載した書類
10. 再生医療等の内容をできるかぎ、平易な用語を用いて記載したもの
11. 特定細胞加工物の製造を委託する場合にあっては、委託契約書の写しその他これに準ずるもの
12. 個人情報取扱実施規程

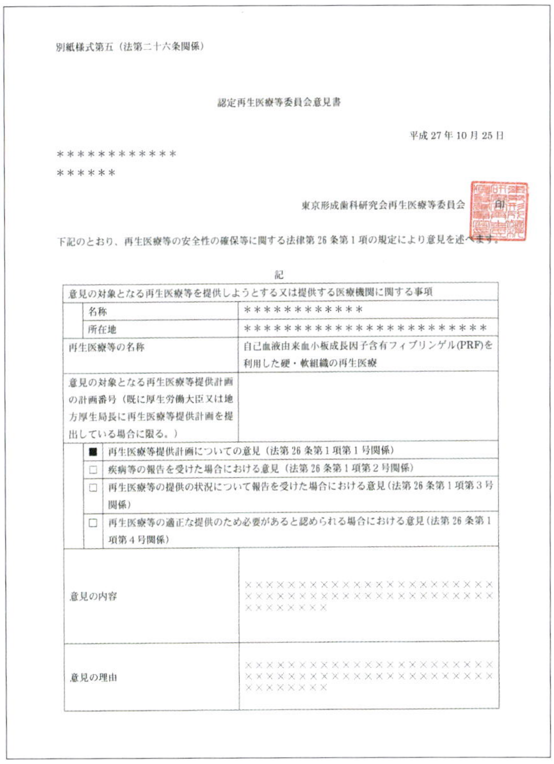

別紙様式第五（法第二十六条関係）

認定再生医療等委員会意見書

平成 27 年 10 月 25 日

＊＊＊＊＊＊＊＊＊＊＊＊
＊＊＊＊＊＊

東京形成歯科研究会再生医療等委員会　印

下記のとおり、再生医療等の安全性の確保等に関する法律第 26 条第 1 項の規定により意見を述べます。

記

意見の対象となる再生医療等を提供しようとする又は提供する医療機関に関する事項		
	名称	＊＊＊＊＊＊＊＊＊＊＊＊
	所在地	＊＊＊＊＊＊＊＊＊＊＊＊＊＊＊＊＊＊＊＊＊＊＊＊
再生医療等の名称		自己血液由来血小板成長因子含有フィブリンゲル(PRF)を利用した硬・軟組織の再生医療
意見の対象となる再生医療等提供計画の計画番号（既に厚生労働大臣又は地方厚生局長に再生医療等提供計画を提出している場合に限る。）		
	■	再生医療等提供計画についての意見（法第 26 条第 1 項第 1 号関係）
	□	疾病等の報告を受けた場合における意見（法第 26 条第 1 項第 2 号関係）
	□	再生医療等の提供の状況について報告を受けた場合における意見（法第 26 条第 1 項第 3 号関係）
	□	再生医療等の適正な提供のため必要があると認められる場合における意見（法第 26 条第 1 項第 4 号関係）
意見の内容		×××
意見の理由		×××

図5　意見書

Ⅶ．製造・提供開始後、実際の運用についての留意点

届出書類「特定細胞加工物製造届出」「再生医療等提供計画届出」が受理されてからも、下記の事項（1～5）について、所管の地方厚生局へ届出をしなければならないので、十分留意する。

1．**再生医療等提供計画の変更等（法第 5 条）**
2．**再生医療等の提供の中止（法第 6 条）**
3．**疾病等の報告（法第 17 条、18 条）**
4．**定期報告（法第 20 条、21 条）**
5．**記録の保存（法第 16 条）**

本項では、**3．疾病等の報告（法第 17 条、18 条）**、**4．定期報告（法第 20 条、21 条）**について解説する。

3．疾病等の報告（法第 17 条、18 条）

疾病等が発生した場合、下記の手続きが必要となるので、十分留意する（**図 6**）。なお、下記の通り、認定再生医療等委員会が発行する「意見書」の添付（各種申請書作成支援サイトにアップロード）が必須となる（**図 7**）。

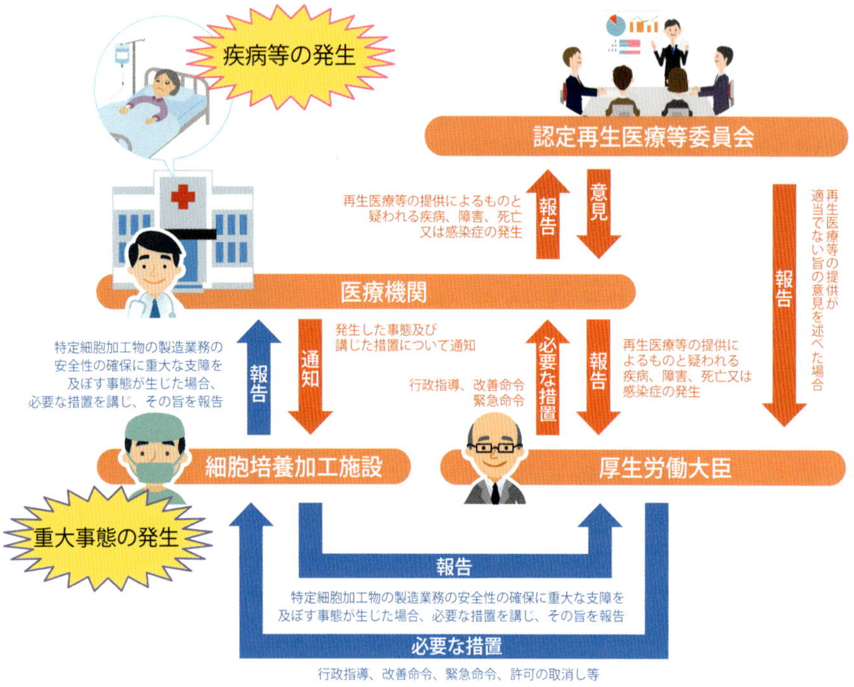

図 6　疾病等の報告
（厚生労働省「再生医療等の安全性の確保等に関する法律について」より改変して引用）

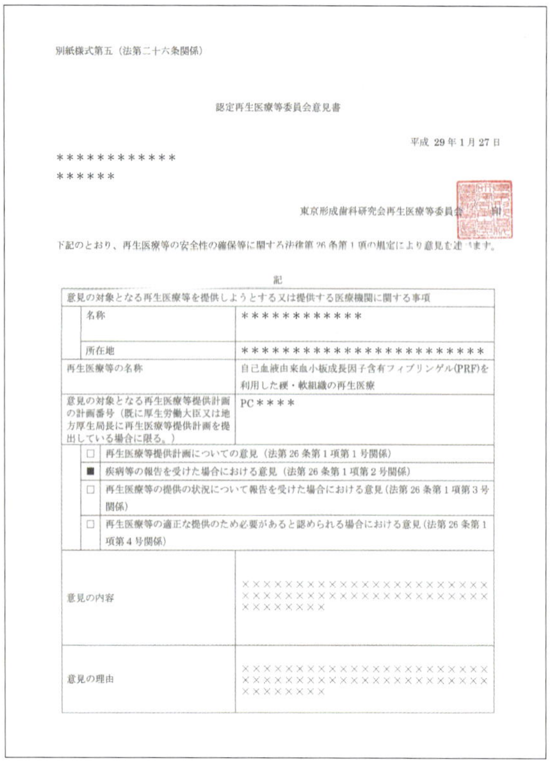

別紙様式第五（法第二十六条関係）

認定再生医療等委員会意見書

平成 29 年 1 月 27 日

＊＊＊＊＊＊＊＊＊＊＊＊
＊＊＊＊＊＊

東京形成歯科研究会再生医療等委員会　印

下記のとおり、再生医療等の安全性の確保等に関する法律第 26 条第 1 項の規定により意見を述べます。

記

意見の対象となる再生医療等を提供しようとする又は提供する医療機関に関する事項		
	名称	＊＊＊＊＊＊＊＊＊＊＊＊
	所在地	＊＊＊＊＊＊＊＊＊＊＊＊＊＊＊＊＊＊＊＊＊＊＊＊
再生医療等の名称		自己血液由来血小板成長因子含有フィブリンゲル(PRF)を利用した硬・軟組織の再生医療
意見の対象となる再生医療等提供計画の計画番号（既に厚生労働大臣又は地方厚生局長に再生医療等提供計画を提出している場合に限る。）		PC＊＊＊＊
	□	再生医療等提供計画についての意見（法第 26 条第 1 項第 1 号関係）
	■	疾病等の報告を受けた場合における意見（法第 26 条第 1 項第 2 号関係）
	□	再生医療等の提供の状況について報告を受けた場合における意見（法第 26 条第 1 項第 3 号関係）
	□	再生医療等の適正な提供のため必要があると認められる場合における意見（法第 26 条第 1 項第 4 号関係）
意見の内容		×××
意見の理由		×××

図 7　意見書

4. 定期報告（法第 20 条、21 条）

定期報告は 1 年ごとに提出しなければならない（**図 8**）。定期報告は 2 種類（下記①②）あり、提出期日にも十分留意する。

①細胞培養加工「定期報告」

②再生医療提供「定期報告」

なお、②については、認定再生医療等委員会が発行する「意見書」（**図 9**）の添付（各種申請書作成支援サイトにアップロード）が必須となる。

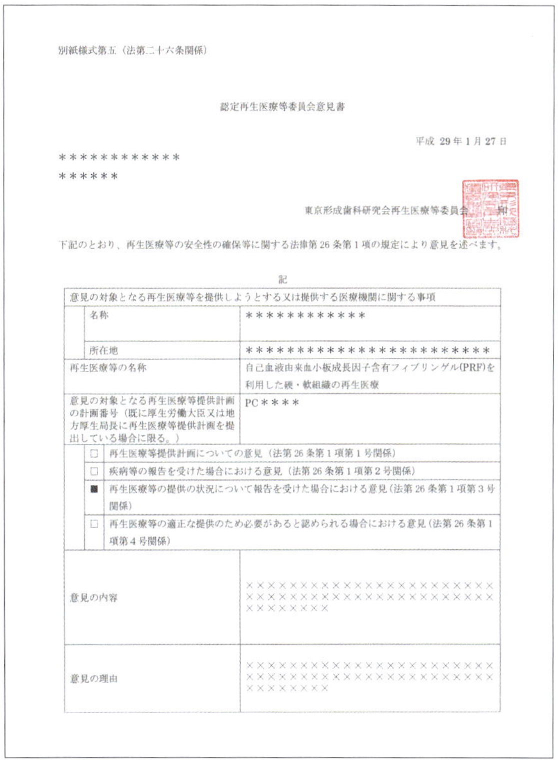

別紙様式第五（法第二十六条関係）

認定再生医療等委員会意見書

平成 29 年 1 月 27 日

＊＊＊＊＊＊＊＊＊＊＊＊

＊＊＊＊＊＊

東京形成歯科研究会再生医療等委員会　印

下記のとおり、再生医療等の安全性の確保等に関する法律第 26 条第 1 項の規定により意見を述べます。

記

意見の対象となる再生医療等を提供しようとする又は提供する医療機関に関する事項		
	名称	＊＊＊＊＊＊＊＊＊＊＊＊
	所在地	＊＊＊＊＊＊＊＊＊＊＊＊＊＊＊＊＊＊＊＊＊＊＊＊
再生医療等の名称		自己血液由来血小板成長因子含有フィブリンゲル(PRF)を利用した硬・軟組織の再生医療
意見の対象となる再生医療等提供計画の計画番号（既に厚生労働大臣又は地方厚生局長に再生医療等提供計画を提出している場合に限る。）		PC＊＊＊＊
	□	再生医療等提供計画についての意見（法第 26 条第 1 項第 1 号関係）
	□	疾病等の報告を受けた場合における意見（法第 26 条第 1 項第 2 号関係）
	■	再生医療等の提供の状況について報告を受けた場合における意見（法第 26 条第 1 項第 3 号関係）
	□	再生医療等の適正な提供のため必要があると認められる場合における意見（法第 26 条第 1 項第 4 号関係）
意見の内容		××
意見の理由		××

図 9　意見書

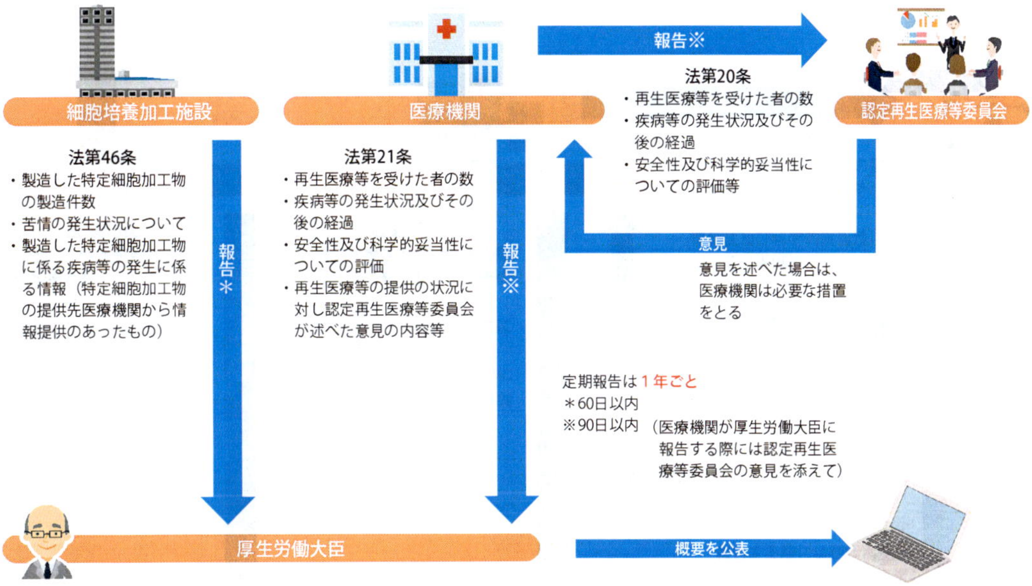

図８　定期報告
（厚生労働省「再生医療等の安全性の確保等に関する法律について」より改変して引用）

厚生労働省ホームページ

再生医療について

1. 再生医療等の安全性の確保等に関する法律（関係法令等）1-1. 再生医療等の安全性の確保等に関する法律（平成 25 年法律第 85 号）「概要」

http://www.mhlw.go.jp/file/06-Seisakujouhou-10800000-Iseikyoku/0000079192.pdf

のコンテンツを一部抜粋・参照している。**本項に記載されていない内容については、抜粋・参照元をご確認いただきたい。**

Ⅷ. 各種データ（厚生労働省より）とその解説

厚生労働省の WEB サイト、健康・医療　再生医療について「重要なお知らせ」
http://www.mhlw.go.jp/stf/seisakunitsuite/bunya/kenkou_iryou/iryou/saisei_iryou/
等に適時、下記のような通知や情報提供が実施されている。

3-1. 再生医療等安全性確保法の施行状況について（平成 30 年 9 月 30 日現在）（認定再生医療等委員会、細胞培養加工施設および再生医療等提供計画の件数）

（厚生労働省「再生医療等安全性確保法の施行状況について」https://www.mhlw.go.jp/content/000362036.pdf より改変して引用）

（1）認定再生医療等委員会

委員会の分類	認定再生医療等委員会の件数							合計
	北海道	東北	関東信越	東海北陸	近畿	中国四国	九州	
特定認定再生医療等委員会	2	1	25	6	10	3	7	54
認定再生医療等委員会※	2	5	57	9	17	3	12	105
合計	4	6	82	15	27	6	19	159

第 3 種再生医療等提供計画のみに係る審査等業務を実施するのは、認定再生医療等委員会。第 1・2 種のそれは、特定認定再生医療等委員会。認定再生医療等委員会の件数は、特定認定再生医療等委員会の約 2 倍である。

（2）細胞培養加工施設

許可等の分類	細胞培養加工施設の件数							合計
	北海道	東北	関東信越	東海北陸	近畿	中国四国	九州	
許可	1	1	36	7	15	0	3	63
届出	79	123	1,165	256	449	175	322	2,569
合計	80	124	1,201	263	464	175	325	2,632
認定	韓国（5）、台湾（1）							6

（3）再生医療等提供計画

再生医療等の分類	治療・研究の区分	再生医療等提供計画の件数							合計
		北海道	東北	関東信越	東海北陸	近畿	中国四国	九州	
第 1 種再生医療等提供計画	治療	0	0	0	0	0	0	0	0
	研究	0	1	8	3	5	1	1	19
第 2 種再生医療等提供計画	治療	9	0	97	15	30	1	35	187
	研究	0	2	26	4	15	6	12	65
第 3 種再生医療等提供計画	治療	93	167	1,494	358	602	228	403	3,345
	研究	1	0	47	5	4	2	6	65
合計	治療	102	167	1,591	373	632	229	438	3,532
	研究	1	3	81	12	24	9	19	149

上記・3 - 1.（2）細胞培養加工施設のデータより、届出の合計件数「2,632」……………………………………………①
上記・3 - 1.（3）再生医療等提供計画のデータより、第 3 種再生医療等提供計画 “ 治療 ” の合計件数「3,345」…………②
②の提供計画件数が①の施設件数を大幅に上回っている理由は、1つの施設で、例えば、PRPとPRF・CGFの2つの提供計画の届出を行っている施設が多数あるため、件数に違いが生じる。後ほど解説するが、その半数が歯科関連の届出であり、今後この比率は上昇する可能性があると考える。

https://www.mhlw.go.jp/stf/houdou/0000192157.html より引用

再生医療等の提供状況に係る定期報告の取りまとめの概要について

平成 30 年 1 月 24 日に開催された第 25 回厚生科学審議会再生医療等評価部会において、再生医療等の提供状況に係る定期報告の取りまとめの概要が了承されたので、後記（一部抜粋）のとおり公表する。

http://www.mhlw.go.jp/file/04-Houdouhappyou-10808000-Iseikyoku-Kenkyukaihatsushinkouka/0000192153.pdf より引用

再生医療等の安全性の確保等に関する法律第 21 条第 2 項の規定に基づく再生医療等の提供状況に係る定期報告のまとめの概要

厚生労働省医政局研究開発振興課

平成 29 年 3 月 31 日までに提出のあった定期報告総数：2,141 件※

※厚生労働大臣への定期報告は、再生医療等提供計画を厚生労働大臣に提出した日から起算して、1 年ごとに当該期間満了後 90 日以内に行わなければならないとされている（施行規則第 38 条第 3 項）ため、必ずしも再生医療等提供計画の提出件数と一致しない。

（参考）

○再生医療等の安全性の確保等に関する法律

（厚生労働大臣への定期報告）

第 21 条 再生医療等提供機関の管理者は、再生医療等提供計画に記載された再生医療等の提供の状況について、厚生労働省令で定めるところにより、厚生労働大臣に報告しなければならない。

2 厚生労働大臣は、前項の規定による報告を取りまとめ、その概要を公表しなければならない。

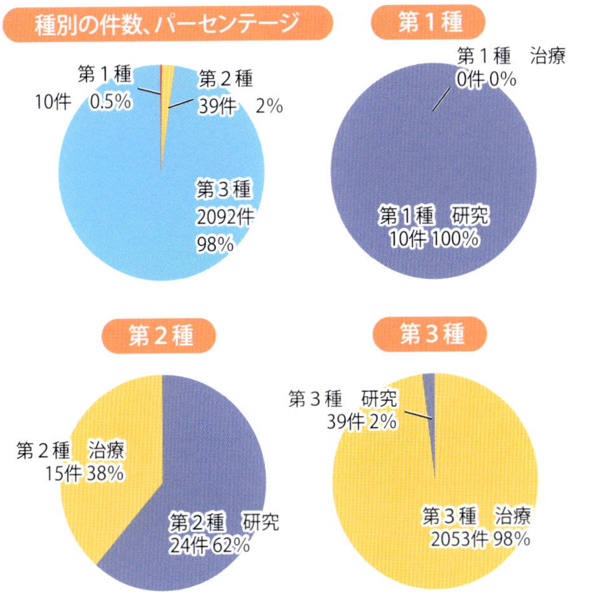

図 10　第 3 種が 98%を占めている

（厚生労働省医政局研究開発振興課：「再生医療等の安全性の確保等に関する法律第 21 条第 2 項の規定に基づく再生医療等の提供状況に係る定期報告のまとめの概要」より改変して引用）

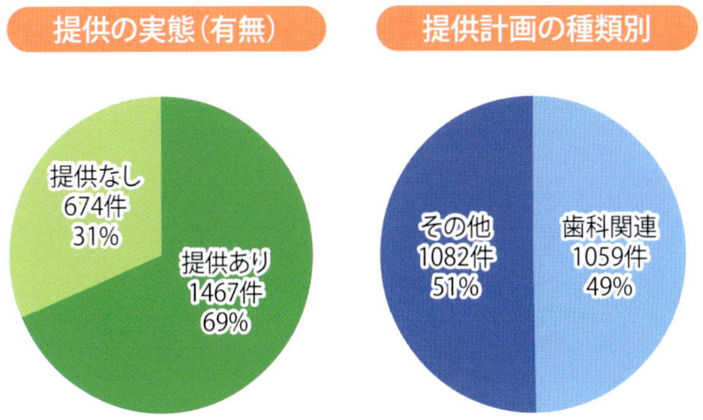

図 11　提供計画の種類別では歯科関連が 49%を占めている

（厚生労働省医政局研究開発振興課：「再生医療等の安全性の確保等に関する法律第 21 条第 2 項の規定に基づく再生医療等の提供状況に係る定期報告のまとめの概要」より改変して引用）

種別の件数、パーセンテージでは第 3 種が約 98%を占めており、提供計画の種類別では歯科関連が 49%と約半分というデータが示されている。

第 3 種再生医療等提供計画“治療”の合計件数「3,345」のうちの、平成 29 年 3 月 31 日までに提出のあった定期報告件数「2,141」であるため、残りの件数「1,204」が今後定期報告を実施するため、提供計画の種類別での歯科関連比率がさらに増して 50%を超えることが予想されるのではないか。

しかしながら、提供の実施（有無）のデータでは、提供なしが 674 件の 31%を占めている。提供計画の届出を済ませているが、実際には提供していない施設が約 3 割にものぼっている。

また、再生医療新法が施行され、届出が義務付けられ、届出業務が煩雑なため再生医療を提供することを断念した医療機関が多数存在していることも考えられる。

以上のデータより、第 3 種再生医療等では歯科関連の医療機関が多数を占めているため、今後の実態把握から適正な教育・指導まで、再生医療の分野での歯科業界に課せられている役割は今後ますます重要となることが示唆されている。

おわりに

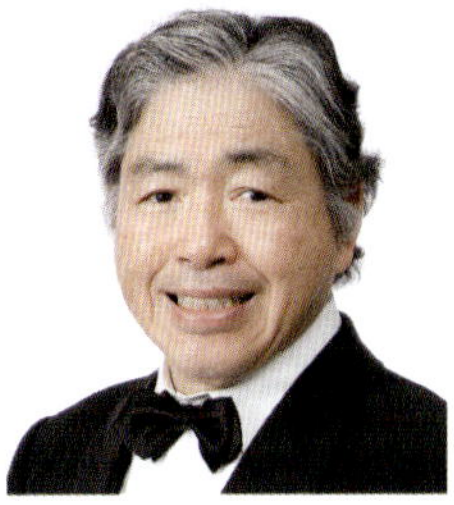

一般社団法人東京形成歯科研究会
施設長　医学博士
奥寺　元

2000年にマイアミ大学のRobert E. MARX教授との出会いがあった。彼のジャクソンメモリアル病院におけるすさまじい病状に罹患された多くの患者を鑑みたとき、MARX教授は心の中に医療人として特に口腔外科医として、その使命は甚大なものであったに違いないと思われる。

米国におけるジャクソンメモリアル病院は再生移植の中心的位置づけにあり、南米に近く、多くの患者が救いを求めて殺到していた。米国における当時の状況は、車社会での交通事故等による口腔領域の損傷、また銃社会での損傷・戦闘行為での損傷、病気では悪性腫瘍などを考えた場合、彼の脳裏には迅速に安全に改善しなければならないことが日々充満されていたと思う。現に、彼の医療報告には、骨の治癒促進として高気圧酸素治療（HBO、Hyperbaric oxygen therapy）があり、私はその専門病院を訪れる機会があったが、中規模ぐらいの病院で、何十人も収容できる大型高気圧酸素治療器があり、多数の骨疾患者が治療を受けて来ている姿を見学出来た。私は口腔外科領域の治癒促進は急務と考え、MARX教授の紹介を受けて小型の高気圧酸素治療器メーカーを訪れた。メーカーには手ごろな２人用の物があったが、メーカーの社長は日本に売らないと言う。なぜかと聞いたら、懐炉を持ったままチェンバーに入り爆発させたからという。

MARX教授は、治癒促進は口腔外科医の最優先課題として取り組み、その中でPRPにたどり着いたことだと考える。

上記の損傷や疾病のほかに、おびただしい顎の吸収を伴う歯周病などでの顎骨吸収に対するインプラント応用では、手術侵襲の少ないインプラントが用いられているが、医療行為はできるだけ元の形態に戻すという原則が存在しているのにかかわらず、それを飛び越えてしまう治療行為は本来の目的ではなく出来るだけ元の状態に回復したい。現在、そのことから再生治療がよく言われているが、第１種のIPS、第２種の幹細胞増殖などにおいてはまだ先が見えてこない状況である。そのなかで、第３種のPRP派生物質は、現状において現実味のある再生医療であると思われる。

そのようなことを理解できるために本書が参考になれば誠にありがたい。

最後に本書出版に当り、先駆者の恩師Robert E.MARX教授、そのパートナーとしてのArun K. Gurg、米国アインシュタイン病院のRichard A. Kraut教授は何度も来日して頂いて指導を頂いた事に謝辞を申し上げ、また、その他、世界各地のICOI関係、特に故Carl E. Mischおよび関係者に感謝申し上げたい。

国内唯一のPRP基礎研究の第一人者である川瀬知之先生は、開業医に対してその現状を理解して頂くため、ともにエビデンスを作るべく熱心に指導して頂き、より臨床的知見を深める研究ができたことに感謝が絶えない。

昨今の倫理観においても医学の発展のために、本書籍にボランティア精神で掲載して頂いた患者様に衷心から御礼申し上げ、ともに医学の発展のため、身を犠牲にしながら活動をともにして頂いている一般社団法人東京形成歯科研究会会員と歯科医の多くの仲間に厚く御礼申し上げる。

この度は弊社の書籍をご購入いただき、誠にありがとうございました。
本書籍に掲載内容の更新や訂正があった際は、弊社ホームページ「追加情報」にてお知らせいたします。下記のURLまたはQRコードをご利用ください。

http://www.nagasueshoten.co.jp/extra.html

多血小板材料（PRP・PRF）を応用した口腔再生療法
ーこれからの臨床のヒント集ー

ISBN 978-4-8160-1357-7

© 2019. 1. 25　第1版　第1刷

監　修　高戸　毅
監　著　川瀬知之　奥寺　元
発行者　永末英樹
印　刷　株式会社 サンエムカラー
製　本　新生製本 株式会社

発行所　株式会社　**永末書店**

〒602-8446　京都市上京区五辻通大宮西入五辻町 69-2
（本社）電話 075-415-7280　FAX 075-415-7290　（東京店）電話 03-3812-7180　FAX 03-3812-7181
永末書店 ホームページ　http://www.nagasueshoten.co.jp

＊内容の誤り、内容についての質問は、編集部までご連絡ください。
＊刊行後に本書に掲載している情報などの変更箇所および誤植が確認された場合、弊社ホームページにて訂正させていただきます。
＊乱丁・落丁の場合はお取り替えいたしますので、本社・商品センター（075-415-7280）までお申し出ください。